Paul Vogler

Physiotherapie

Technik und Verfahrensweise

Bearbeitet von Joachim-E. Camrath
Mit einem Beitrag von G. Henke
239 Abbildungen, 8 Tabellen
2., völlig neubearbeitete Auflage

Georg Thieme Verlag Stuttgart 1975

Vogler, P., Prof. Dr. †

Camrath, J.-E., Dr. med., Chefarzt im DRK-Krankenhaus Mark Brandenburg Abt. Mariendorf, 1000 Berlin 42, Britzer Str. 91 und Ärztlicher Leiter der Krankengymnastik- und Massageschulen Prof. Vogler Erben im Krankenhaus Moabit, Berlin 61

Henke, G., 8520 Erlangen, Im Heuschlag 21

1. Auflage 1964

– Printed in Germany –
Satz und Druck: Kaufmann, Lahr

ISBN 3 13 413202 8

Vorwort

Die Herausgabe dieses Taschenbuches erfolgte auf Anregung von Frau Inge Vogler (†) und mit freundlicher Unterstützung des Georg Thieme Verlages.

Der Inhalt ist eine Überarbeitung des Abschnittes Verfahrensweisen aus P. VOGLER „Physiotherapie" (Georg Thieme Stuttgart 1964).

Eine zusammenfassende Darstellung der von P. Vogler entwickelten Methoden (Periostbehandlung, Kolonbehandlung, hydrotherapeutischer Standard) scheint erforderlich, da diese Verfahren an den Lehranstalten für Krankengymnastik und Massage gelehrt werden und Eingang in Klinik und Praxis gefunden haben.

Es wurde versucht, den Stil des Verfassers beizubehalten, dabei aber den Text zu straffen und dort Einschübe vorzunehmen, wo es zur Handhabung und zum besseren Verständnis erforderlich schien. Das Kapitel Elektrotherapie von G. Henke wurde auf Wunsch des Verlages aufgenommen und stellt eine wünschenswerte Erweiterung dar. Die Auswahl der Verfahrensweisen erfolgte nach praktischen Gesichtspunkten, wie sie sich aus der Arbeit auf einer inneren Abteilung und physiotherapeutischen Poliklinik ergaben.

Das Taschenbuch kann kein Lehrbuch ersetzen. Bezüglich spezieller Methoden (Bobath, Kabat, Bindegewebsmassagen usw.) muß auf die entsprechenden Monographien verwiesen werden. Es soll jedoch dazu dienen, dem Lernenden praktische Hinweise und dem nicht im Fach Stehenden einen Überblick über die Methoden zu geben.

Mein besonderer Dank für die Mitarbeit gebührt Frau Ch. Gottschalk. Für weitere Unterstützung möchte ich den Lehrkräften der Krankengymnastikschule Vogler, vor allem Frau I. Götte und Frau G. Schmidt danken.

Sehr erfreulich war die Zusammenarbeit mit dem Georg Thieme Verlag, dafür ebenfalls meinen Dank.

Joachim-E. Camrath

Inhaltsverzeichnis

Einleitung

Die therapeutischen Verfahrensweisen, die in diesem Buch beschrieben werden, hat die Klinik nur zögernd integriert. Mögliche Gründe dafür sind in der komplexen Wirkungsweise physiotherapeutischer Anwendungen und in der Unkenntnis über die Methodik bei einer Vielzahl von Ärzten zu suchen.

Die Motive für die zögernde Anerkennung haben sicher noch weitere Ursachen. Anfangs haftete den „naturheilkundlichen" Methoden etwas Sektiererisches an: sie wurden überwiegend von Laien entwickelt und in bewußtem Gegensatz zur damaligen Schulmedizin angewandt. Ihre mangelnde Neigung oder Fähigkeit, sich auf akademische Denkweise einzustellen, führten dabei zu theoretischen Begründungen ihrer Methoden, die kritischer Überprüfung nicht standhielten.

Darüber hinaus haben die relative Einfachheit und die angebliche „Unspezifität" physiotherapeutischer Techniken deren Verbreitung eher gehemmt als gefördert. Bei der Vielzahl von Krankheitsbildern und bei der Kompliziertheit des biologischen Systems Mensch scheint es dem Laien und dem Arzt evident, daß sich auch die Therapie komplizierter Methoden bedienen müsse.

Eine grundsätzliche Schwierigkeit ergibt sich auch dadurch, daß die Denkmodelle der Medizin – geprägt durch die Naturwissenschaften mit dem ihnen eigenen kausalen Denken – sich in der Physiotherapie nur schwer anwenden lassen und so eine wirksame Integration bisher nicht ermöglichten; es blieb ihr ein wissenschaftlich anerkannter und definierter Platz in der Therapie weitgehend vorenthalten. Dadurch fehlt diesem Fachgebiet ein hinreichend ausgearbeitetes Ordnungsprinzip, woraus wiederum eine Unsicherheit z. B. in der Indikationsstellung resultiert.

Unter klinisch-phänomenologischen Gesichtspunkten und im Hinblick auf die therapeutischen und prophylaktischen Möglichkeiten hat P. Vogler das Denkmodell von der „Lehre von den Grundfunktionen" erarbeitet. Er geht dabei von der Vorstellung Haldanes aus, der den Menschen zu den „umweltoffenen" organischen Systemen zählt. Diese sich selbst erhaltenden Systeme setzen voraus, daß sie, als ein Ganzes handelnd, aus ihrer Umwelt selektiv aufnehmen, verarbeiten und wieder eliminieren können. Sie sind aber auch in der Lage, auf ihre Umwelt gestaltend einzuwirken. Die Anpassung dieser Systeme ist begrenzt durch die artspezifische maximal zulässige Abweichung von dem ihnen immanenten, komplexen dynamischen Gleichgewicht. Erhebliche Beeinträchtigungen dieses Gleichgewichtes können zu Störungen des ganzen Systems führen und – bezogen auf den Menschen – pathogenetisch wirken.

Den unmittelbaren Kontakt zur Umwelt stellen bestimmte Organe oder Organsysteme her (Sinnesorgane, Haut, Schleimhaut, Respirationstrakt usw.). Regelnd und steuernd wirkt das vegetative Nervensystem mit seiner engen Beziehung zum Hormonhaushalt und zu übergeordneten Zentren, in denen Bewußtwerdung sowie emotionale und affektive Tönung stattfinden. Wärme wird als angenehm, Schlaf als erholsam empfunden, das Essen ist mit Lustgewinn verbunden. Innerhalb dieser Systeme laufen meist genetisch festgelegte Reaktionen ab, die hierfür spezifische Leistungen vollbringen.

Einige dieser Systeme hat P. VOGLER definiert, beschrieben und ihre pathische Validität aufgezeigt: zu ihnen gehören u. a. Schlaf, Atmung, Wärmehaushalt, Stuhlgang, Haut- und Schleimhautfunktion. Sie sind mnestisch eingearbeitet, aber zugleich einer willentlichen Steuerung in hohem Maß zugänglich. Die Theorie von den Grundfunktionen macht ein Erfassen komplexer Zusammenhänge möglich und bietet zugleich Leitlinien für die Therapie.

Durch diese Betrachtungsweise wird der lokalistische Krankheitsbegriff erweitert, ohne in eine diffuse Ganzheitslehre zu münden. Er wird erweitert auf die prämorbide Persönlichkeit, auf Anfänge pathogenetischer Ketten, deren Symptomatik noch sehr diskret sein kann und die sich zu allererst in Störungen dieser Grundfunktionen äußern. Von solchen Störungen sind z. B. wenigstens 50 % der Patienten einer Praxis betroffen. Sie klagen über mannigfache „vegetative Störungen", für die sich bei grober Untersuchung kein organisches Korrelat finden läßt, alle Laborwerte sind normal. Der Griff zum (meist unspezifischen) Medikament bietet sich in solchen Fällen leicht an, aber diese Medikation verdeckt nur.

Die therapeutische Problematik, die sich hieraus ergibt, ist mit den medikamentösen und operativen Methoden allein nicht zu lösen. Erstere greifen in den Chemismus des Körpers ein, indem sie entweder substituieren (Schilddrüsenhormon, Insulin usw.) oder inhibieren (Eingriff in die Enzymsysteme) oder durch die Toxizität der zugeführten Stoffe selektiv Zellvermehrung unterbinden (Mitosegifte, Antibiotika) oder indem sie symptomatische Wirkungen erzielen (Analgetika). Eine normale Trophik aufzubauen, einen gestörten Wärmehaushalt zu regulieren oder ein ungeordnetes Abdomen zu ordnen, wird nicht von der Pharmakotherapie erreicht. Es gehört auch nicht in das Konzept einer operativen Methodik, deren Prinzip die Entfernung des erkrankten Organs (amputativ) oder der irgendwie geartete Ersatz (reparativ) ist. Die Physiotherapie dagegen nutzt selektierte und dosierte physikalische Reize. Sie ist eine symptomatische Therapie, obgleich sie die ätiologischen Gesichtspunkte nicht vernachlässigt. Das Symptom ist Signal für veränderte Abläufe, ein Zeichen dafür, daß im Innern des Organismus oder von außen Faktoren einwirken, die den funktionsgerechten Ablauf stören. Die Therapie hat solche Faktoren zu beseitigen und die Aufgabe, die normale Funktion wieder aufzubauen.

Die genetische bzw. mnemische Programmierung der Grundfunktionen ist relativ fest, aber in gewissen Grenzen modifizierbar.

Alle physiotherapeutischen Reize treffen auf präformierte Beantwortungsschemata des Organismus. Einzelne physiotherapeutische Maßnahmen oder deren Kombination wirken nie isoliert, sondern beeinflussen den ganzen Organismus. Sie sind also nicht auf eines der klassischen Krankheitsbilder in ihrem Ablauf zu beschränken und somit nicht an eine spezielle Disziplin der Medizin gebunden: im allgemeinen findet die Physiotherapie ihr Wirkungsfeld im Gesamtbereich der Medizin. Der Einsatz eine Massagetechnik, einer krankengymnastischen Übung usw. hängt daher weniger von der Art der Krankheit als vielmehr von dem jeweiligen Gewebs- und Funktionsbefund ab. Unter diesen Gesichtspunkten läßt sich vor allem in der Inneren Medizin die Vielfalt der Methoden ordnen, die Indikationsstellung wird übersichtlich und damit erleichtert.

Es wird in der Regel nicht eine einmalige Behandlung, sondern eine Behandlungsserie durchgeführt. Unter einer solchen Behandlungsserie kommt es zu mehr oder minder schnell einsetzenden Reaktionen des Organismus, die ihrerseits die anfangs erhobenen Befunde ändern. Man muß also immer wieder den aktuellen Status und die jeweilige Phase des Krankheitsablaufs beachten und gegebenenfalls Art und Intensität der Behandlung anpassen (Phasenindikation). Physiotherapeutische Maßnahmen haben den Vorteil, daß sie sich individuell und situationsgerecht abstufen lassen, wodurch Anpassung und Verträglichkeit gewährleistet sind. Der Behandlungserfolg hängt wesentlich von der Mitarbeit des Patienten ab. Es ist also zweckmäßig, ihn vor der Behandlung über alle Maßnahmen zu informieren. Der Patient muß die Zielsetzung kennen, Erfolgserlebnisse werden ihn dann zu weiterer Mitarbeit motivieren.

Neben ihrer Bedeutung für die kurativen Verfahren ist die Physiotherapie in der Prophylaxe die Methode der Wahl. Es lassen sich Trainingseffekte erzielen, eine Leistungssteigerung ist erreichbar, Grundfunktionen werden stabiler, die Anfälligkeit gegen Krankheit kann durch bessere Anpassung an die Umwelt vermindert werden. Die gleiche Bedeutung haben diese therapeutischen Techniken bei der Rehabilitation der Kranken aller Fachgebiete.

Allgemeine Lehre von den Grundfunktionen

Definition

Grundfunktionen sind Funktionskreise (nach *Siebeck*) bzw. Assoziationen (nach *W. R. Hess*). Sie spielen sich an den Aufnahme- und Abgabeorganen des Körpers ab, durch die er mit der Umwelt in direkter Verbindung steht (z. B. bei Atmung und Stuhlgang), oder sie stellen sich als vegetative Gesamtleistung phylogenetisch erarbeiteter Grundbefindlichkeiten dar (z. B. Schlaf und Wärmegefühl).

Grundfunktionen zeigen folgende drei Hauptcharakteristika:

1. sie sind einer rationalen Steuerung, dem willkürlichen Eingriff des Menschen, weitgehend zugänglich,

2. sie enden in einer bestimmten Leistung (z. B. in geformtem Stuhlgang, in Tiefschlaf oder Wohltemperiertheit des Körpers),

3. sie gehen mit einer spezifischen Gefühlstönung des Wohlbefindens einher (Sättigung, vollkommene Entleerung, wohlige Durchwärmung, erholtes Wachgefühl); bei Störungen sind sie von vielfältigen Mißempfindungen begleitet.

Die Lehre von den Grundfunktionen will einen jeweiligen Funktionskreis in sich geschlossen darstellen. Dabei bleibt zu bedenken, daß mit der Organ- und Funktionsbenennung der Kreis keineswegs im ganzen beschrieben, aber phänomenologisch gut gekennzeichnet ist.

Die Lehre konzentriert sich besonders auf die Notwendigkeit und die Handhabung einer individuellen Prophylaxe.

Eingliederung. Körperliche Grundfunktionen betreffen tägliche Verrichtungen und Verhaltensweisen, die man in jedes Leben eingliedern und mit gewissen Einschränkungen gegenüber allen, auch zivilisatorischen Einwirkungen schützen kann. Ohne Meßinstrument und ohne Medikament sind Grundfunktionen in Ordnung zu halten oder wieder in Ordnung zu bringen. Wenn jedoch durch störende Einwirkungen eine gewisse Toleranzgrenze überschritten wird, kann die Schädigung einer Funktion nicht mehr durch geschickte Maßnahmen aufgewogen werden, sondern allein durch Beseitigung der Noxe.

Feld der individuellen Prophylaxe; Erlebnisfähigkeit. Grundfunktionen bilden zunächst das Feld der individuellen Prophylaxe. Was der Einzelne von den Vorgängen in seinem Körper wirklich verstehen, erleben und unter Kontrolle haben kann, bezieht sich überwiegend auf Grundfunktionen, denn jeder benötigt die Regelung seines Stuhlgangs, seines Schlafs, seiner Haut- und Schleimhautfunktionen, seines Bewegungsumfangs usw.

Es ist wichtig, diese Grundfunktionen bei eingetretener Erkrankung zunächst einmal zu ordnen.

Koppelung der Grundfunktionen. Die vegetativen Bereiche überschneiden und durchdringen sich. Wenn sich auch manche Grundfunktionen sehr stark auf bestimmte Organe beziehen, z. B. die Schleimsekretion auf das Schleimhautorgan, der Stuhlgang auf den Enddarm, so muß doch gleich hinzugefügt werden, daß an der Stuhlgangformung z. B. die Zwerchfelltätigkeit und damit die Atmung beteiligt ist. Dies nur als Beispiel der gegenseitigen Verflechtung. Diese ist so allgemein, daß man sagen kann, daß an einer so komplexen Organleistung, die schließlich von einem einzigen Organ (etwa dem Enddarm) vollendet wird, tatsächlich der ganze Körper beteiligt ist. Wir gliedern zwar auf in vegetativ gesteuerte Organsysteme, in vegetative Funktionskreise, aber tatsächlich spricht sich in jeder einzelnen Funktion das gesamte Vegetativum aus. Um so mehr müssen wir bemüht sein, das für das einzelne Organ funktionell Wichtige herauszustellen, ohne dabei die Korrelation zu anderen Grundfunktionen zu vernachlässigen.

Mneme. Grundfunktion ist mnemisch eingearbeitet, sie kann an- und abgewöhnt, sie kann an- und aberzogen werden; es kann zu fehlerhaften Einspurungen und Ausbildungen kommen.

Gefühlstönung. Was wir uns unter geregelten Grundfunktionen, dem Ergebnis geordneter Funktionskreise, vorzustellen haben, kann endgültig nur die klinische Beobachtung lehren. Sie muß zur Morphologie des betreffenden Organs und seiner normalen und pathologischen Physiologie hinzukommen, weil nur so die Integrität des ganzen Körpers gewahrt bleibt und das Lebensgefühl gewertet wird, das eine ungestörte Grundfunktion bringt. Auch die Störung im körperlich-seelischen Gleichgewicht muß sich abzeichnen, die ein Aussetzen der Grundfunktion oder deren Schädigung zur Folge hat. Störungs- oder Spannungsausgleich ist das Prinzip der organismischen Lebenserhaltung. Von der Art des gelungenen bzw. des nicht gelungenen Ausgleichs hängt die Lust- oder Unlusttönung von Erlebnissen ab.

Stuhlgang

Physiologie der Stuhlgangfunktion

Die Gesamtheit des Reflexes wird ausgelöst durch den Defäkationsdrang, der entsteht, wenn die Fäzes — durch die Kolonperistaltik in die distalen Dickdarmabschnitte befördert — vom Genu rectoromanum und dem anschließenden Sigmaabschnitt ins Rektum übertreten. Schon bei einem Druck von 20 mmHg entsteht erhebliches Druckgefühl mit Stuhldrang. Eine Drucksteigerung auf 60 mmHg bedingt Völlegefühl und, bei weiterer Unterdrückung des Entleerungsbedürfnisses, Koliken. Die Schnelligkeit des Druckanstiegs spielt hierbei eine Rolle.

Der Stuhldrang kann durch Willensimpulse unterdrückt und für Stunden zum Verschwinden gebracht werden. Die Mehrzahl der Tonus- und Motilitätsstörungen an den übrigen Kolonabschnitten ist ursprünglich so entstanden, wirkt aber auf den Reflex zurück.

Der Defäkationsreflex und der Defäkationsakt bilden das letzte Glied aller Abläufe im Kolonrahmen und sind für jeden pathogenetischen und prophylaktischen Gesichtspunkt wichtig. Die Defäkation ist letztlich aber nur Glied eines Funktionskreises, der durch harmonisches Zusammenwirken aller Steuerungen der neuromuskulären und fermentativen Abläufe im Magen-Darm-Trakt zustande kommt.

Im Kolon kennt man die Knet-, Harmonika- und Pendelbewegungen, mit denen die Eindickung und die Formung des Stuhlgangs in Zusammenhang zu bringen ist, das Haustrenfließen und die großen Kolonbewegungen, denen das Weiterschieben der Fäzes bzw. die Stuhlentleerung zugeordnet wird. Die erste Peristaltikgruppe findet man auch an anderen Abschnitten des Verdauungstrakts, während Haustrenfließen und große Kolonbewegung kolonspezifisch sind.

Störungen bei einem Glied innerhalb eines Funktionskreises, etwa eine Dysfunktion der Drüsen im Magen-Darm-Kanal, Fehlregulationen im Blutkreislauf, partielle Fehlsteuerung des vegetativen Systems, hormonelle Störungen usw. reichen als Einzelfaktoren selten aus, um einen solchen phylogenetisch abgestimmten und eingespurten Reflexmechanismus zu vernichten. Für jede Störung gibt es multiple Ausgleichvorgänge. Die Kompensationsmöglichkeiten sind vielfältig, aber sie sind nicht unendlich. Nachhaltigkeit eines Störfaktors, seine Ausbreitung oder ein Zusammentreffen mehrerer Störfaktoren können die Kompensationsmöglichkeiten erschöpfen.

Bedeutung von Tonus und Kinetik

Im Magen-Darm-Organ ist die Tonusfunktion der Peristaltik übergeordnet. Ein relativ geringer Füllungsdruck erbringt bei normalem Tonus eine ausgiebige peristaltische Welle, bei verändertem Darmtonus ist ein viel höherer Druck notwendig. Diese Tonusschwankungen lassen sich gehäuft an den Kolonpunkten beobachten, die man bei der typischen Kolonbehandlung angeht.

Tonus ist ein Spannungszustand der glatten Muskulatur ohne wesentlichen Energieverbrauch und ohne Ermüdung. Trotz Längenveränderungen der glatten Muskelfasern sind Tonusschwankungen grundsätzlich von der Kinetik zu trennen. Eine normale Tonuslage des gesamten Bauchraums – bei der Palpation kongruent feststellbar an Darmwandungen, Mesenterium und den Bauchdecken – ist in der Regel gekoppelt mit der geordneten organischen Grundfunktion. Die Darmperistaltik wird zwar bei einer Störung immer weiter ablaufen oder sich in irgendeiner Form wieder einstellen, so lange keine anatomischen Hindernisse bestehen. Damit normalisiert sich aber noch nicht der Stuhlgang. Tonus hingegen ist sehr viel schwieriger wieder aufzubauen. Ist er normal, so ist es auch die Peristaltik. Den Tonus der Darmwand kann man beim Gesunden bevorzugt am Kolon palpieren – bei gefülltem Darm besonders im Bereich des Aszendens und des Deszendens – und man kann ihn durch Hydrotherapie, Bewegungstherapie, Ernährung und Kolonbehandlung beeinflussen.

Die Kinetik ist das zweite wichtige Element der enteralen Funktionskette; sie hat eine rhythmische, selbsttätige, geformte und ausreichende Stuhlentleerung zu sichern. Das Haustrenfließen (die Kontraktion der Ringmuskulatur) in Zökum, Aszendens und im Anfangsteil des Transversum dient der Nachverdauung; das gleiche gilt für die Kontraktionen der Längsmuskulatur (die Pendelbewegungen). Man kann das Haustrenfließen durch eine manuelle Behandlung des Zökum hervorrufen und beobachten, daß es über das ganze Kolon hinweggleitet als eine fortlaufende, schlauchförmige Konstriktion.

Ring- und Längsmuskulatur allein bewirken nicht die Kinetik; auch die Schleimhaut mit ihrer ungemein plastischen Unterlage nimmt an ihr teil. Die „bewegte", „ruhige", „irritierte", „entzündlich irritierte" Schleimhaut ist charakteristisch für viele vegetative Zustände im Magen-Darm-Kanal. Sie ändert sich mit den Bedürfnissen der Digestion von Minute zu Minute. Bei großen Bewegungen im Querkolon und Sigma formiert sie sich wie bei den Austreibungsvorgängen in Kardia und Antrum in der Längsrichtung. Die Sortierung und Weiterbewegung der Ingesten in „Digestionssäcke" und „Entleerungskanäle" ist ihre Aufgabe. Die Schleimhautfältelung ist den Kontraktionen der Muskelschicht durchaus koordiniert, modelliert aber in einer Autoplastik ihren eigenen Bezirk. Die physiologische Grundlage ist die verschiedene Flüssigkeitsfüllung der Submukosa. Diese kann sich fast ganz entleeren oder zu ausfüllenden Kissen vollaufen. Dem Tonus und der Motilität der Muskelschichten gegenüber stellt die Schleimhautplastik ein antagonistisches, ausgleichendes Element dar.

Die Ingestenmotilität, chemische und mechanische Einwirkungen der verzehrten Nahrung bilden den physiologischen Reiz für das Ingangkommen der Peristaltik, sie greifen an der Schleimhaut unmittelbar an. Hierzu gehören Zellulose, Pektine, Fruchtsäuren, Fruchtzucker, Milchzucker, Milchsäure und der Vitamin-B-Komplex. Die Schleimhaut paßt sich auch Ernährungsveränderungen an und gleicht so eine Fehlernährung aus. Außerdem beeinflußt die Sekretion der Schleimhaut und der Anhangsdrüsen die Kinetik. Die Muskeltätigkeit erhöht die Darmkinetik und die Atmung verstärkt sie über die Zwerchfellbewegung. Jede Kolonbehandlung löst Darmbewegungen aus; schließlich kann man über die zugehörigen Segmente — durch heiße Kompressen und andere Reize wie Massage, Periostbehandlung usw. — die Kinetik beeinflussen.

Für die normale Entleerungsfunktion ist ein gewisses Stuhlgangvolumen erforderlich. Darauf kann die Ernährung Einfluß nehmen, indem mit der vegetabilen Nahrung genügend Rohfasern zugeführt (Zellulose, Hemizellulose, Pentosane und Pektinstoffe) werden. Weder Magen- noch Dünndarmfermente vermögen diese pflanzlichen Hüll- und Kittsubstanzen aufzulösen. Sie werden in den proximalen Kolonteilen bakteriell angedaut. Unter normaler Dickdarmflora kommt es zu Gärungsvorgängen, zu Milchsäure- und Fettsäurebildung, die wiederum auf die Kinetik des Darms rückwirken; die Wasserbindungsfähigkeit dieser Rohfasersubstanzen bedingt eine Quellwirkung.

Menge und Zusammensetzung der Sekrete von Schleimhaut und deren Anhangsdrüsen sind abhängig von den Reizen, die von der zugeführten Nahrung ausgehen. Aber auch Sinneseindrücke oder bloße Vorstellungen bewirken eine Sekretion — das Beispiel des Speichelflusses ist bekannt. In gleicher Weise stellen sich die weiter distal gelegenen Abschnitte des Magen-Darm-Organs auf Digestion ein, noch bevor die Nahrung dort ankommt. Solche Reflexketten lassen sich am ganzen Magen-Darm-Organ erkennen.

Die Defäkation bleibt daher beim Gesunden an ein Zusammenspiel koordinierter Funktionen gebunden. Man erhält das Bild eines komplexen Funktionskreises, dessen Teilstücke mit ihrer unterschiedlichen Wertigkeit gleichwohl abgrenzbar sind. Zahlreiche Kompensationsmechanismen tragen zu seiner Stabilisierung und damit zur Bildung normalen Stuhlgangs bei.

Die normalen Stuhlqualitäten

Häufigkeit, Regelmäßigkeit. Eine Entleerung in 24 Std. ist beim Erwachsenen nötig, eine zweite ist möglich, bei Kindern auch eine dritte.

Spontaneität. Der Stuhlgang gilt vielen Patienten als geregelt, obgleich sie Abführmittel aller Art gebrauchen. Eine mit Abführmitteln aufrechterhaltende Stuhlfunktion ist nicht physiologisch. Mit ihnen läßt sich zwar eine Entleerung erzwingen, aber keine Funktion regeln.

Formung, Konsistenz. Physiologisch ist eine zylindrische, zusammenhängende Kotsäule. Die Skala der Konsistenz, die vom Wassergehalt abhängig ist, geht vom Austrocknungsstuhl über den festen, den geformten, den dick- oder dünnbreiigen Stuhl bis zum flüssigen Stuhl, d. h. von der extremen Obstipation bis zur extremen Diarrhö. Dabei entspricht in der Regel der geformte Stuhl einem physiologischen, der dick- und dünnbreiige Stuhl einem Gärungs- und Fäulnisstuhl.

Entleerungsgefühl. Nach einem spontan abgesetzten Stuhlgang besteht ein deutliches Gefühl der Entleerung. Es dürfen weder Druck- noch Völlegefühl oder ein anderes Mißbehagen zurückbleiben. Der fäkale Geruch ist bei normalem Stuhlgang weder säuerlich noch faulig, die Reaktion neutral oder schwach alkalisch, die Farbe ist mittel- bis dunkelbraun, in Abhängigkeit zur Nahrung.

Definition und Pathophysiologie der Stuhlgangstörung

Unter Stuhlgangstörung versteht man jede wesentliche Abweichung von einer der vier erwähnten Qualitäten. Die Störformen sind mannigfaltig und skalare Übergänge von einem Extrem ins andere möglich, falls die Störfaktoren fortdauern oder sich summieren. So kann eine scheinbar simple Obstipation jederzeit in eine Diarrhö übergehen. Das kardinale Phänomen bei der Stuhlgangstörung ist die Entwöhnung bzw. der Verlust des Defäkationsreflexes, aus welchen pathogenetischen Faktoren – isoliert oder in Kombination – sich im einzelnen der Vorgang auch herleiten mag. Als Folge kommt es zu Veränderungen der Motilität höher gelegener Kolonabschnitte, die klinisch als Obstipation imponieren.

Man findet Obstipationen, die täglich mehrfache Stuhlentleerungen aufweisen. Durch die Stagnation im Enddarm werden aber jeweils nur kleine harte Bröckel entleert, die oft von den Mahlzeiten vergangener Tage stammen. Sehr häufig ist die Stuhlmenge zu gering, nur eine kleine, geformte Portion wird abgesetzt, so daß das Gefühl der vollkommenen Entleerung ausbleibt.

Der Defäkationsakt zeigt absolute Abhängigkeit von der Enddarmfunktion, außerdem eine relative Abhängigkeit vom Zustand des proximalen Kolons und des Dünndarms.

Eine Darstellung der Funktion unter prophylaktischen Gesichtspunkten muß sich auf die Formen beschränken, bei denen keine Darmwandveränderungen eingetreten sind.

Man muß also die Diarrhöen bei Typhus, Paratyphus, Ruhr und anderen Enteritiden, bei Quecksilbervergiftungen und Urämie ebenso ausschließen wie die bei Proktitis oder karzinomatösen Veränderungen.

Unter klinischen Aspekten teilt man die Stuhlgangstörungen in zwei große Gruppen ein: in dyspeptische und eupeptische Störungen.

Zur dyspeptischen Reihe gehören die Formen des Gärungs-, Fäulnis- und Fettstuhls.

In die eupeptische Reihe gehören die im folgenden genannten Stuhlgangsformen.

a) Der fraktionierte Stuhl. Die Fäzes werden breiig, in nicht ausreichenden Portionen und vor allem nicht in einem einzigen zusammenhängenden Defäkationsakt, sondern in mehrminütigen Abständen entleert. Ein solcher fraktionierter Entleerungsvorgang kann sich 2- bis 3mal am Tag wiederholen. Diese Störung zeigt sich besonders bei vegetativ Stigmatisierten, als Ursache kommt eine Störung der vegetativen Regulationsmechanismen in Frage.

b) Die Dyskinesie als Ausdruck eines pathologisch gearteten funktionellen Darmverhaltens. Diese neuromuskulär ungeordnete Aktion kann alle Stadien von der Diarrhö bis zur Obstipation durchlaufen, wobei die spastische und atonische Komponente gleichzeitig, alternierend oder ineinandergreifend auftreten können. Ursächlich steht die Beschaffenheit der Ingesten im Vordergrund. Man könnte diesen Typ als auch vorwiegend „alimentär bedingte Stuhlgangstörung" bezeichnen.

c) Der Austrocknungsstuhl. Er tritt bei Störungen des Wasserstoffwechsels auf. Es spielen sich dabei erhöhte Wasserresorptionsvorgänge im Dickdarm ab. Zum Austrocknungsstuhl kann es außerdem noch bei zu langer Verweildauer des Kotes im Rektum kommen; trotz vermehrt gefüllter Ampulle wird der Defäkationsreflex nicht ausgelöst.

d) Der Schmerzstuhl. Er entsteht vor allem bei Hämorrhoiden und Analfissuren. Aus Angst vor dem Schmerz wird der Stuhlgang unterdrückt.

Jeder dieser Stuhlgangstörungen korreliert eine entsprechende Veränderung im abdominellen Befund (Tab. 1).

Tabelle 1. Beziehung zwischen Palpationsbefund und Röntgenbefund (nach PEZOLD)

Palpationsbefund	*Röntgenbefund*
Verstärkter Bauchdeckentonus	
allgemein	haustrierter Kolonrahmen
örtlich begrenzt	spastischer Kolonabschnitt
druckschmerzhafte, strangförmige Kolonstrecke	Schleimhautirritation bis zur entzündlichen Veränderung
Bauchdeckenatonie (allgemein) bei schlaffem Tiefentonus	Hypotones Kolon (ptotischer Kolonrahmen, Quergirlande)
Bauchdeckenatonie (örtlich begrenzt)	Hypotone Kolonstrecke
Verstärkter Tiefentonus	Schleimhautirritation bis spastischer Darmabschnitt
Verstärkter Bauchdeckentonus mit Druckschmerzhaftigkeit	entzündlich veränderter Darmabschnitt bzw. entzündliche Infiltration der Serosa
Meteorismus	Atonische mit spastischen Kolonstrecken wechselnd. Gasansammlung

Prophylaxe

Entwicklung und Wiederaufbau des Defäkationsreflexes

Tiefenpsychologische Erkenntnisse und Beobachtungen aus der Kinderklinik zeigen, daß die Entwöhnung des Defäkationsreflexes bis in die allerersten Lebensjahre zurückreicht. Der natürliche Ablauf, die reflektorische Weitstellung der Sphinkteren führt in ihrer nötigen zivilisatorischen Umformung bei falscher Erziehung zur Einspurung von Fehlleistungen, zu Fehlläufen in der Affektbesetzung und zu Fehlsteuerungen im Aufbau der Person.

Der Tagesrhythmus des Kleinkindes besteht aus 3- bis 4stündigen Schlafperioden mit kurzen Wachpausen. Diesem Rhythmus entsprechend bekommt das Kind seine Nahrung und wird gewickelt. Das Dreivierteljährige soll in regelmäßigen Zeitabschnitten, in denen eine Defäkation vorauszusehen ist, abgehalten werden. Durch diese Erziehungsmaßnahme verhindert man sowohl die Verweigerung als auch das lustbetonte Verlangen des Defäkationsaktes. Hier muß man mit einer Antinomie fertig werden: Die Hergabe des Stuhls bedeutet einen Einbruch in die retentive Tendenz, Einbruch in ungehemmtes Lusterleben. Er darf nicht so stark sein, daß die Verschüchterung zur hervorstechenden Haltung wird. Früh schon kann Obstipation als Ausdruck einer Trotzhaltung, eines zu starken Behaltenwollens, auftreten.

Die zweite kritische Periode, in der eine Störung des Defäkationsreflexes eintreten kann, ist die Schulzeit: Der Bewegungsdrang muß bis zu einem gewissen Grad unterdrückt werden, die Zurückhaltung der Fäzes und der Meteorismen wird bald selbstverständlich. Deshalb weist man das Kind auf einen regelmäßigen Stuhlgang hin, am besten morgens nach dem Aufstehen. Es darf nicht unschicklich sein, mit dem Kind vom Stuhlgang zu sprechen; Tabuierung ist hier nicht angebracht.

Eine dritte kritische Periode ist die Pubertät: Spannungen bezüglich Sexualität und Erotik, weltanschauliche Konflikte, Konflikte mit dem Elternhaus, die Berufsproblematik, mögliche Kontaktstörungen und Ungehemmtheiten müssen bewältigt werden. Eine latente Stuhlgangstörung, kann in dieser Phase zum Ausbruch kommen bzw. sich verstärken.

Stuhlgangstörung als Zivilisationsschaden

Sitzende Lebensweise, Mangel an körperlicher Bewegung und Ausarbeitung, bestimmte Arten des Berufs und der Tageseinteilung sowie Fehlernährung sind Hauptfaktoren für die Entstehung einer Stuhlgangstörung. Auch der Mißbrauch von Klistieren und Abführmitteln muß hier genannt werden.

Therapeutische Leitsätze

1. Zuerst wird der **Bewegungsumfang** geregelt. Das kann bedeuten: regelmäßige Spaziergänge zu machen, Ausgleichssport oder Ausgleichsgymnastik zu treiben, bestimmte Arbeiten im Stehen auszuführen.

2. An zweiter Stelle steht eine vernünftige **Ernährung.** Sind die Nahrungsmittel einwandfrei, erfolgt ihre Zubereitung sorgfältig und sachgerecht, wird der Rhythmus der Mahlzeiten eingehalten, sind die Pausen zwischen den Mahlzeiten lang genug, enthält die Nahrung ausreichend Frisch- und Ballaststoffe, so sind alle Forderungen erfüllt.

3. **Die Gewöhnung** der Defäkation an eine bestimmte Tageszeit. Die Entleerung am Morgen ist physiologisch die günstigste. Während der Nacht laufen alle Digestionsvorgänge ungestört ab. In der Aufstehzeit oder wenig später, wenn z. B. nach dem Frühstück eine Massenbewegung im Darm einsetzt (sog. gastro-kolischer Reflex), müßte der Defäkationsdrang auftreten. Der zum Teil unwillkürlich, zum Teil willkürlich gesteuerte Reflex ist auf eine bestimmte Tageszeit

einspurbar. Eine Durchbrechung dieses Rhythmus führt leicht zu Störungen. Man kann die prophylaktische Aufgabe der Stuhlregelung darin sehen, den bedingten Reflex wieder in Kongruenz zu den präformierten physiologischen Automatismen zu setzen. Der Ablauf des Reflexes sollte mit dem Patienten besprochen werden. So ist z. B. das Pressen bei der Defäkation, wenn kein Reiz abgewartet worden ist, sinnlos, führt nur zu Teilstühlen und zerstört die Einspurung des Reflexes. Mit diesen drei Verordnungen — Bewegung, Ernährung, Eingewöhnung und einer ausreichenden Aufklärung des Patienten — gelingt es, die zeitweise gestörte Funktion Stuhlgang wieder zu ordnen.

4. Hilfsmittel. Es gibt ärztliche Indikationen für einen Einlauf, der einen Defäkationsreflex auslöst. Bei mehrfacher Anwendung läßt aber die Ansprechbarkeit des Rektums auf diesen unphysiologischen Reiz nach.

Auch die Laxantien lösen keinen normalen Defäkationsreflex aus, sie schaffen künstliche Verhältnisse und führen u. a. zu einer chronischen Reizung der Darmschleimhaut und schließlich zu einer weiteren Minderung des Defäkationsreflexes. Abführmittel wirken immer symptomatisch. Eine Heilung des Leidens ist dadurch nicht zu erzielen.

5. Indikationen für eingehende Therapie. Wenn die Verordnungen, die sich auf die Regelung des Bewegungsumfangs, die Ernährung, die zeitliche Eingewöhnung des Defäkationsreflexes und eine vollständige Aufklärung über den Vorgang beschränken, nicht ausreichen, werden weitere Maßnahmen erforderlich: Regelung des pathologischen abdominellen Befundes durch den nächtlichen Leibumschlag; wenn dieser in der serienmäßigen Anwendung nicht wirkt, durch eine kurze Reihe von Kolonbehandlungen. Die modifizierte Behandlung, d. h. eine Kolonbehandlung, die gezielt auf die örtlichen Gegebenheiten abgestimmt wird, ist hier die Methode der Wahl. Sie gehört aber nicht zu den primären Verordnungen bei einer Stuhlgangstörung. Es ist sinnlos, die Obstipation allein mit Kolonbehandlung therapieren zu wollen. Ohne eine Analyse der zugrundeliegenden pathogenetischen Faktoren und ohne Durchführung jener oft auch einfachsten Verordnungen kann sich die gestörte Funktion allein nicht normalisieren.

Schlaf

Allgemeines

Wie jeder Funktionskreis ist auch der des Schlafes mnemisch gesichert, d.h., in höheren, mittleren und tieferen Zentren des Gehirns wird nicht nur der Ablauf dieser Funktion gesteuert, sondern es wird jedesmal eine „Kopie“ über den Ablauf des einzelnen Schlafvorgangs hinterlegt. Die Summe dieser Einspurungen beeinflußt die Grundfunktion Schlaf entscheidend, er ist insofern Gewohnheit. Nur eine Häufung negativer Einwirkungen kann diese Grundfunktion stören; sie läßt sich aber durch einfache Maßnahmen wieder aufbauen. Die Nachhaltigkeit ihres Aufbaus ist abhängig von der Intensität und Dauer der einwirkenden Störung. Der Funktionskreis Schlaf beinhaltet ein dem ganzen Körper zugute kommendes Geschehen. Seine Ordnung ist wichtig für die geistige und körperliche Leistungsfähigkeit und ein grundlegender Beitrag zur Gesundheit.

Schlafgrundfaktoren

Ausarbeitung (Ermüdung)

Ein Skelett-Muskel ermüdet durch fortgesetzte Bewegung ebenso wie ein Sinnesorgan, wenn es übermäßig Reize aufgenommen hat, und die Sprachorgane, wenn sie durch ständig wiederholte Innervation überfordert werden. Sensibilität und Motilität können als System einheitlich ermüden. In den Geweben des ermüdeten Organismus volziehen sich chemisch-physikalische Vorgänge, die zur Veränderung der Stoffwechsellage und damit zu Veränderungen der Morphologie und des Reflexverhaltens führen.

Das Müdewerden ist also abhängig von der Tätigkeit. Es ist im allgemeinen zunächst direkt proportional dem Ausmaß der adäquaten Tätigkeit, der von einem Muskel, von einem Nerv, von einem Sinnesorgan und vom Gehirn geleisteten Arbeit. Niemand kann einen guten Schlaf erwarten, wenn er nicht hinreichend müde ist. Analysiert der Arzt den Tagesablauf seiner Patienten, die über Schlafstörungen klagen, so stößt er häufig auf diese Ursache. Es sind oft Menschen, die sich geistig und körperlich nicht ausarbeiten.

Unberücksichtigt und unerwähnt bleiben die Schlafstörungen aufgrund hirnorganischer Prozesse und in Folge von Schmerzzuständen bei somatischen Erkrankungen, desgleichen die Schlafstörungen, die in psychischem Streß, in sozialen Spannungen und in unbewältigter Emotionalität ihre Ursache haben. Der regelmäßig und ausgiebig körperlich Arbeitende und der geistig Tätige mit körperlichem Ausgleich werden mit großer Wahrscheinlichkeit gut schlafen. Die empirisch erarbeitete These, daß die Schlafmüdigkeit komplex ist und eine komplexe Tätigkeit voraussetzt, deckt sich mit den Erkenntnissen der Physiologie.

Schlafraum

Bei der Wahl des Schlafraums sollte man bedenken, daß der Mensch etwa $^1/_3$ seines Lebens darin zubringt. Es sollte daher nicht das schlechteste, sondern ein schönes, trockenes, ausreichend großes Zimmer sein.

Feuchte Schlafräume begünstigen Erkältungskrankheiten und Neuralgien, die bei nicht erkannter Ursache chronisch werden. Das trokkene und gut durchwärmte Schlafzimmer soll nicht nur vor, sondern auch während der Schlafenszeit gut gelüftet sein, daher ist es ratsam, auch in der kalten Jahreszeit die Fenster nachts wenigstens etwas zu öffnen. Die Empfehlung, bei offenem Fenster zu schlafen, erfordert im Winter eine gute Durchwärmung des Raumes am Tage, damit die nachts etwa eingedrungene Feuchtigkeit bis zum Abend wieder vollständig beseitigt ist.

Es ist bekannt, daß bei Müdigkeit und Schlafbereitschaft ruhige und tiefe Atemzüge unmittelbar zum Tiefschlaf überleiten; frische und kühle Luft veranlassen tiefe Atemzüge. Wer tagsüber in verbrauchter Luft gearbeitet hat, kann abends im Bett bei frischer Luft wieder munter werden. Macht er dagegen nach dem Abendessen einen kurzen Spaziergang und gewöhnt sich an die frische Luft, dann wird er sie im Schlafzimmer nicht mehr als aufmunternd empfinden. Im Winter kann die Temperatur im Schlafraum ruhig bis auf 0° C abfallen. Das Bett sollte so stehen, daß die kalte Luft vom Fenster nicht direkt auf Kopf und Schulter fällt. Die Zudecken müssen geschmeidig, ausreichend warm und so lang sein, daß sie die Füße bedecken, über Schulter und Arme reichen und den ganzen Körper umhüllen, auch wenn man sich im Schlaf bewegt. Nur der Kopf bleibt frei, damit Ein- und Ausatmung nicht behindert werden.

Bei wünschenswert niedriger Zimmertemperatur muß aber die Bettwärme sowohl bei ruhiger Lage als auch bei den nötigen Schlafbewegungen garantiert bleiben. Auch gegen Morgen darf keine Kühle von unten durch die Matratze dringen. Mit einer zusätzlichen Wolldecke — eventuell auch unter dem Bettlaken — erreicht man meist wohlige Wärme. Im Sommer ist der Schlaf ähnlich regulierbar. Man verzichtet auf das Unterbett, die Zudecke besteht an heißen Abenden nur aus einem Bettlaken, über das dann bei nächtlicher Abkühlung eine Wolldecke gelegt wird. Schlaflosigkeit tritt häufig auf, wenn man bei plötzlich veränderter Außentemperatur noch nach der Gewohnheit der vorhergehenden Nächte zugedeckt bleibt.

Bett

Zu empfehlen sind Holzunterlagen mit Längs- und Querkantleisten; sie dürfen sich auch nach längerer Zeit nicht durchbiegen und sollten eine Auflage von Federkernmatratzen erhalten. So werden Schwingungen verhindert und die Wirbelsäule entlastet. Das flache und plane Bett gibt dem Schlafenden jede Freiheit der Bewegung, insbesondere die der Streckung. Die Bettlänge muß ausreichend sein, d. h. ein ausgestrecktes Liegen ermöglichen. Zu kurze Betten werden oft durch ein dickes Kopfkissen weiter verkürzt, weil man im Schlaf nach unten gleitet und dann nur gekrümmt liegen kann.

Eingewöhnung

Nach den Ergebnissen der Pawlowschen Versuche können immer das gleiche Bett, die gleiche Raumtemperatur, die gleichen Geräusche als schlafförderd oder aber als schlafstörend eingewöhnt sein. Was durch die Pawlowschen Versuche für den Raum unmittelbar und die Reize aus der Umgebung experimentell bewiesen wurde, erweitert *R. W. Hess* auf die Schlafenszeit, wenn er annimmt, daß die Einflüsse des Tagesrhythmus, auch das Verrinnen der Stunden, zu Faktoren im Sinne des bedingten Reflexes geworden sind. Das Schlafbedürfnis „ordnet sich in die Regeln der Lebensführung ein, die, wie die Essenszeit, eine Sache der Gewohnheit, zum Teil in unbewußt bleibenden Reizen verwurzelt sind." Diese Feststellung ist für die Prophylaxe der Schlafstörung von praktischem Wert. Weitere Grundfaktoren wären die Einübung, die Eingewöhnung des Schlafvorganges, die Regelmäßigkeit des Schlafes und das nicht zu späte Einschlafen.

Eine isolierte schlaflose Nacht irritiert den Körper und den eingewöhnten Schlaf nicht wesentlich, störend wirken erst wiederholt und unregelmäßig durchwachte Nächte. Für die Eingewöhnung eines guten Schlafes ist es erschwerend, zu sehr verschiedenen Zeiten zu Bett zu gehen. Es führt zu allgemeinen, insbesondere aber auch zu Schlafstörungen, wenn die Dauer des Schlafes über längere Zeit zu kurz ist (Summation des Schlafdefizits). Patienten mit solchen Schlafgewohnheiten berichten, daß ihre Konzentrationsfähigkeit morgens gering ist, erst während des Nachmittags ansteigt und abends ihren Höhepunkt erreicht. Die Höhe ihres Wachbewußtseins hat sich auf den Abend oder auf die Nacht verlagert. Es läßt sich beobachten, daß die Organtätigkeit erst zu diesen Stunden den normalen Ablauf erreicht, während sie vorher verlangsamt war. Sehr oft verschiebt sich z. B. die Defäkation dann auf den Nachmittag und Abend. Erhebt man die Anamnese in dieser Richtung, so läßt sich eine Kombination von chronischer Schlafstörung mit chronischer Stuhlstörung häufig feststellen.

Ernährung

Grobe Fehler in der Ernährung stören den Schlaf. Nimmt jemand am Tag mehr Nahrung auf, als er bei seinem Bewegungsumfang verarbeiten kann, so führt dies über Magen-Darm-Störungen, Meteorismen und Stauungsgefühl (unter den Rippenbögen) zu Schlafstörungen. Andererseits kann auch Hunger den Schlaf verhindern.

Beim gefährdeten Nachtschlaf soll die Abendmahlzeit leicht sein und nicht zu spät eingenommen werden. Stimulantien, die den Puls erhöhen (Kaffee, Tee) vermeidet man besser, auch von größerer Flüssigkeitszufuhr gegen Abend ist abzusehen.

Erziehung zum Schlaf

Ein gesunder Schlaf läßt sich bei Kindern wie bei Erwachsenen anerziehen. Das ist keine Frage des Willens, sondern der Propädeutik: ein Zurechtrücken der schlafbedingenden Faktoren, eine unauffällige Lebensordnung, ein Ausschalten von Fehlern im gesamten Verhalten.

Es lohnt den Willensaufwand, z. B. aufzustehen und in einem zu warmen Zimmer das Fenster zu öffnen, sich noch einmal aufzudecken und abzukühlen, die Decken zu wechseln, die Keilkissen herauszunehmen, ein störendes Geräusch zu beseitigen, ein einfallendes Licht abzudunkeln und ähnliches. In der Ordnung dieser Kleinigkeiten liegt ein nicht unwichtiger Beitrag, der den Willen zum Einschlafen unterstützen kann.

Schlaf und Hydrotherapie

Unter richtigen Voraussetzungen wirken sehr viele hydrotherapeutische Anwendungen schlaffördernd.

Im ansteigenden Bad oder Teilbad stellt sich mit der gleichmäßigen, wohligen Wärme im ganzen Körper, also nach 15 bis 20 Min., ein Schlafbedürfnis ein, das sich wiederholt, wenn der Patient im Anschluß an das Bad kühl abgewaschen wurde und dann im Bett liegt, d. h. wenn der Körper zum zweiten Mal gleichmäßig durchwärmt. Legt man den Patienten in eine Dunst- oder Dreiviertelpackung, tritt gleichfalls Ermüdung ein, sobald die Packung erwärmt ist. Eine einfache und bequeme, fast immer schlaffördernde Anwendung ist der Leibumschlag. Die Patienten machen dabei die Beobachtung, daß z. B. Hitzegefühle verschwinden, die lokale Schmerzempfindung aufgelöst und gelindert wird, abnorme Hautsensationen beruhigt werden, Blähungen abgehen, tieferes Durchatmen möglich wird usw. Die schlaffördernde Wirkung des Leibumschlags liegt in den ordnenden Einflüssen auf gestörte Organfunktionen; er kann wie der ähnlich wirkende Unterschenkelwickel vom Patienten selbst angelegt werden.

Wärmehaushalt

Physiologie der Wärmeregelung

Unter den verschiedenen Regelungsystemen des Organismus beansprucht die Temperaturregelung einen wichtigen Platz. Auch bei Kälte und Nahrungsmangel werden die normalen Körpertemperaturen beibehalten, der menschliche Organismus schützt sich nicht durch einen Sparstoffwechsel.

Die maßgebliche Regelgröße bei der Homoiothermie ist die Temperatur des Körpers, die mit Hilfe eines Regelkreises auf einem konstanten Wert, nämlich ca. 37° C, gehalten werden soll. Der Hypothalamus, aber auch höhere und tiefere Abschnitte des zentralen Nervensystems stellen in diesem Kreis den Regler dar, der bei einer Abweichung der tatsächlichen Körpertemperatur von ihrem Sollwert über eine entsprechende (z. B. hormonelle) Stellgröße geeignete Maßnahmen zur Wiederherstellung der normalen Temperatur veranlaßt. Der menschliche Körper kann in diesem Zusammenhang als derjenige Teil des Regelkreises aufgefaßt werden, an dem die Umgebungstemperatur und die Temperaturschwankungen der inneren Organe als Störgrößen wirksam werden. Der von ihnen beeinflußte Istwert der Körpertemperatur wird über Rezeptoren und Nervenbahnen an den Regler zurückgemeldet, wodurch sich der Kreis schließt (Tab. 2).

Im übrigen ist die Temperatur nicht an allen Stellen des menschlichen Organismus gleich. Es besteht ein radiales und ein axiales Temperaturgefälle, da einmal die Temperaturen im Körperinnern höher sind als an äußeren Körperteilen, zum anderen die Temperatur in der Längsachse der Extremitäten abnimmt. Besonders kompliziert werden die Verhältnisse durch die ungleiche Wärmeerzeugung einzelner Organe, „wofür hauptsächlich die Skelettmuskulatur und ein Teil der inneren Organe, vor allem die Leber, in Betracht kommen, die unregelmäßigen geometrischen Formen ... und der konvektive Wärmetransport durch das Blut" *(Hensel)*. Deswegen unterscheidet man zwischen einem Kern des Körpers, zu dem das Innere des Brust- und Bauchraums, das Gehirn und ein Teil der Skelettmuskulatur gezählt werden, und seiner Schale. Der Körperkern bildet den homoiothermen Teil des Organismus, während die Schale äußeren Temperatureinflüßen unterworfen ist und die äußeren Temperaturschwankungen mehr oder weniger mitmacht (Tab. 3).

Der Wärmehaushalt des menschlichen Körpers stellt eine Einheit dar, die aber bestimmten Tagesschwankungen unterworfen ist. Beim Menschen, dessen Hauptaktivität an den Tag gebunden ist, fällt das Temperaturmaximum in die späten Nachmittags- und in die frühen

Tabelle 2. Regelkreis zur Erhaltung einer konstanten Körpertemperatur

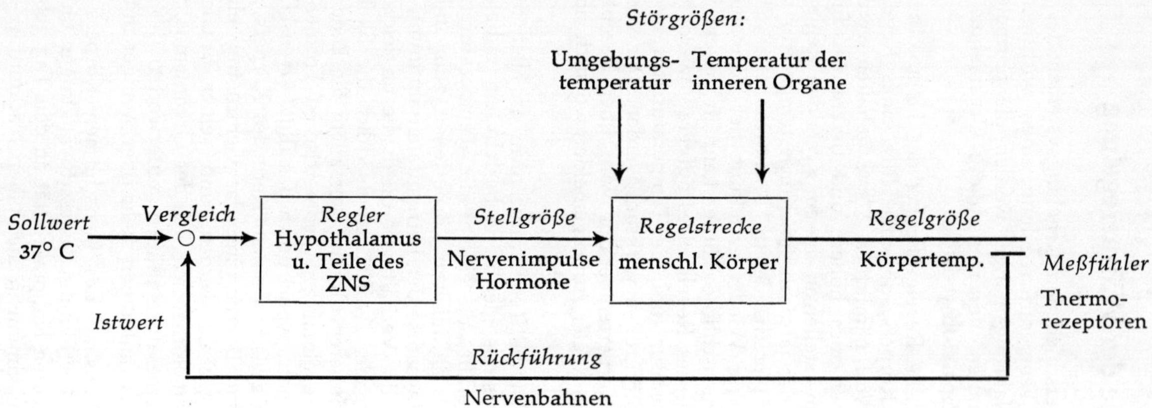

Tabelle 3. „Stellglieder" der Temperaturregelung der Homoiothermen; in Klammern: Spezielle Verhaltensregelungen des Menschen nach HENSEL

Physikalischer Faktor	Autonome Regelung	Verhaltensregelung
Umgebungstemperatur		Aufsuchen anderer Klimazonen, Aufsuchen von Sonne, Schatten usw. (Künstliche Heizung und Kühlung)
Wärmebildung	Muskeltonus und Kältezittern Stoffwechsel innerer Organe	Aktive Bewegungen Nahrungsaufnahme: spezifisch dynam. Wirkung (Warme und kalte Nahrung)
Wärmewiderstand des Körpers einschl. Integument	Hautdurchblutung Aufrichten von Haaren und Federn	(Kleidung)
Äußerer Wärmewiderstand	Atmung: trockene Wärmeabgabe	Nestbau Aufsuchen von Höhlen, Bodenflächen anderer Wärmeleitfähigkeit, Wind, Wasser usw. Luftbewegung durch Fächeln (Ventilation)
Wasserverdunstung	Schweißsekretion Atmung: feuchte Wärmeabgabe Sekretion von Nasen- und Munddrüsen	Befeuchtung der Körperoberfläche mit Wasser, Speichel oder Nasensekret (Befeuchtung von Haut und Kleidung)
Geometrischer Faktor	Körperhaltung	Zusammenschluß mehrerer Individuen

Abendstunden (etwa 18—21 Uhr), das Temperaturminimum dagegen in die Morgenstunden (etwa 3—6 Uhr). Durch einen Langstreckenflug oder eine größere Seereise läßt sich eine Verschiebung der Temperaturkurve erreichen, für die etwa 3 bis 6 Tage notwendig sind. Eine Inversion der Tagestemperaturkurve läßt sich dagegen bei einem Nachtarbeiter nur unvollkommen herstellen, da auch er gezwungen ist, den physiologischen Tagesrhythmus zum Teil aufrechtzuerhalten.

Der Wärmehaushalt bildet zugleich eine Einheit über größere Zeitabschnitte, über Wochen, Monate und Jahre. Die Umstellung, die wir in unserem Klima jedes Frühjahr und jeden Herbst vollziehen müssen, bedeutet eine Veränderung sämtlicher Regelungen des Wärmehaushaltes und auch eine Umstellung der Wärmeproduktion. Ein Teilproblem der Anfälligkeit, der Resistenzschwäche, die einer Infektionskrankheit vorausgeht, ist in diesen Schwankungen des Wärmehaushaltes zu sehen.

Ernährung und Wärmehaushalt

Ernährung und Wärmehaushalt stehen in unmittelbarer Beziehung zueinander. Der Unterernährte spürt sein Defizit zuerst an seinem Wärmehaushalt: an kalten Händen, kalten Füßen und allgemeinem Frieren bis zum weitgehenden Verlust der Wärmeempfindung. Während des Fastens dienen daher Bettwärme oder Bewegung als Ausgleich. Es wäre zu schematisch, sommers wie winters das gleiche zu essen, den Wochenrhythmus des Speisezettels das ganze Jahr hindurch beizubehalten. Der Wärmebedarf des Körpers ist einmal größer, einmal geringer und danach muß sich auch die Zusammensetzung der Kost richten.

Die Wärmeproduktion des Körpers läßt sich durch folgende Faktoren steigern:

1. durch kräftige, aufbauende Ernährung, die reich an Kalorien ist,
2. durch entsprechende körperliche Tätigkeit und
3. durch systematische Steigerung der Hauttätigkeit.

Ein ausgeglichener Wärmehaushalt steht in Übereinstimmung mit einer volltonisierten Gewebebeschaffenheit. Keinesfalls hat der Fettleibige einen besonders guten Wärmehaushalt. Gerade an ihm kann man demonstrieren, wie abnorme und zu reichliche Gewebsanlagerungen den Wärmehaushalt belasten. Die Fettdepots sind bevorzugte Orte der Ausklammerung aus dem Wärmehaushalt. Über beste chemische Wärmeproduktion (aber auch die beste Wärmeregelung) verfügen Sportler und abgehärtete Personen. Bei den ersteren, weil ihr Bewegungsumfang außerordentlich groß ist, bei den letzteren, weil die Sparmaßnahmen des Körpers durch schnelle Regelung eintrainiert sind.

Chronisches Wärmedefizit

Es entsteht aufgrund äußerer Einwirkungen und aus dem Körper selbst. So können ungenügende Feuchtigkeits- und Kälteisolierungen der Wohnräume zu chronischen Wärmehaushaltsstörungen führen.

Auch unzweckmäßige Kleidung spielt bei der Entstehung von Wärmehaushaltsschäden eine große Rolle. Am günstigsten sind wollene oder baumwollene Kleidung und Strümpfe, festes Schuhwerk mit Ledersohle. Die Bekleidung soll luftdurchlässig und für Schweiß aufnahmefähig sein. Durch Gummizüge darf es nicht zu Abschnürungen und damit zur Beeinträchtigung der Blutzirkulation kommen (Kniestrümpfe, Taillengummi, Gürtelhose usw.).

Ebenso können mangelhafte Bewegung über einen längeren Zeitraum, falsche und unzureichende Ernährung und unzweckmäßiges Verhalten den Temperaturveränderungen der Umgebung gegenüber die Entstehung eines chronischen Wärmedefizits fördern.

Auffälligste Erscheinung einer beginnenden Wärmehaushaltstörung sind kalte Extremitäten, vor allem kalte Füße. Eine hinreichende Vorbeugung läßt sich mit einigen einfachen Maßnahmen erzielen.

1. Häufig genügt ein Strumpfwechsel mit einer kurzen Fußreibung, um die Füße wieder zu erwärmen. Die Strümpfe sollen aus einem die Feuchtigkeit aufnehmenden Material bestehen.

2. Reicht der Strumpfwechsel nicht aus, führt man die Reibung bis zur völligen Durchwärmung des Fußes fort. Man reibt schnell und kräftig mit beiden Händen dorsal und plantar (evtl. mit einem Frottiertuch, der kalte Fuß ist in der Regel auch feucht).

3. Das Warmlaufen. Chronisch kalte Füße sind weitgehend ein Domestikationsschaden, d. h. bei ausreichender Körperbewegung kommt es unter halbwegs normalen Bedingungen nicht zu kalten Füßen. Bewegungsvermögen vorausgesetzt, kann man die Füße immer warmlaufen.

4. Die Maßnahme des kurz und schnell ansteigenden Fußbades führt in längstens 10 bis 12 Min. zur Erwärmung der Füße.

Mit diesen vier Maßnahmen gelingt es, die Temperatur der Füße zu beeinflussen, aber der gesamte Wärmehaushalt ist damit noch nicht angesprochen. Diese Symptombehandlung stellt lediglich den Anfang zur Ordnung des Wärmehaushalts dar.

Alle diese Verordnungen haben eine Voraussetzung: Der Betroffene muß sich seiner kalten Extremitäten noch bewußt sein, andernfalls ist seine Aufmerksamkeit darauf zu lenken.

Erprobte Mittel der physikalischen Therapie, die, in der Serie angewendet, die Wiedereingliederung einer von der Regelung ausgeklammerten Extremität erreichen können, sind in erster Linie das Wechselfuß-, das Bein- oder das Handbad. Eine Anwendung täglich genügt, den Wärmehaushalt wieder aufzubauen. Auch wiederholtes Frottieren oder Abklatschen helfen weiter. Ergänzende Verordnungen sind: ausreichende Bewegung, Gymnastik, angemessene Kleidung. Die Frage, warum gerade die Extremitäten am häufigsten aus dem Wärmehaushalt ausgeklammert werden, zielt auf das

Problem von Kern und Schale, aber auch auf das zentrale Defizit im Wärmehaushalt (nicht nur an Händen und Füßen, auch am Rumpf können lokale Unterkühlungen auftreten).

Klinische Bedeutung der Wärmehaushaltstörung

Der Beitrag eines geregelten Wärmehaushalts zum allgemeinen Wohlbefinden ist beträchtlich. Es ist keineswegs so, daß Wärme und Kälte immer einer positiven bzw. negativen Gefühlstönung entsprechen.

Man fühlt sich weder im Fieber, noch bei Schweißausbrüchen wohl. Eine gute Durchwärmung nach Kälteinsulten aller Art wird dagegen als wohltuend empfunden. Die Ausgewogenheit aller Leistungen des vegetativen Systems in einem bestimmten Augenblick, die ein harmonisches Körpergefühl vermitteln, hat als integrierenden Bestandteil den regulativ ausgeglichenen Wärmehaushalt. Man spricht in diesem Zusammenhang von der „thermischen Behaglichkeitszone", die frei ist von affektbetonten Temperaturempfindungen wie „Fieber" oder „Schwüle". Sie liegt zwischen den beiden grundsätzlich verschiedenen Temperaturempfindungen des menschlichen Körpers, dem Warmen und dem Kalten, die in sich wiederum Intensitätsabstufungen — „indifferent-lauwarm-warm-heiß" und „indifferent-kühl-kalt-eisig" — aufweisen und nach beiden Seiten hin in Schmerzempfindungen, den „Wärme-" oder den „Kälteschmerz" übergehen können.

Eine Schädigung des Wärmehaushalts kann sich im Körper auswirken als:

zentrale Störung in Form negativer Gestimmtheiten, dienzephale Störung, die einmal in der Ausgewöhnung der Regelung selbst bestehen, dann aber in dem System Dienzephalon — Hypophyse — inkretorische Drüsen zu Veränderungen des Hormonspiels mit seiner entsprechenden klinischen Symptomatik führen, Einfluß auf das vegetative Nervensystem; hierher gehören z. B. die Herz- und Kreislaufstörungen durch kalte Gliedmaßen, reflektorische Beeinflussung der Grundfunktionen, z. B. des Stuhlgangs bzw. des Schlafs durch chronisch kalte Füße, direkte Durchkältung der Organe, z. B. der Nieren und der Beckenorgane.

Therapeutische Leitsätze

1. Die Beherrschung des Wärmehaushalts erfordert ein Gefühl für Körpertemperatur, dieses kann an- und aberzogen werden.

2. Isoliert kalte Gliedmaßen sollten durch 3 bis 4 Maßnahmen sofort beim Auftreten beseitigt, der Wärmehaushalt vor falschen Einspurungen geschützt werden. Das akute Wärmedefizit darf nicht chronisch werden.

3. Unzweckmäßige Wohnung und Kleidung sowie falsche Ernährung können den Wärmehaushalt schädigen; diese Schädigungen lassen sich vermeiden.

4. Mechanismen, die zum Wärmedefizit führen, sind: schlechte Wärmeproduktion und schlechte Regelung. Beide werden unterstützt durch unzulängliche Gewebsbildung.

5. Der Wärmehaushalt ist am Tage, in den Jahreszeiten und in den großen Abschnitten der individuellen Entwicklung als Einheit aufzufassen.

6. Die Einflüsse der Grundfunktion Wärmehaushalt auf andere Grundfunktionen und auf den Gesamtorganismus sind beträchtlich.

7. Es gibt eine individuelle Prophylaxe des Wärmehaushalts, ihr Hauptmoment ist die Bewegung, ihre Anwendung setzt Kenntnis und die Bewahrung des Körpergefühls für kalte Gliedmaßen voraus.

Haut

Kriterien der Hautbeschaffenheit

Die normale, straffe Haut zeigt beim Mitteleuropäer einen rosigen Schimmer, bedingt durch eine ausreichende Durchblutung und Ernährung. Der leichte Glanz und die Geschmeidigkeit der Haut beruhen auf einer Durchfettung der Epidermis mit einer Öl-Wasser-Emulsion durch die Talg- und Schweißdrüsen. Die Hauttemperatur ist Stellglied in einem regelrecht funktionierenden Wärmehaushalt. Der Hautturgor ist Ausdruck straffer kollagener und elastischer Bindegewebszüge, eines entsprechenden kolloidosmotischen Drucks und hinreichender Fetteinlagerungen in der Subkutis. Die frische Färbung der Haut ist ein Zeichen ihrer guten Durchblutung. Eine blasse Haut muß nicht unbedingt Ausdruck einer Krankheit, z. B. einer Anämie sein, sie kann auch durch Gefäßkontraktionen und durch eine gestörte periphere Durchblutung verursacht werden. Bei langsamer Strömungsgeschwindigkeit und bei Stauungen kommt es zu blaurot-zyanotischer Verfärbung; bei arterieller Hyperämie hat die Haut ein hellrotes Aussehen. Eine kalte bzw. heiße Haut spricht für einen reduzierten oder überschüssigen Wärmehaushalt.

Turgor. Eine Verminderung des normalen Turgors beruht auf Schwund der subkutanen Fettpolster und Absinken des Gewebewasserdrucks. Weiterhin kommt es infolge einer Degeneration der elastischen und kollagenen Bindegewebszüge zu einem Nachlassen der Spannkraft. Diese Veränderungen treten bei Altersatrophien besonders hervor; hier degenerieren auch die Talg- und Schweißdrüsen, selbst die Epidermis und das Korium werden atrophisch: die Haut ist nicht nur schlaff, sondern auch trocken.

Segmentale Atrophien aller Gewebsarten weisen oft auf eine Erkrankung des Skelettsystems oder innerer Organe hin. So kommt es z. B. bei rezidivierenden Ulzerationen des Magen-Darm-Traktes zu Gewebsdystrophien. Bei der Palpation der Bauchdecken findet man eine dünne bis welke Haut über spärlicher Subkutis und schwacher Muskulatur. Die Atonie des Abdomen läßt gleichzeitig auf reduziertes Gewebe des Darms und seines Aufhängeapparates schließen. Häufig sieht man segmentale Atrophien der Haut im Bereich des Kreuzbeins.

Pflege der Haut

Zur Anregung der Hautfunktion genügt morgens die Ganzwaschung. Der physiologische Effekt besteht im raschen Einspielen der Gefäßregulation nach der Schlafenszeit, einer Belebung der Hautatmung und dem Ausgleich des Wärmehaushalts in allen Körperteilen. Abends genügt eine trockene Ganzreibung.

Seife ist zur Schmutzentfernung und zur Beseitigung von Fettsubstanz (z. B. nach Einölung) nötig. Ein eigentliches Pflegemittel für die Haut ist sie nicht.

Schminken, Puder und Farbstifte können die Haut schädigen. Unter diesen Präparaten wird die Haut leblos und blaß und die Perspiratio insensibilis, die unsichtbare Hautatmung, wird beeinträchtigt. Die Poren verstopfen, Durchblutung und Ernährung leiden; auf die Dauer bilden sich eine spröde und schilfrige Haut, Gefäßreiser und kleine bindegewebige Narben, die der Haut ein fleckiges Aussehen verleihen. Das Organ ist an diesen Stellen deutlich geschädigt gegenüber den Hautpartien, die diesen Prozeduren nicht unterlagen.

Die Wiederherstellung erkrankter Hautpartien gliedert sich in folgende Abschnitte:

1. Ausschaltung aller auslösenden Noxen und Behandlung evtl. bestehender Grundkrankheiten.

2. Genaue Regelung der Grundfunktionen.

3. Unmittelbare Behandlung des Hautorgans. Man macht sich den Umstand zunutze, daß noch geringfügig oder nicht geschädigte Partien vorhanden sind. Mittel der Wahl ist die große Packungsserie, die auch für die Nacht verordnet werden kann: ansteigendes Halbbad und

Dreiviertelpackungen als Serie. Schon kleinere Maßnahmen wie eine Serie ansteigender Teilbäder, Dunstpackungen oder (im besonders geschädigten Segment) langliegender Wickel haben den Effekt, die Haut zum Dünsten oder Schwitzen zu bringen und eine normale Durchblutung wiederherzustellen. Während solcher Anwendungen braucht man die befallenen Gesichtspartien und andere besonders geschädigte Hautbezirke primär nicht zu berücksichtigen. Man kann sie mit einem leichten feuchten Tuch bedecken und ein dünnes trockenes darüber legen. Es ist erfolgreicher, wenn die Reaktionen in dieser Zone von vaskulären und neuralen Abläufen im übrigen Körper induziert werden. Man wird bald in den geschädigten Partien Veränderungen feststellen können, z. B. eine erhöhte Durchblutung, ein frischeres Aussehen und lebendigere Mimik.

4. Örtliche Anwendungen. Sie müssen mit den allgemeinen Anwendungen z. B. der Packungsserie koordiniert werden. Die „Gesichtsmaske" erfordert nach Art der Wickeltherapie ein Leinentuch mit Öffnungen für Augen, Nase und Mund. Sie bewirkt ein Dünsten des Gesichts, der geschädigte Hautbezirk wird intensiver als bisher in die Gesamreaktion einbezogen. Eine Dreiviertelpackung soll nicht mit einer Lehmauflage des Gesichts kombiniert werden. Die Lehmauflage ist, ebenso wie der Gesichtsdampf oder die heiße Gesichtskompresse, eine isolierte Anwendung außerhalb der Packungsserie.

5. Diese letzten Teilanwendungen haben ihre besonderen Indikationen. So ist z. B. der Gesichtsdampf indiziert bei Akne seborrhoica und Acne vulgaris. Er eliminiert ölige Ausscheidungen der Haut und läßt kleine Haarbalgprozesse ausreifen. Er fördert die Demarkierung bei entzündlicher Schwellung, die Pustelbildung und die Abszedierung, so daß jedes gewaltsame Auspressen der Aknepusteln unterbleiben kann und damit keine häßliche Narben- und Gefäßknäuelbildung um die Narbe eintreten. Nur die reife Pustel darf geöffnet werden, indem man sie leicht auseinanderzieht; sie entleert sich dann durch den Druck des entzündlich geschwollenen einbettenden Gewebes. Dauer des Gesichtsdampfes: 10 bis 20 Minuten; man schließt ihn durch einen kalten Flachguß ab und kann ihn 1 bis 3mal täglich verordnen.

Die heiße Gesichtskompresse legt man relativ dünn auf. Sie muß schnell gewechselt werden und soll so warm sein, daß sie vom Patienten noch vertragen wird. Der Effekt ist eine kräftige Hyperämisierung und eine Aufweichung verhärteter Stellen.

6. Alle diese Anwendungen wirken auch auf die Trophik der Haut. Ein geschädigter Hautabschnitt wird sich auf die Dauer nur bessern lassen, wenn eine normale Trophik erreicht ist. Zwei Maßnahmen haben sich hierbei besonders bewährt: die Einölung und die Periostbehandlung.

Einölungen. Bei allgemeiner oder lokaler Atrophie läßt sich durch eine perkutane Behandlung der Spannungszustand des Gewebes verbessern, wenn dazu geeignete Fettsubstanzen und die richtige Einreibungstechnik angewandt werden.

Verwendung finden bestimmte tierische oder pflanzliche Fette. Salben und Fette, die nur leicht aufgetragen sind, resorbiert die Haut kaum. Kräftig eingerieben, werden sie dagegen über Talgdrüsenfollikel und Interzellularspalten aufgenommen. Anfangs nimmt ein atrophischer Hautbezirk nur ganz minimale Mengen auf. Das betreffende Öl oder Fett muß unter leichtem Druck bis zu 10 Min. lang eingerieben werden. Nach 3 bis 4maligem Einreiben verbessert sich die Resorption der atrophischen Hautpartien. Bereits 3 oder 4 Wochen später zeigen sich die ersten, aber sehr deutlichen Ansätze im Gewebe: Tonisierung, bessere Durchblutung sowie Gewebszunahme. Eine solche Therapie braucht Zeit, manchmal bis zu einem viertel oder einem halben Jahr. Die perkutane Arzneimitteltherapie hat den Vorteil, daß sie vom Patienten selber ausgeführt werden kann.

Periostbehandlung. Unter der neuralen Perspektive ist das Segment eine Einheit. Die weitreichenden Effekte einer künstlichen Periostreizung liegen in den fortdauernden trophischen Wirkungen. Was sich bei einer Knochenfraktur auf den Periostreiz hin vollzieht, ist überschießende Trophik. Dieses Prinzip kann man sich für die Haut zunutze machen, wenn man innerhalb des atrophischen Segments Knochenpartien durch die Periostbehandlung angeht und somit auch am übrigen Gewebe trophische Reize induziert.

Leitlinien

Bei der Hautpflege sollen folgende Leitlinien beachtet werden:

1. nicht schaden,
2. den gesamten übrigen Körper sehen, pathologische Wertigkeiten an Organen und Grundfunktionen diagnostizieren und therapieren,
3. das Hautorgan zunächst in seiner Gesamtheit mit Hydrotherapie und dem Ziel der neuroregulativen Harmonisierung und Tonisierung angehen,
4. örtlich nur nach bestimmten Indikationen arbeiten,
5. die Trophik überall ergänzen, wo sie reduziert ist.

Schleimhaut

Aufbau und Funktion

Wenn man die Schleimhäute von Nase und Nasennebenhöhlen, von Siebbeinzellen, Mittelohr, Tränenkanal, von Pharynx, Larynx und Luftröhre präpariert und sich ausgebreitet vorstellt, wird evident, daß diese Schleimhäute Regionen eines einheitlichen Organs sind. Man erkennt weiterhin, wie eine Funktionsschädigung dieses Organs, die sich zunächst z. B. in einer Nasennebenhöhle (etwa mit Retentionen und folgendem Empyem) manifestiert, auf eine zweite Region überspringen muß, auch wenn radikal operiert, das Organ in seiner gestörten Funktion aber nicht geheilt worden ist.

Die Organbezeichnung „Schleimhaut“ weist bereits auf eine ihrer wichtigen Funktionen hin und zwar Schleim zu sezernieren, in wechselnder Menge und Beschaffenheit. Die Frage nach der normalen Nasensekretion wird heute kaum mehr gestellt; man beschränkt sich auf die Ausschließung einer verstärkten Sekretion, eines feuchten Katarrhs, einer chronisch hypertrophen Rhinitis. Es ist aber bekannt, daß bei verschiedenen Allgemeinerkrankungen die Schleimhaut mitreagiert. Kommt es im Asthmaanfall zur Schleimhautsekretion, so löst sich der Anfall. Der Unterschied zwischen einem normal ablaufendem Schnupfen und einem Schnupfen, der in irgendeiner Phase seiner Entwicklung „steckengeblieben“ ist und nur zu ungenügender Sekretbildung, zu einem Stockschnupfen, führt, ist häufig zu beobachten. Es bleibt nicht ohne Bedeutung, ob ein Katarrh bis zur Wiederherstellung einer normalen Funktion der Schleimhaut abläuft, oder ob er in irgendeiner Phase sistiert bzw. kupiert wird. Dabei bleibt der Druck über einer Nasennebenhöhle, die sich nicht mit reichlicher Sekretion an diesem Schleimhautprozeß beteiligt, bestehen, oder die Erkrankung erstreckt sich verspätet auch auf die andere Nasennebenhöhle, so daß sich der Prozeß statt auf Tage auf Wochen ausdehnt und schließlich die Bronchien in Mitleidenschaft zieht.

Trockener Katarrh

Die häufigste abwegige Verlaufsform der Entzündung am Schleimhautorgan ist der Übergang von der serösen in die trockene Form, falls es sich nicht von vornherein um einen trockenen Katarrh der Nasennebenhöhlen handelt. Dies tritt bevorzugt ein, wenn vorher ernste Schädigungen der betreffenden Schleimhautbezirke vorlagen. Neben subjektiven Trockenheitsgefühlen äußert sich der trockene Katarrh in einer resonanzarmen Sprache und, als Kardinalsymptom, in Sekretlosigkeit. Die Patienten haben nach längerem Bestehen der Sikkaerkrankung eine deutlich schmälere Nasenwurzel, die knöcherne Umhüllung von Nase und Nebenhöhlen ist atrophiert, die segmentären Haut- und Unterhautbezirke sind dünn, mimisch starrer als sonst, die Durchblutung ist schlecht und ungleichmäßig, Gefäßreiser lassen sich über der betreffenden Nasennebenhöhle beobachten.

Der Mensch lebt in der Zivilisation unter Bedingungen, die leicht zu Störungen einzelner Organfunktionen, zu Störungen in den verschiedenen Haushalten des Körpers führen können. Der Körper besitzt demgegenüber Regulative, die sich u. U. in einer übersteigerten Reaktion äußern. Bei der Funktionsbeeinträchtigung der Schleimhäute reagiert der Organismus zunächst mit mannigfachen hypertrophischen Entzündungen. Dann sieht man in einem Zwischenstadium Hypertrophie und Atrophie im Wechsel nebeneinander. Das Endstadium ist allerdings immer das gleiche: die komplette Schleimhautatrophie, die Ablösung der normalen, nach außen gerichteten Schleimsekretion durch atrophische Vorgänge. Entzündungsprodukte werden nicht in Form der Demarkation, Sequestrierung, Exsudation abgeschieden, sondern auf dem Lymph- und Blutweg resorbiert. Im Rheumabereich ist das Vorhandensein eines atrophischen Katarrhs der Nase, der Nasennebenhöhlen und der Pharynxwand die Ursache einer nach Zahn- und Tonsillensanierung noch vorhandenen Streuung.

Zur Pathogenese des trockenen Katarrhs

Jeder akut entzündliche Zustand kann in ein chronisches Stadium übergehen. Das gilt auch für eine „fehlgeleitete" akute Rhinitis oder Sinusitis. Nicht die einmalige Erkrankung führt zu diesem Folgezustand, sondern die im Wechsel wieder aufflackernden akuten und verhaltenen Entzündungen. Daneben gibt es aber auch das primäre Erlöschen der Schleimhautfunktion. Die entzündliche Hypersekretion der Schleimhäute ist in der Regel ein Heilvorgang, der ein verlorenes Gleichgewicht zwischen Keim und Wirt wiederherstellt. Eine erkrankte Schleimhaut regeneriert während und mit Hilfe des exsudativen Vorgangs. Wird der Ablauf (aus Unkenntnis) gehemmt, so kommen die abwegigen Verlaufsformen zustande: akute Sekretverhaltung, akutes Empyem, viel häufiger das Zurücktreten der Sekretion gegenüber Resorptionsvorgängen und schließlich der trockene Katarrh.

Die klinische Bedeutung dieser Zustände liegt nicht allein im lokalen Krankheitsgeschehen, sondern ist ein wichtiger Faktor in der Genese der chronisch unspezifischen entzündlichen Bronchialerkrankungen.

Schleimhautregie

Anregungen für die Schleimhauttherapie erfolgten aus dem unbefriedigten Verlauf der Empyembehandlung der Nasennebenhöhlen (Spülungen, Operationen). Wir gingen von folgenden Thesen aus:

a) Die Schleimhaut der Nase, der Nasennebenhöhlen und des Pharynx ist ein einheitliches, vielgegliedertes Organ, dessen normales Aussehen und physiologische Schleimsekretion in gewisser Variationsbreite bestimmbar sind.

b) Das ganze Organ wird gegebenenfalls von einem pathologischen Prozeß, der Hyper-, Sub- oder Dyssekretion, erfaßt, der sich in einigen Regionen besonders stark manifestiert, aber seine Organdetermination – im Gegensatz zu einer lokalen Determination – gerade dadurch erweist, daß er an immer neuen Stellen wieder aufflackert.

c) Nichts liegt näher, als das Organ in seiner Gesamtheit zu behanddeln.

d) Wenn es gelingt, an irgendeiner Stelle dieser Schleimhaut normale Verhältnisse wiederherzustellen, so ergibt sich daraus u. U. eine Chance, daß dieser Gesundungsprozeß auf andere Teile der Schleimhaut übergreift.

Kern dieser Behandlung ist die „Schleimhautregie", die wir in 4 Phasen unterteilen. **Die 1. Phase** beginnt mit einem gründlichen Wiederlernen des Räusperstoßes, des **Abräusperns** aus Larynx und Pharynx. Auf die kräftige Zwerchfellbewegung kommt es beim Abräuspern wie beim Abhusten an.

Wir lassen nach jeder der drei Hauptmahlzeiten abräuspern, weil sich zeigt, daß die Sekretionsanregung in Speiseröhre und Mundhöhle gefolgt ist von einer Sekretionanregung in Larynx und Bronchien. Wir fügen kleine Zwischenmahlzeiten ein oder lassen trokkenes Brot kauen und schlucken. Weiter wird der Patient angehalten, den Schleimhautreiz, der beim Übergang von trockener warmer in kühlere feuchte Luft und umgekehrt, einsetzt, zum Abräuspern auszunutzen. Der Räusperstoß nimmt das Sekret der hinteren Rachenwand und das aus der hinteren Nase herabfließende mit, ebenso das Sekret von den Mandeln.

Die Andampfung des Schleimhautorgans durch Nase und offenen Mund sowie die Methode der Nasentamponade mit sekretfördernden Medikamenten (Sanguinaria) – besonders die lange Serie – bewähren sich. Sekretolytische Medikamente können unterstützend gegeben werden. Die Abräuspertherapie führt zu einer immer reichlicheren Absonderung des Schleimhautorgans, man setzt sie so lange fort, bis eine normale Sekretion eintritt.

Die 2. Phase der Schleimhautregie enthält eine sorgfältige **Bürstung der Zunge** morgens und am Abend. Sie wird mit einer Zahnbürste und mit Schlemmkreide ausgeführt, indem man etwas Schlemmkreide auf der Zunge verstreicht und sie dann mit der Bürste unter ständigem Benutzen von fließendem Wasser so lange säubert, bis jeder Belag entfernt ist. Dabei hat man darauf zu achten, daß die Zungenwurzel und hinteren Seitenränder der Zunge, die den Mandeln anliegen, mitbearbeitet werden. Ein Zungenbelag tritt nicht allein bei bestimmten Erkrankungen des Magens auf. Oft ist er direkt aus der Nachbarschaft übernommen. Der Belag des hinteren Teils der Seitenränder stammt von den Mandeln, der Belag der Zungenwurzel stammt aus dem hinteren Nasen-Rachen-Raum und von der Pharynxwand. Es besteht also die Möglichkeit, von diesen Schleimhautteilen Sekret zu entfernen, indem man das von der Zunge aufgenommene Sekret wiederholt herausbefördert. Für die Wundabsonderung, z. B. nach Tonsillektomie, ist diese Zungensäuberung von entscheidender Bedeutung, ebenso bei fieberhaften Erkrankungen der Halsorgane, vor allem aber beim trockenen Schleimhautkatarrh. Die gesäuberte Zunge ist immer feucht, weil durch die Säuberung die Sekretion der Schleimhaut und der Speicheldrüsen angeregt werden kann. Es ist auch sehr gut vorstellbar, daß von der Zungenschleimhaut Sekretionsreflexe zur übrigen Schleimhaut ausgehen.

Zur 3. Phase der Schleimhautregie gehört das **Gurgeln.** Wir empfehlen dazu im allgemeinen klares Wasser und lassen morgens und abends, dazwischen nach Bedarf, gurgeln.

In der 4. Phase der Schleimhautregie erfolgt der **Gesichtsguß.** Gegenindikationen für den Gesichtsguß sind akute Prozesse der Nase und der Nasennebenhöhlen sowie Reaktionen mit Kopfschmerz und durchdringendem Kältegefühl. Voraussetzung für die Anwendung des Gesichtsgusses ist ein ausgeglichener Wärmehaushalt.

Kurz nach einer solchen Gußtherapie reagieren die Schleimhäute mit einer reichlichen Sekretion, die dann abgeräuspert wird. In geeigneten Fällen kann auch eine Nasenspülung indiziert sein.

Nachts ist die Schleimhautsekretion physiologischerweise geringer. Das Wachsein ist an die Feuchtigkeit der Schleimhäute gebunden, wie umgekehrt der Tiefschlaf an eine gewisse Sekretionshemmung. Dazu verstärkt bei vielen Patienten die nächtliche Mundatmung ein Austrocknen der Schleimhäute. In jedem Fall müssen sie morgens mit aller Gründlichkeit gesäubert werden; erst wenn zusätzlich die Nasenschleimhäute etwas Schleim absondern und Zunge, Gaumen und Rachen feucht sind, darf die Pflege als abgeschlossen gelten.

Der Gesichtsguß wirkt über den konsensuellen Reflex, d. h. die reaktive Hyperämie auf der Außenhaut ist von einer entsprechenden Weitstellung der Gefäße von Nase und Nasennebenhöhlen begleitet. Mit dem Blutzustrom setzt eine Sekretion ein. Man muß jedoch solche Reflexeinübungen geduldig ausführen und wissen, daß die einzelne Anwendung zwar imstande ist, ein subjektives Wohlgefühl, eine innerliche Wärme und auch etwas Sekret zu erzeugen, daß aber erst die Serie zu einer wirklichen Reflexeinübung und damit zu einem Dauererfolg hinsichtlich der Sekretion führt.

Je reichlicher und gleichmäßiger die Sekretion aus Nase und Nasennebenhöhlen erfolgt, desto mehr verschwinden jene Gefäßzeichnungen im Segment der Nase und der Nasennebenhöhlen.

Ausgesprochene Sekretionsanregung bewirkt auch eine Heliotherapie des Gesichts, wenn die notwendigen Vorsichtsmaßregeln beachtet werden (z. B. auf keinen Fall Sonnenbestrahlung während eines Katarrhs). Die Besserung der Ernährungsverhältnisse im Segment scheint hier ähnliche trophische Reflexmechanismen auszulösen, wie man sie in anderen Metameren häufig beobachtet und therapeutisch verwertet. Für eine Klimatherapie des Schleimhautorgans ist der Aufenthalt im Hochgebirge und vor allem an der See geeignet. Je salzhaltiger die Luft, desto schneller reagieren die Schleimhäute. Oft genügt zur Heilung schon das Seeklima in Verbindung mit der Abräusperregie.

Therapeutische Leitsätze

1. Für den Gesunden genügt es, wenn die Schleimhäute gleichmäßig feucht sind, was bei der morgendlichen Zahntoilette kontrolliert werden kann; eine kurze Zungenbürstung bei Belag, ein paar Flachgüsse über die Nasenwurzel bei Trockenheit der Nase sind ausreichend.

2. Bei ständigem Zungenbelag und bei Abräusperschwierigkeiten aus den Bronchien (gemeint ist hier ganz normales Bronchialsekret) oder wenn ein normales Nasensekret nicht mehr vorhanden ist und Trockenheit der Nase auffällt und belästigt, soll die Schleimhautregie einsetzen.

3. Sie ist variabel, sowohl hinsichtlich ihrer Dauer als auch ihrer örtlichen Ausdehnung. Man muß zu variieren lernen, je nachdem wie es das Verhalten der Schleimhäute gerade erfordert.

4. Das Erfolgskriterium der jeweiligen Anwendung liegt im Gefühl des Freiseins, der Klarheit im Kopf und einer gleichmäßigen Feuchtigkeit der Kopfschleimhäute.

5. Die Zimmerluft sollte man möglichst oft erneuern. Zentralheizungsluft läßt sich ausgleichen durch kurze Gänge ins Freie und häufiges kurzfristiges Fensteröffnen.

6. Der Schlafraum soll kühl und gut durchlüftet sein.

7. Das gesamte Schleimhautgebiet, vegetativ reichhaltig innerviert, dient sehr oft als Auffangorgan für psychische Insulte. Wegbleiben der Sprache und Trockenheit der Zunge lassen sich beobachten. Eine Regie mit Zungenbürsten, kurzem Gurgeln und einem Flachguß vermag solche Zustände zu ordnen.

8. Als sekretionsanregendes Medikament hat sich Tinctura sanguinaria canadiensis in einer Verdünnung mit Glyzerin 1 : 10 bewährt. Schließlich kann die Schleimhautregie, um ihre Wirkung zu intensivieren auch mit ansteigenden Bädern und Packungen kombiniert werden.

Atmung

Phänomenologie der Atmung

Für die Phänomenologie des Atemvorgangs ist entscheidend, daß er sowohl eine unwillkürlich vegetative als auch eine willkürlich motorische Funktion ist. Die Atmung ist die einzige Grundfunktion, bei der durch Sprache, Gesang sowie durch Gestaltung der Ein- und Ausatmung jede einzelne Phase in Grenzen aktiv gesteuert werden kann. Durch diese äußerst breite Zone der möglichen aktiven Gestaltung lassen sich auch der rein vegetative Teil, innerhalb des Schlafes etwa, und der der Aufmerksamkeit nicht unterliegende Teil während des Wachens mitgestalten. Die Atmung eines Individuums ist die Summe der ihm phylogenetisch mitgegebenen Engramme und aller Einspurungen, die im biographischen Zusammenhang bewußt oder unbewußt den Ablauf dieser Funktion modifiziert haben. Dazu gehört alles, was die Atmung beeinflussen kann. Zunächst die Organvorgänge im Körper selbst, dann etwa raumfordernde Prozesse im Abdomen, die das Zwerchfell hochdrängen, z. B. Tumoren. Außerdem bestehen reflektorische Mechanismen vom Abdomen zur Atmung. Ferner ist sie abhängig vom Stoffwechsel (Azidose, Urämie, Coma hepaticum usw.) und der inneren Sekretion (Schilddrüse). Sie wird gesteuert vom Gehirn, dem Gasstoffwechsel, durch den Sauerstoffhunger der Gewebe, von der Tätigkeit der Muskulatur und der Organe sowie von der Sprache und der Tongebung. Sie reagiert vor allem auch auf psychische Reize. Daneben lassen sich Auswirkungen der Atmung auf die Schlagfolge und das Schlagvolumen des Herzens sowie auf den intrathorakalen Venendruck beobachten. Die abdominellen Organe unterliegen diesem Einfluß ebenso wie der Gesamttonus des Körpers, wie Haltung, Aufnahmefähigkeit der Sinnesorgane, Verarbeitung von Affekten, und das Ausbalancieren von Gestimmtheiten. Hier wird eine Via regia zu anderen Körperfunktionen sichtbar. Die den ganzen Köper beeinflussende Atmung hat – außer den vegetativ nervalen – vor allem auch tonisierende Wirkungen. Darin liegt eine Begründung für die Atemtherapie, eine weitere ist die Erhöhung der Sauerstoffaufnahme, die bessere Utilisation in den Lungen, die sich durch Atemübungen vorbereiten lassen.

Normale Atmung und Grundlage der Atemtherapie

Der Atemvorgang läßt sich mit Begriffen wie Bauch-, Flanken- und Zwerchfellatmung, Schulter- und Rückenatmung nicht völlig beschreiben. Er besteht in einer nach allen Seiten gleichmäßigen Erweiterung des Brustkorbs, in leichtfließendem Rhythmus von Einatmung, Ausatmung, Pause. Beim Kind und beim Erwachsenen, bei Gesunden und Kranken läßt sich beobachten, wieviel von diesem Atemvorgang noch lebendig, und inwieweit er geändert ist. Alle Grundfunktionen können durch die Zivilisation weitgehend angegriffen und gefährdet werden, so auch der Vorgang des Atmens. Das läßt sich an Rhythmusveränderungen, an ungleichmäßiger Ausdehnung des Brustkorbs, an der Gestaltung der Stimme, Sprache und Ton ablesen (Tonusverlust des Zwerchfells und der übrigen Atemmuskulatur, gequetschte Stimme, gerissener Ton, einseitige Bauch-, Flanken- oder Hochatmung).

Atemgymnastik bedeutet zweierlei: Wiederherstellung einer regelrechten Grundfunktion und Therapie durch die Atmung. Es muß geklärt werden: Was ist beim Patienten von dieser normalen Atmung vorhanden, was ist sein augenblickliches Optimum und was ist noch erreichbar. Man sollte auf die phylogenetischen Einspurungen im Organismus zurückgehen, die außerordentlich stark verankert bleiben. Sie sind zwar weitgehend zerstörbar, aber auch wieder zu üben und zu regulieren. Eine normale Atmung läßt sich ebenso wie ein guter Schlaf wiederherstellen, allerdings nicht durch beliebige Kommandos o. ä. Alle gewaltsamen Bemühungen sind grundsätzlich falsch, sie kollidieren mit dem vegetativen Anteil der gestaltbaren Funktion. Die vegetative Gesamtleistung, die sich aus vielen Einzelleistungen zusammensetzt und mit allen übrigen Funktionen des Körpers in Beziehung steht, läßt sich durch Befehle nicht harmonisieren.

Man kann dem Körper nur Hilfen geben. Dies geschieht, wenn man z. B. — bei weitgehender vegetativer Ausgeglichenheit — liegend, sitzend oder stehend in die fließende Ausatmung eine kleine Hemmung einschaltet und die Atmung dann ruhig weiterfließen läßt. Der Patient wartet die nächste Einatmung ab; sie kommt ganz automatisch und viel tiefer als die vorhergehende. Er kann nun einen Atemzug frei durchgehen lassen, um in die nächste oder übernächste Ausatmung wieder eine Hemmung einzuschalten. Sie besteht in Öffnen (durch den Atemstrom) und Wiederschließen der Lippen. Jeder Patient macht das zunächst falsch: er stößt die Atmung. Das aber ist eine Willkürhandlung, die unterbleiben soll. Die einzige willkürliche Betätigung ist das ganz minimale Öffnen der Lippen durch den Atemstrom und dann das Schließen für kurze Zeit. Der Patient kann einen Konsonanten z. B.: p, t, k dabei einmal oder wiederholt flüstern, um das Ausströmen der Luft zu verlangsamen. Wesentlich dabei ist, daß — bevor die Hemmung in die Ausatmung gelegt wird — ein kleiner Teil der Ausatmungsluft schon durch den Mund ausgeströmt ist. Wichtig ist weiter, daß die Einschaltung des Konsonanten oder des einfachen Lippenschlusses nicht bis zur völligen Ausatmung durchgeführt wird, sondern daß der Rest der Ausatmungsluft frei ausströmt. Mit ein paar solchen minimal gehemmten, ganz leicht verlängerten Ausatmungen kann man eine Vertiefung der Einatmung erzielen, die körperliche Wirkung entfaltet, den Patienten aus seinem Spannungszustand löst und ihn bis zum Gähnen bringt; oder aber er fühlt sich, wenn er vorher abgespannt war, kräftiger und wacher. Dieser Erfolg ist nicht anders erklärbar — abgesehen von den bekannten Mechanismen wie künstlich erzeugter Sauerstoffhunger usw. — als durch das unmittelbare Vordringen zur phylogenetisch eingespurten Grundfunktion. Das Unwillkürliche ist dabei das Wesentliche. Das freie Strömenlassen der Ausatmung bis auf diese ganz kleinen gesetzten Hemmungen, die den Effekt ausmachen, und dann das Abwarten und das völlig unwillkürliche Einströmenlassen der Einatmungsluft. Jede Vorstellung vom Ziehen des Atems, von der Tiefe der Einatmung oder auch nur von der Steuerung der Einatmung soll weitgehend unterbleiben.

Es ist noch zu beachten, daß auch die Pause nach der Ausatmung nicht willkürlich bestimmt werden darf, sondern abgewartet werden muß. Hier liegt eine gewisse Schwierigkeit für den Patienten, weil gerade die Pause — in jeder organischen Rhythmik — durch zivilisatorische Bedingtheiten verkürzt wird. In der landläufigen Vorstellung, die Atmung sei ein bloßes Ein- und Ausatmen, wird die Pause zwischen beiden übersehen. Die Verordnung heißt also: Das wirkliche Bedürfnis zum Einatmen abwarten, aber dann keine Hindernisse setzen. Die Beobachtung ergibt, daß das Abwarten dann ein wenig länger dauert als es der üblichen Einatmungs- und Ausatmungsfolge entsprechen würde. Die Dauer der Pause ist bei jedem Atemzug verschieden.

Die Atmung soll weitgehend vom Vegetativen bestimmt sein; im willkürlich geformten Atem-, Sprech- und Singvorgang wird die vegetative Komponente gleichfalls angesprochen. Mit den Konsonanten p, t, k kann man verschiedene Regionen des Brustkorbs besonders ansprechen, indem man sie während der Ausatmung mehrfach wiederholt. Durch ein betontes „Ning-nang-Nein“ sind die gesamten Schleimhäute der Nasennebenhöhlen in Schwingungen zu versetzen, mit Vokalen und Tonhöhen kann man die verschiedensten Körperregionen elektiv erreichen.

Auf folgende Weise ist die Atmung weiterhin gestaltbar: Man beobachte am liegenden, sitzenden oder stehenden Patienten wo sein Atem zurückbleibt. Eine kleine Erschütterung (Vibration) der betreffenden Thoraxpartie hilft, den Einatmungsvorgang zu leiten. Teilweise Abstützung des Körpergewichts durch den Behandler, z. B.

die Führung eines Arms, der Schulter, beider Arme, die Führung des Kopfes, ein Abstützen der Lende, sodann ein Schwingen des Armes, ein Schwingen beider Arme, genügen, den Atmungsvorgang zu lenken.

Den Atemrhythmus durch die Teilvorgänge Zusammenziehung, Ausdehnung und Pause zu gliedern, ist ein Hauptstück der Phänomenologie des Atmungsvorganges. Jede aktive und passive Bewegung, die die Krankengymnastin mit dem Patienten übt, ist im Atemvorgang als in einen gesamtkörperlichen Rhythmus von Kontraktion, Streckung und Pause eingefügt.

Sprache und Ton gehören mit in den willkürlich gestaltbaren Sektor der Atmung. Sie sind zumeist modifizierte Ausatmungen. Eine tönende und klare Stimme ist von einer regelrechten Atmung nicht zu trennen. Daß die Resonanz von Sprache und Stimme in den Körper hineinwirkt, interessiert besonders beim Schleimhautkapitel. Aber auch sonst sind Stimme und Sprache bei der Beurteilung der Vitalität, bei der Prognosestellung für einen Patienten bedeutungsvoll. Unter den unmittelbaren Eindrücken, die man beim Kranken bewertet, bieten sich immer auch die von Stimme und Sprache. Man soll die Verflechtung dieser Grundfunktion mit allen psychischen Leistungen nicht verkennen. Es kann einem Kranken Selbstvertrauen und Hoffnung geben, wenn er seine Stimme wieder zu beherrschen lernt, die im Verlauf seines Krankseins immer mehr reduziert wurde, durch Inaktivität, Ängstlichkeit oder durch organische Brustkorbprozesse. Es lassen sich Stimmfunktionen in Verbindung mit einer guten Atemtechnik wiederaufbauen.

Einige Indikationen für die Atemtherapie

Hier läßt sich auf die krankengymnastischen Übungen und Übungsfolgen verweisen; sie sind atemgymnastisch durchgestaltet. Die reine Atemtherapie hat darüber hinaus noch besondere Indikationen:

- die chronischen Schleimhautveränderungen von Nase und Nasennebenhöhlen;
- die Stimmbandschäden;
- die Herz- und Kreislaufdekompensation mit reduzierter Atemkapazität und schlechter Sauerstoffutilisation;
- die Atemnot bei Asthma, Emphysem, Bronchiektasie und chronischer Bronchitis;
- die prä- und postoperative Phase;
- die Pneumonieprophylaxe beim Bettlägerigen.

Bei allen akut entzündlichen Vorgängen wendet man die Atemtherapie nicht an. Der Körper stellt durch Ruhigstellung der betreffenden Partien eine Schonatmung her, die für die Abheilung des entzündlichen Vorgangs nötig ist. Wo aber die entzündlichen Phänomene weitgehend abgeklungen sind, z. B. beim Emphysem, bei Asthma, in bestimmten Stadien einer chronisch rezidivierenden Bronchopneumonie, Bronchitis und Bronchiektasie setzt die Atemtherapie ein. Zunächst sehr vorsichtig, dann intensiver dosiert, ganz nach den Gegebenheiten des Kranken, nach seiner Mobilisationsfähigkeit und auch nach der Intonierungsmöglichkeit der Stimme.

Es lassen sich keine festen Regeln in bezug auf irgendein Krankheitsbild angeben; die Arbeit an der Atmung vollzieht sich im Prinzip nach dem Vorbild der Arbeit beim Gesunden.

Ausblicke und weitere Möglichkeiten der Atemtherapie

Auf zwei weitere Entwicklungen soll noch hingewiesen werden. Die Entspannung kommt nicht einer Relaxation, einer Erschlaffung gleich und hat nichts zu tun mit einem schlappen Sichfallenlassen. So muß auch in der Phase zwischen Ausatmung und nächster Einatmung ein Tonus, eine Bereitschaft gewahrt bleiben, d. h. es darf nicht zuviel und nicht zu lange ausgeatmet und keine Erschlaffung der Muskulatur antrainiert werden.

Eine Ruhepause in der Erschlaffung ist wertlos. „Die Pause soll ein federndes Ausschwingen sein, das die Bereitschaft zu neuen Spannungen schon in sich trägt" (*A. Schulze*). Das Zwerchfell folgt ja ohnehin der sich eigengesetzlich und infolge elastischer Kräfte zusammenziehenden Lungen in der Ausatmung nur ganz entspannt. Die Muskulatur des Brustkorbs muß in einer federnden Tonisierung verbleiben, „so daß ein Spiel zwischen Spannung und Abspannung-Lockerheit entsteht."

Die Verflechtung von Bewußtem und Unbewußtem, die totale Verflechtung von körperlichem Geschehen und psychischen Verhaltensweisen ist in der Stimme offenkundig. Auch die Volkscharaktere werden in der Stimme deutlich. Das besagt, daß die Arbeit an der Stimme, am Sprechen und Singen immer auch in alle anderen Sphären zurückgreift. Hier liegt der Wert des Sprechens und der Tongebung als Katharsis. Für den Geschulten ist es ein Leichtes, Urlaute und Naturlaute aus der Stimme herauszuholen, die der Intonierende niemals von sich gehört hat. In die Phasen der Entwicklung einer Stimme kann der Therapeut alles das einflechten, was dem Patienten bisher von sich selber unbekannt geblieben war, was er nicht ausgelebt oder was er verdrängt hatte. Aus dieser Sicht wird verständlich, daß die Atem- und Stimmtherapie von der Psychotherapie bereitwillig aufgenommen wurde und dort ein breites Anwendungsgebiet gefunden hat.

Verfahrensweisen

Heliotherapie

Grundlagen und Wirkung

Die Bedeutung des Sonnenlichtes für Leben und Gesundheit war eine frühe Erkenntnis der Menschen. Als Heilmittel wird es schon in ersten Niederschriften der Heilkunde erwähnt. Eine besondere Bedeutung erlangt die Heliotherapie im klassischen Hellas und im römischen Kulturbereich. Nachdem im Mittelalter das Wissen um die Heilwirkung des Lichts praktisch verloren ging, erlebte die Heliotherapie am Ende des vorigen Jahrhunderts ihre Wiedergeburt.

Bei der Behandlung der extrapulmonalen Tuberkulose mit Heliotherapie erzielten *Bernhard* und *Rollier* überraschende Erfolge. Wissenschaftliche Untersuchungen über die biologischen Wirkungen des Lichts wurden aufgenommen und werden auch weiterhin fortgesetzt.

Für die Heliotherapie kommt folgender biologisch wirksamer Strahlenanteil in Frage:

Infrarot C	1 000 000 bis 3 000 nm
Infrarot B	3 000 bis 1 400 nm
Infrarot A	1 400 bis 780 nm
„Licht"	780 bis 380 nm
Ultraviolett A	380 bis 315 nm
Ultraviolett B	315 bis 280 nm
Ultraviolett C	280 bis 100 nm

Jedem Wellenband entsprechen spezifische biologische Wirkungen. Es bleibt aber zu berücksichtigen, daß bei der Heliotherapie das ganze Spektrum genutzt wird. Hieraus ergeben sich dann Wirkkombinationen, die zur Potenzierung von Teilwirkungen am Gesamtorganismus führen können.

Sicher ist, daß das langwellige Licht durch seine Wärmewirkung zur Erweiterung der Hautgefäße führt, daß sensible reflektorische Effekte und thermische Allgemeinwirkungen nachweisbar sind. Bei länger dauernder Anwendung kann es zu netzartigen Ablagerungen von Pigment kommen.

Der sichtbare Anteil des Lichts löst bewußte und unbewußte psychische Wirkungen aus, die das Vegetativum und das hormonelle System entscheidend bestimmen.

Der UV-Anteil erzeugt ein entzündliches Erythem mit anschließender Pigmentierung und Verdickung der Hornschicht. Die UV-Strahlung setzt durch bestimmte photochemische Effekte molekulare Reaktionen in Gang, z. B. Bildung von Vitamin D aus Ergosterin. Durch Umbau von Eiweißsubstanzen werden wahrscheinlich enzymatische Vorgänge in der Haut aktiviert. Die bakterizide Wirkung der UV-Strahlung ist sicher auch auf teilweise Eiweißdenaturierung im Bakterium zurückzuführen.

Die klinischen Erfahrungen über die Gewebsveränderungen sind folgende:

die Haut wird pigmentiert und durchblutet, das Korium straff und elastisch, das Unterhautzellgewebe fester, an Volumen weniger oder mehr, je nachdem, wie es von der Norm abwich. Die Muskulatur kräftigt sich, selbst dann, wenn eine absolute Ruhestellung therapeutisch notwendig ist. Die Besonnung ersetzt bei bettlägerigen Patienten bis zu einem gewissen Grad die Bewegung. Viele einzelne minimale Innervationen werden hervorgerufen, der gesamte Stoffwechsel des Muskels ist erhöht. Das Bewegungsvermögen schubfreier Gelenke vergrößert sich schnell; die krankengymnastische Arbeit zur Vermeidung von Ankylosen wird unterstützt. Ist aber „eine Blockbildung" erwünscht, so läßt sich diese beschleunigen; alle osteogenetischen Vorgänge und die Kalzifikation werden verstärkt.

Die Wundheilung zeigt gesteigerte reaktive und reparative Vorgänge. Der Ablauf der Entzündung sowie die Bildung des Granulationsgewebes sind beschleunigt: Eine Eiterung wird zunächst reichlicher, dann trocknet die Wunde aus, die Fläche zeigt bald Granulationen, epithelisiert vom Rand her und vernarbt schnell.

Heliotherapeutische Indikationen

Rheumatischer Formenkreis

Der heliotherapeutische Einsatz beim rheumatischen Formenkreis erfolgt nach Abklingen der akuten Entzündungen; er soll versteifungsbedingte und prozeßspezifische Atrophien beseitigen, die Muskulatur tonisieren und Deformansvorgänge verhindern. Hat sich ausreichendes Stützgewebe gebildet, so kann die Belastung beginnen, ohne daß man befürchten muß, das Gelenk zu schädigen. Die Selbstheilungskräfte des Körpers, die unter der Heliotherapie intensiviert werden, sind außerordentlich. Der von der Tuberkulose her bekannte Heilungsmechanismus im Stützgewebe kann auf den Rheumabereich übertragen werden. Man wählt anfangs die am wenigsten von dem rheumatischen Prozeß befallenen Körperteile, z. B. Rücken- und Oberschenkelmuskulatur, und deckt die beteiligten Gelenke zunächst ab. Sie werden erst dann der Sonne ausgesetzt, wenn die periarthralen Gewebsschwellungen weich und durchgreifbar und keine Temperaturerhöhungen und keine örtlichen Schmerzempfindungen in Ruhe mehr vorhanden sind. Schließlich wird der ganze Körper der Sonne ausgesetzt.

Natürlich bilden die aktive Beteiligung des Endomyokards ebenso wie der einzelne Endokard- und Myokardschub, ein noch auftretender frischer Gelenkschub sowie Fortbestehen einer rezidivierenden Endokarditis eine Gegenindikation.

Bestimmte Stadien während einer Rekompensation des Kreislaufs

Bei Herzkranken, die eine so geringe Reservekraft haben, daß schon in Ruhe oder bei geringsten Bewegungen Atemnot auftritt, ist Heliotherapie nicht angebracht. Sie ist indiziert, wenn nach Behandlung mit Bettruhe, Diät und Digitalisglykosiden eine Rekompensation erreicht ist.

Der rekompensierte Herzkranke hat proportional dem Grad der früheren Ödeme ein schlaffes Gewebe — in den leergelaufenen Gliedmaßen, ebenso in den Bauchdecken, im Aufhängeapparat des Darmes oder in den Darmwandungen selbst (z. B. wenn die abdominelle Kreislaufprovinz besonders beteiligt war). Von verschiedenen Seiten ist auf die Gefahren einer zu schnellen Entwässerung hingewiesen worden. Die Haut der Extremitäten läßt sich in Falten von der Unterlage abheben, in Unterhautgewebe und Muskulatur ist normaler Tonus und Turgor nirgendwo palpabel; überall kann man bis zum Knochen hin das Gewebe leicht verschieben und den Knochen umgreifen. Ein solches Gewebe ist jederzeit bereit, Ödeme wieder einzulagern.

Zur Unterstützung der Herzleistung und Blutbewegung ist die Kreislauftherapie von entscheidender Bedeutung. Neben dem Gefäßsystem üben auch Tonus und Turgor der Muskulatur und des Bindegewebes ihren Einfluß aus. Diese Peripherie ist jedoch beim Dekompensierten aufs schwerste geschädigt. Hier kann heliotherapeutisch gearbeitet werden. Durch eine Behandlungsserie, die neben der übrigen Kreislauftherapie einsetzt, läßt sich wieder ein weitgehend normales Gewebe erzielen.

Der Indikationsbereich der Heliotherapie in der inneren Medizin umfaßt somit, abgesehen von seltenen Indikationen — etwa die Lipoidnephrose — die Mehrzahl der rezidivierenden Kreislaufinsuffizienzen und die rheumatische Granulomatose.

Die *Behandlungsdauer* in der inneren Klinik ist sehr viel kürzer als bei chirurgischen Erkrankungen. Setzt man für die heliotherapeutische Ausheilung einer tuberkulösen Spondylitis mitunter Zeiträume von 3 bis 4 Jahren an, so wird in der inneren Klinik mit Perioden von nur Monaten und Wochen gerechnet, um den angestrebten Effekt zu erzielen. Ein großer Teil dieser Therapie kann unter gewissen Voraussetzungen außerhalb der Klinik erfolgen. Braucht man bei chirurgischen Erkrankungen therapeutisch Höhenlagen von 1200 bis 1400 m, so läßt sich die internistische Heliotherapie auch im Mittelgebirge, im Flachland und an der Küste durchführen, allerdings nur außerhalb des Dunstkreises der Städte.

Knochen und Gelenke

Bei allen Störungen der Transformation des Knorpels kann die Heliotherapie wegen ihrer Beeinflussung des Ergosterinstoffwechsels wesentliche Unterstützung leisten; hierauf beruhen sicher auch ihre guten Erfolge in manchen Fällen von Osteomyelitis. Bei Frakturen, die sich nicht festigen und bei Pseudarthrosebildungen addieren sich der rekalzinierende Effekt der Heliotherapie und ihr regulativer Einfluß auf die Gefäße und das vegetative Nervensystem. Auch beim Sudeck-Syndrom ist Heliotherapie, kombiniert mit den Maßnahmen der Ruhigstellung, der Hydrotherapie und der Periostbehandlung, indiziert.

Wundbehandlung

Die heliotherapeutische Indikation für schlecht heilende Wunden kennt man seit *O. Bernhard.* Er hält die Wirkungen der Hyperämie, der Granulationsbildung, der Epithelisierung, der Analgesierung und Sterilisierung für gegeben. Bei infizierten Wunden ist auch die bakterizide Wirkung auffällig. Die Abszedierung des abgestorbenen Gewebes wird gefördert. *Rollier* gab die antiseptische und vernarbende Wirkung auf gangränöse Prozesse an und hatte gute Resultate bei ausgedehnten Verbrennungen. Er sprach von einem „pansement solaire", d. h. einem Sonnenverband aller torpiden Wunden, ganz gleichgültig welcher Herkunft. Die Wunde reinigt sich rapide, nekrotischer Knochen wird eliminiert und durch eine erstaunlich schnelle Regeneration ersetzt. Auffallend günstig verlaufen Röntgendermatitiden, gerade solche, bei denen der Prozeß bis auf den Knochen geht (*Mellanby*).

Weitere Indikationen

Die Beobachtung, daß das Sonnenlicht Wirkungen am vegetativen System erzeugt und die Erfahrung, daß die Gesamtheit der inneren Sekretion durch Heliotherapie einen deutlichen Ausgleich erfährt, gibt

Indikationsstellungen. Ist die Heliotherapie auch keine kausale Therapie, so kann sie doch bei endokrinen Erkrankungen und vegetativen Störungen sehr gute Dienste leisten.

Eine besondere Indikation hat die Heliotherapie in der Kinderheilkunde. Es sind die anämischen, die rachitischen Kinder, die kraftlosen, lymphatischen Konstitutionen, die Skoliotiker und das schlecht gedeihende Kind überhaupt mit Muskelatonien, mit Ptosen, mit Haltungsschwächen jeder Art, die für diese Behandlung in Frage kommen. Diese letzten Indikationen leiten bereits zur allgemeinen Prophylaxe der Heliotherapie über, wie sie im Kapitel Prophylaxe der Haut- und Schleimhautfunktionen geschildert wird.

Technik des Sonnenbades

Die Besonnung geschieht fraktioniert. Es ist falsch, gleich den ganzen Körper oder wahllos große Körperregionen der Besonnung auszusetzen. Schlafstörungen, Fieberzacken, Verbrennungen 1. und 2. Grades sind häufig die Folge.

Für die Besonnung wird bei jedem Patienten entsprechend dem Klima und der Art der Erkrankung ein individueller Behandlungsplan aufgestellt. In der Regel beginnt man mit der unteren Extremität, sofern nicht gerade dort ein krankhafter Prozeß besteht. Ein solcher Plan sieht bei einer Therapie im Hochgebirge etwa folgendermaßen aus:

1. und 2. Tag: nur Luftbäder (der Körper darf nicht auskühlen).

3. Tag: Sonnenbad auf beide Unterschenkel, vorn und hinten je 10 Min.

4. Tag: Besonnung beider Unterschenkel und beider Arme, vorn und hinten 2mal 10 Min; beider Oberschenkel vorn und hinten je 10 Min.

5. Tag: Sonnenbad beider Unterschenkel und Arme vorn und hinten 3mal 10 Min.; beider Oberschenkel vorn und hinten 2mal 10 Min.; Rücken 1mal 10 Min.

Vom 6. Tag ab steigert man die Besonnung bis zu 2 Std. täglich und weiter nach Verträglichkeit.

An der See ist Vorsorge zu treffen, daß die Sonnenbäder nach und nach eingeschaltet und die zwei Stunden der Besonnung unterteilt werden. Der Besonnungsplan muß in die übrige Therapie und den Tagesablauf eingefügt werden.

Die Hautversorgung während der Besonnung kann auf ganz einfache Art geschehen. Wir sind mehr und mehr davon abgekommen, Fette und Öle zu verwenden. Sie verstopfen die Poren und zersetzen sich durch die Strahlung. Es kommt zur Reizung der Haut und zu Verbrennungen, die Pigmentierung wird ungleichmäßig. Generell vermeiden wir alle Einreibungen, die ein schnelleres Einbräunen versprechen.

Es genügt, wenn der Sonnenbadende eine Schale Wasser zur Hand hat und die besonnten Hautpartien, sobald er ein Hitzegefühl spürt, mit Wasser bestreicht. Verbrennungen sind bei diesem Verfahren ausgeschlossen, denn steile Sonnenstrahlung wird durch die vielfältige Brechung in den Wassertropfen zu diffusem Licht; durch die Verdunstung wird die Temperatur an der Hautoberfläche niedrig gehalten. Bei genügendem Feuchtigkeitsfilm auf der Haut sind der Besonnung in unseren Breitengraden, soweit das Hautorgan in Frage kommt, kaum Grenzen gesetzt. Verfährt man in dieser Weise konsequent, so kommt es nicht zu Schälungen der Haut. Ohne Abschilferung größerer Epithelschichten pigmentiert sich die Haut gleichmäßig. Eine vorzeitige und ungleichmäßige Abstoßung der oberflächlichen Epidermisschichten ist die Hauptursache ungleichmäßiger Pigmentierung.

Öle verwenden wir erst nach der Besonnung, um die Haut geschmeidig zu halten. Vor dem nächsten Sonnenbad muß das Öl sorgfältig mit warmem Wasser abgewaschen werden.

Bei Hautverbrennungen empfiehlt sich die Therapie kühler Bäder oder Berieselungen der geschädigten Stellen mit leitungskaltem Wasser.

Während der Besonnung sollen Kopf und Nacken bedeckt sein. Für das Gesicht ist die Bräunung, die durch Rückstrahlung, z. B. durch Wasser oder Sand oder im diffusen Tageslicht zustande kommt, günstiger als die Bräunung durch direkte Besonnung. Die Gesichtshaut, ohnehin als einziger Körperteil ständig der Belichtung ausgesetzt, wird leicht mit Sonne überdosiert. Die Haut wird faltig und sieht wie gegerbt aus. Eine Besonnung des Kopfes und des Nackens führt fast ausnahmslos zu Beschwerden: Kopfdruck, Schwindel, Ohrensausen, Kopfschmerz, Schlaflosigkeit, Erbrechen, zu Herz- und Verdauungsstörungen; mitunter kommt es zum Sonnenstich.

Während einer heliotherapeutischen Serie soll die Ernährung so zusammengesetzt sein, daß der Stuhlgang täglich morgens gewährleistet ist; sie soll vitaminreich sein, da bei Vitaminmangel Komplikationen auftreten können (Pellagrakranke bekommen ihre Hautaffektionen im Frühjahr). Die Ernährung muß ausreichend sein, zumal die Heliotherapie eine eingreifende Methode ist und verstärkte Regenerationen verschiedener Gewebearten alsbald einsetzen. Während einer heliotherapeutischen Anwendung soll der Patient nicht schwitzen. Auftretender Durst wird durch Fruchtsäfte und Mineralwasser gestillt.

Bei bettlägerigen Patienten, z. B. bei Patienten, die in der Fixation oder Extension liegen, versucht man, während der Besonnung den Bewegungsumfang aufrecht zu erhalten und zu steigern. Der Patient muß sich bewegen bzw. bewegt werden, damit nicht immer die gleiche Fläche des Körpers der Sonne zugekehrt ist. Deshalb werden die orthopädischen Fixationen und Extensionen in der Heliotherapie gefenstert.

Für das Sonnenbad des Rekonvaleszenten und des Gesunden gilt die Regel, daß es nicht in Ruhe, sondern in Bewegung genommen wird. So erreicht man, daß alle Teile abwechselnd und gleichmäßig besonnt und Kongestionen vermieden werden. Dazwischen liegen Pausen, in denen der Patient ruht. Lockernde Spiele wirken auf den Patienten günstig.

Die Dosierung der Behandlung richtet sich nach der Einstrahlungsstärke der Sonne. In keinem Fall dürfen Hautverbrennungen entstehen. Durch langsamen Beginn lassen sich Schlafstörungen und andere Grundfunktionsstörungen vermeiden. Im Flachland kann sehr viel länger und ausgiebiger besonnt werden als im Hochgebirge. Man hat zu berücksichtigen, daß die Sonne im Frühjahr und morgens am kräftigsten wirkt, daß es andererseits an gewitterschwülen Tagen die „stechende" Sonnenwirkung gibt, die sehr schnell zu Verbrennungen führt. Wir pflegen bei unseren Kranken nach einer Eingewöhnung von 1 bis 2 Wochen jede Sonnenscheindauer zu nutzen und finden bestätigt, daß sowohl in der Ebene als auch im Hochgebirge das Tageslicht die günstige Wirkung der Sonne fortsetzt, ja geeignet ist, sie in ungünstigen Witterungsperioden zum Teil zu ersetzen.

Ein erholsamer Nachtschlaf und ausreichender morgendlicher Stuhlgang sind für Patient, Rekonvaleszent und auch für den Gesunden die Voraussetzung für eine Besonnung.

Generelle Gegenindikationen für das Sonnenbad sehen wir in Krankheitsprozessen auch leichterer Art, z. B. Magenstörungen, Schnupfen, Bronchitiden, Anginen, Kopfschmerzen usw. und in Temperatursteigerung. In allen diesen Fällen werden vorhandene Beschwerden verschärft. Hier sollte man auf Sonnenbaden verzichten. Bei Wohlbefinden können die Sonnenbäder wieder aufgenommen werden.

Die Heliotherapie kann bei einem Patienten als abgeschlossen gelten, wenn die Haut gleichmäßig pigmentiert, wenn das Unterhautzellgewebe und die Muskulatur gleichmäßig straff und tonisiert sind, der Krankheitsprozeß, auf den die Heliotherapie als Basistherapie angesetzt war, bewältigt ist. Die Ansprechbarkeit der Gewebe variiert. Es gibt Gewebe, die zunächst gar nicht ansprechen, Gewebe, die überempfindlich auf Sonnenstrahlung reagieren und deshalb mit Tageslicht vorbehandelt werden müssen. Belastungsgrößen, die der Kreislauf dabei erfährt, werden beobachtet und berücksichtigt.

Zu den spezifisch optischen Bedingungen des Hochgebirges ist zu sagen, daß die Sonnenscheindauer länger und die Intensität der Strahlen größer ist. In der Ebene geht ein Teil der Strahlen durch atmosphärische Gase, Smog und Bodennebel verloren; im Mittelgebirge ist der Verlust geringer und im Hochgebirge kaum vorhanden.

Die Fülle der Strahlen wird im Gegenteil durch reflektierende Schnee- und Eisflächen verstärkt; es entsteht eine Helligkeit, in der auch das Tageslicht eine erhebliche Bräunung und therapeutische Wirkung hervorruft. Die bakterizide Wirkung der Hochgebirgssonne ist entsprechend erhöht. Die Heliotherapie kann im Flachland nicht die Therapia magna sein, wie sie es im Hochgebirge für manche Krankheiten ist. Dennoch kann sie bei einer Reihe von Erkrankungen eine wertvolle Hilfe geben, besonders in prophylaktischer Anwendung. Es ist nicht richtig, daß das Sonnenbad in der Ebene ermüdend wirkt; das hängt von der Technik ab. In den deutschen Mittelgebirgen finden sich Höhenlagen und Südhänge, die es gestatten, alle therapeutischen Wirkungen der Heliotherapie gegenüber der Ebene zu vervielfachen.

Günstige optische Bedingungen bieten die Küstenstriche, allerdings mit jahreszeitlichen Unterschieden. In den Wintermonaten lassen sich am Mittelmeer hinreichende Bräunungen erzielen. Auch die Übergangszeiten sind dort für die Heliotherapie noch gut; im Sommer hingegen wirkt die Hitze erschlaffend, auch die Nächte bieten nicht immer genügend Abkühlung. Der Organismus erholt sich schwerer und ermattet leichter. Während dieser Sommerzeiten sind aber wiederum die Nord- und Ostseeküsten außerordentlich günstig; ihre Atmosphäre ist klar, ohne Staubbildung, die Intensität der Belichtung groß, die Helligkeit durch reflektierende Wasser- und Sandflächen gesteigert. Es genügt auch dort zu Anfang eine Bestrahlung mit Tageslicht, zu der später die Sonnenbestrahlung hinzugenommen wird. Das Seeklima bietet Gewähr für eine gleichmäßige Wärmeverteilung; hinzu kommt der hohe Salz- und Feuchtigkeitsgehalt der Luft.

An der See ist, wie übrigens auch im Hochgebirge, eine besondere Vorsicht bei der Heliotherapie geboten. Die ersten Tage sollen der Akklimatisation vorbehalten bleiben. Am ersten Tag hält man sich besser nicht den ganzen Tag im Freien auf, sondern nur einige Stunden, und zwar bekleidet. Erst dann folgen kurzdauernde Sonnenbäder. Auch bei bedecktem Himmel, bei diffusem Tageslicht ist an der See eine gesunde Bräunung zu erzielen. Hautverbrennungen treten bei falscher Dosierung hier häufig auf, sie sind zumeist besonders schwer.

Hydrotherapie

Allgemeines

Der physikalischen Therapie in der klinischen Medizin tut es keinen Abbruch zu bekennen, daß die Hydrotherapie von Laien entdeckt und ausgebaut wurde. Vinzenz *Priessnitz,* Sebastian *Kneipp* und andere haben im vorigen Jahrhundert die Wasseranwendungen am kranken Menschen erarbeitet. Sie haben damit solche Erfolge erzielt, daß ein Einbruch ihrer Erkenntnisse in die offizielle Medizin und eine internationale Ausbreitung nicht ausbleiben konnten.

Die Entwicklung des *„hydrotherapeutischen Standards"* (*Vogler*) erfolgte aus dem Bedürfnis, von der Vielzahl hydrotherapeutischer Maßnahmen eine Auswahl zu treffen, die Wirksamkeit, Einfachheit der Durchführung, geringen technischen Aufwand und übersichtliche Gliederung in sich vereinte. Er soll ermöglichen nicht nur in der Klinik, sondern auch in Poliklinik, Praxis und im Haushalt hydrotherapeutische Maßnahmen anzuwenden.

Der „hydrotherapeutische Standard" erfordert nur Hilfsmittel, die es in jedem Haushalt gibt, und darin sehen wir einen Vorteil für die erforderliche Breitenwirkung. Eine Klinik, die über eine Badeabteilung verfügt, benötigt so gut wie keine Neuanschaffungen.

Es wäre die Frage zu stellen, ob sich die hydrotherapeutisch erwünschten Behandlungeffekte mit diesen einfachen Hilfsmitteln erreichen lassen. Unsere Antwort ist nach Jahrzehnten klinischer und poliklinischer Tätigkeit an einem zahlreichen und vielfältigen Krankengut durchaus positiv.

Als wesentliche Vorteile des „hydrotherapeutischen Standards" kann man neben seiner einfachen technischen Hilfsmittel weiterhin ansehen,
die praktisch unbegrenzte Individualisierbarkeit der Anwendung,
die klare skalenmäßige Aufgliederung,
die genaue Dosierbarkeit.

Es ist für die Ausbildung und Weiterentwicklung unausweichlich, mit einem solchen Standard zu arbeiten, denn es bedeutet genaue und lehrbare Indikationsstellungen in den einzelnen Krankheitsgebieten und in den einzelnen Krankheitsphasen. Man muß aus der Vielfalt der Kompendien das Unbrauchbare aussondern und das wirklich Bewährte und Unentbehrliche hervorheben. Eine völlig gleichwertige Aufzählung des auf diesem Gebiet überhaupt jemals Zutagegetretenen nützt nichts. Solange die praktische Schulung der Handhabung und Indikationsstellung nicht durch Unterricht und Erfahrung zum sicheren Besitz der inneren Klinik werden, kann von einer wirklichen Übernahme der therapeutischen Erfahrungen nicht die Rede sein. Die Methoden würden immer nur Beiwerk und die wirkliche Hydrotherapie müßte den Laienbehandlern überlassen bleiben.

Was wir als „hydrotherapeutischen Standard" erarbeitet haben, ist zwar ein Minimum, aber auf nichts Wesentliches wurde verzichtet. Man kann damit alle wünschenswerten therapeutischen Effekte der Hydrotherapie erreichen. So wenig die Wirkungsweise hydrotherapeutischer Anwendungen eine einfache lineare Erklärung erlaubt, so wenig ist die Ausführung der einzelnen Anwendungen eine simple Angelegenheit. Gewiß werden für den Kenner die Dinge wieder einfach. Der Erfahrene überblickt die Reihe der Gesichtspunkte spielend. Die Technik aber eines ansteigenden Bades z. B. verlangt Übung und will durchdacht sein: die Skalen des Vortreibens der Temperatur, der Füllung der Wanne, der Zeitdauer, des Zudeckens des Patienten. Die Anwendung dieser Skalen hängt ab von Beobachtungen, die vor und während des Bades am Patienten gemacht werden müssen, von Stuhlgang, Menstruation, Schlaf, vom Wärmehaushalt, Hautreaktion, vom Kräftezustand, von der Konstitution und vor allem von der Eigenart des jeweiligen Krankheitsbildes und der Zielsetzung, die mit einem solchen Bad gegeben ist. Ob man es zum Durchwärmen, zum Dünsten, zum Anschwitzen, zum forcierten Schwitzen verordnet, ob man nach dem Bad mehr oder weniger lange ruhen läßt, ob man schließlich waschen läßt oder anschließend eine Packung gibt bzw. im Teilwickel dünsten läßt, richtet sich nach dem Zustand des Patienten. Die Anwendung der Serie, die Regelung der vegetativen Funktionen während der Serie, all das sind Dinge, deren Kenntnis erworben werden muß.

In der Hydrotherapie entscheidet eine saubere Technik über den Behandlungserfolg. Die Technik ist aber nicht Sache des Physiotherapeuten allein, sondern auch Sache der medizinischen Wissenschaft. Die Erfahrungen in Handhabung, Anwendungsbreite und besonderer Indikationsstellung von Wickeln und Packungen, von Teil- und Vollbädern, von Güssen und Waschungen auf dem Gebiet innerer Erkrankungen und anderer medizinischer Disziplinen nutzbar zu machen, muß mehr in der Klinik wissenschaftlich fundiert werden. Was heute in der inneren Klinik als Indikation für Hydrotherapie angegeben wird, ist meist noch empirisch. Wir haben auf den physikalischen Stationen erarbeitet, wo in der inneren Medizin der Einsatz für die Hydrotherapie liegt. Dabei hat sich gezeigt, daß es viel weniger Indikationen nach Krankheitsgruppen sind als vielmehr Indikationen, die sich aus dem Gewebezustand ergeben und zur Einübung bestimmter Reflexe bzw. zur Beeinflussung von Regelfunktionen nötig sind. Die täglichen Akzente der Krankheitsphase sind entscheidend dafür, ob eine Anwendung gemacht werden kann oder nicht, und wie sie modifiziert werden muß innerhalb der zur Verfügung stehenden Skalen.

Zur Wirkungsphysiologie der Hydrotherapie

Die zu allen Zeiten angestellten theoretischen Überlegungen über die Wirkungsweise der Hydrotherapie richteten sich natürlich nach der jeweils herrschenden Funktions- und Krankheitslehre. Sie waren in den ersten Jahrzehnten dieses Jahrhunderts vor allem an der Hämodynamik orientiert und beziehen sich jetzt mehr auf Anschauungen über neurale Steuerungs- und Regelmechanismen. Die Wasseranwendungen sind ein ungemein variables Instrument zur Applikation fein abgestufter und individuellen Bedürfnissen angepaßter Reize, durch die der Organismus zu jenen Reaktionen gebracht werden kann, die sich für den erwünschten Heilungsprozeß günstig auswirken. Ein Erfolg hängt von der Wahl der richtigen Anwendung und deren Dosierung ab. Dazu bedarf es einer gründlichen Erfahrung, die nur teilweise gelehrt werden kann und daher von jedem selbst erarbeitet und erlebt werden muß. An erster Stelle hat die Beobachtung am Krankenbett zu stehen, sie schafft unmittelbar verwertbare und größtenteils auch lehrbare Erfahrungen.

Bei einer richtig verordneten und gut durchgeführten hydrotherapeutischen Anwendung, seien es ein ansteigendes Teilbad, ein Wickel oder eine Dreiviertelpackung, ist das Phänomen der allseitigen Beruhigung des Patienten auffällig. Die erkennbaren vegetativen Funktionen laufen ausgeglichener ab, wir finden einen weicheren Muskeltonus, eine Herabsetzung der Reizempfindlichkeit, eine Entspannung der Gefäße. Man kennt die Einwirkung psychischer Erregungen auf die Atmung, auf Herzschlag und Blutfülle der Gefäße, von Aufregung und Ärger auf anfällige Organe beim Kranken. Es erscheint erklärlich, daß eine Anwendung, die diese vegetativen Funktionen beruhigt, in der gleichen Verflechtung auf die psychische Sphäre wirkt. Allgemein gesprochen erreichen wir eine Ordnung jeder einzelnen Organfunktion und einen Ausgleich der Funktionen untereinander.

Die Wirkungen des ansteigenden Bades z. B. sind u. a. folgende: ungleichmäßig verteilte Körperwärme wird gleichmäßig verteilt, kalte Gliedmaßen werden warm, erhitzte kühlen sich ab; man sieht die Ausdünstung über die Haut, die Ausscheidung über die Schleimhäute gesteigert; die Atmung wird tief, die Zahl der Atemzüge verringert, die Ausatmung verlängert; der Blutdruck sinkt, die Blutdruckamplitude wird unter Umständen größer. Bei geringer Zunahme der Schlagfolge des Herzens haben wir das Bild der erleichterten Durchströmung der Peripherie. Venöse und lymphathische Stauungen nehmen ab, livide Verfärbungen weichen einem gleichmäßig frischen arteriell-hyperämischen Aussehen. Nach dem ansteigenden Bad angelegte Wickel werden sofort warm und unmittelbar nach dem Anlegen schon als angenehm, als ableitend, verteilend, beruhigend, empfunden.

Die Wasseranwendungen greifen an der Haut an. Die Haut ist das wichtigste Organ in der Auseinandersetzung mit der Umwelt und stellt die Verbindung mit dem Körperinnern her. Das Zustandekommen des Wärmegefälles von der Haut zur Umgebung einerseits und von der Peripherie zum Körperinneren andererseits ist mit lebhafter Nerventätigkeit verbunden.

Was man mit dem Begriff der *Abhärtung* umschreibt, ist vor allem die Fähigkeit der Haut, auf klimatische Reize rasch und zweckentsprechend zu reagieren.

Die Beobachtung zeigt, daß bei allen ansteigenden Badeanwendungen, in den Wickeln und Packungen ein beruhigender Effekt sich einstellt, während die kalten und wechselwarmen Anwendungen und die mit mechanischen Reizen gekoppelten Maßnahmen eine ausgesprochen anregende Wirkung haben. Unmittelbar gekoppelt mit den neuralen Abläufen ist das Verhalten des Gefäßsystems als einem Erfolgsorgan neuraler Steuerungsvorgänge. Am sichtbaren Verhalten des Gefäßsystems (Blässe oder Rötung verschiedenen Grades) ist die Wirksamkeit und Verträglichkeit einer hydrotherapeutischen Anwendung ablesbar. Aufgrund vieler Experimente weiß man von dem gleichsinnigen Verhalten vieler Gefäßgebiete zueinander, z. B. bewirkt Hyperämisierung der Haut eine Reaktion auf die Durchblutung zugeordneter Eingeweidesegmente, die Gefäßerweiterung einer Extremität pflanzt sich auf die anderer als „konsensueller Reflex" fort. Daraus ergibt sich z. B. die Möglichkeit, bei Durchblutungsstörung der unteren Extremitäten durch eine ansteigende Anwendung am entfernten Ort (ansteigendes Armbad) eine Durchblutungsvermehrung in den Beinen zu induzieren.

Die segmentale Gliederung des Organismus gestattet eine gezielte Applikation, z. B. eine Dampfkompresse im zugehörigen Hautareal mit Wirkrichtung auf das segmental zugeordnete Organsystem, wobei allerdings nicht nur kutaneoviszerale Reflexe in Gang gesetzt werden, sondern das gesamte Metamer in den Steuerungsvorgang einbezogen wird (also Haut, Unterhaut, Muskulatur, Periost, Knochen und Eingeweide mit allen zugehörigen Gebilden: Lymphbahnen, Gefäßen, nervösen Elementen). Die Trophik ist u. a. eine neurale und vasale Leistung, die jedoch als langsame Funktion eine gewisse Zeit benötigt. Man kann sie aber durch eine Serie von hydrotherapeutischen Maßnahmen ebenso beeinflussen wie durch Heliotherapie und Massagen.

Die Begründung für Wirkungsweisen im Segment ist in der segmentalen Verschaltung viszeraler und somatischer Afferenzen mit vegetativen und somatischen Efferenzen zu suchen. Die Fernwirkung einer Anwendung läuft über intersegmentale Reflexbögen, das sind propriospinale Bahnen, die die Segmente untereinander verbinden.

Die Beeinflussung eines erkrankten Organs erfolgt nicht direkt, sondern auf nervös-reflektorischem Weg.

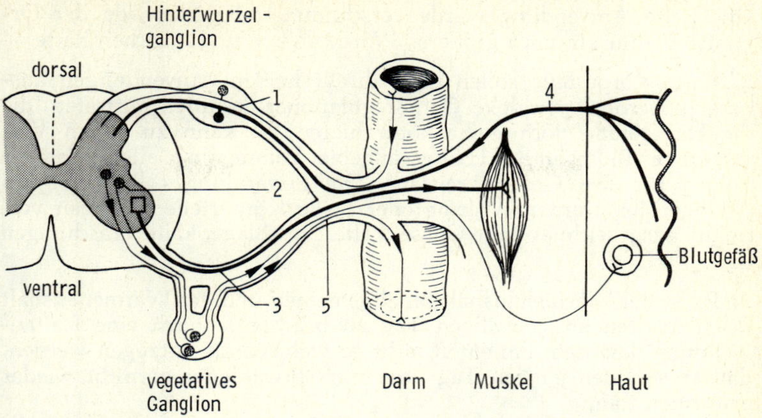

Schema zur Verschaltung in einem Rückenmarksegment

Efferenz: Nervenfasern, die die Information aus dem ZNS in die Peripherie bringen.

Afferenz: Nervenfasern von Rezeptoren kommend mit Meldungen aus der Umwelt und aus dem Organismus selbst.

Die viszerale Afferenz (1) aus den Eingeweiden ist mit der vegetativen Efferenz der Hautgefäße (2) verschaltet. Beispiel: Rötung der Haut im Bereich des erkrankten Organs (viszero-kutaner Reflex).

Die Verbindung der viszeralen Afferenz (1) mit der somatischen Efferenz (3) erklärt Muskelspannungen bei Erkrankungen der Eingeweide (viszero-somatischer Reflex).

Die Meldung über Afferenzen der Thermorezeptoren (4) an vegetative Efferenzen (5) begründet bei warmen Anwendungen die Spasmolyse der glatten Muskulatur und Schmerzlinderung (kutaneo-viszeraler Reflex).

Technik des „hydrotherapeutischen Standards"

Grundregeln 1 bis 6

Der Erfolg der hydrotherapeutischen Anwendungen hängt von der richtigen Indikationsstellung und der richtigen Durchführung ab, daher ist es unumgänglich, einige Grundregeln zu beachten.

1. Einem kalten Körperteil oder einem frierenden Menschen darf keine kalte Anwendung verabreicht werden, weil bei ihm schon primär ein Wärmedefizit besteht. Ein zusätzlicher Wärmeentzug durch eine kalte Anwendung würde verschlimmernd wirken, da der Organismus nur ein noch größeres Wärmedefizit auszugleichen hätte.

2. Kalte Körperteile sollen nicht direkt heißen Anwendungen ausgesetzt werden, paradoxe Gefäßregulationen könnten auftreten, die die Hautgefäße noch mehr kontrahieren; es kann zu einem Versacken des Blutes in das Hautgefäßgebiet kommen mit allen deletären Folgen für den Gesamtkreislauf. Die Erwärmung soll ansteigend durchgeführt werden. Warme oder heiße Körperteile hingegen vertragen ausgezeichnet kalte Güsse, kalte Umschläge, kalte Waschungen usw.

3. Es ist der Wärmehaushalt im allgemeinen und der Wärmehaushalt des Patienten am jeweiligen Tag zu beachten. Durch eine Kaltanwendung darf dem Patienten nicht so viel Wärme entzogen werden, daß er sich den ganzen Tag über nur schwer oder garnicht wieder erwärmen kann.

4. Nach einer kalten Anwendung soll es durch Gefäßreflexe in kurzer Zeit zu einer reaktiven ateriellen Hyperämie kommen, d. h. beim Patienten muß ein wohliges Wärmegefühl innerhalb von 5 bis 10 Min. einsetzen. Zum Abschluß einer hydrotherapeutischen Maßnahme folgt bis auf einige wenige Ausnahmen eine kurze kalte Schlußanwendung.

5. Vor allen Anwendungen ist die Blase zu entleeren und vor größeren, länger andauernden Behandlungen soll man auf die Stuhlentleerung achten. Auf nüchternen Magen oder kurz nach einer größeren Mahlzeit behandelt man nicht. Beachtet der Behandler diese Punkte nicht, treten unangenehme Körpersensationen auf, die zum Abbruch einer Behandlung führen können.

6. Der Behandlungsraum soll gut durchlüftet und angenehm temperiert sein. Die nötigen Gefäße mit Wasser von der gewünschten Temperatur, Waschlappen, Handtücher, Wickeltücher und Sicherheitsnadeln sowie Wolldecken und Laken sollen vor Beginn der Behandlung bereit liegen.

Skalen

Um sich durch die Fülle der hydrotherapeutischen Anwendungen durchzufinden, ist es zweckmäßig, Reihen (Skalen) nach den unten angeführten Gesichtspunkten aufzustellen. Solche Reihen sind:

Ansteigende Bäder *bezogen auf die Körpergebiete*

ansteigendes Fußbad — ansteigendes Unterschenkelbad (bis kurz unterhalb des Knies) — ansteigendes Bein- und Armbad — ansteigendes Halbbad in der Wanne.

Ansteigendes Fußbad — ansteigendes Sitzbad — ansteigendes Fuß- und Sitzbad.

Ansteigendes Handbad einseitig — ansteigendes Armbad einseitig — ansteigendes Armbad beidseitig — ansteigendes Arm- und Beinbad.

Nach Wirkung

Durchwärmung eines Körperteils — Durchwärmung des ganzen Körpers — Dünsten — leichter Schweißausbruch — Schwitzen — Dauerschwitzen von etwa $^1/_2$ bis 1 Std. Auch das langdauernde Verbleiben im Dünsten, ohne zu schwitzen, gehört in diese Reihe.

Wickel und Packungen *bezogen auf die Körpergebiete*

Halsumschlag — Brustwickel — Leibwickel — Rumpfwickel — Dreiviertelpackung — Gelenkwickel — Wickel im Bereich der Extremitäten.

In diese Reihe gehört auch die Kombination von Wickeln verschiedener Körperregionen.

Feuchtigkeitsgrad

Wickel und Packungen können auch nach ihrem Feuchtigkeitsgrad unterteilt werden.

Die Reihe beginnt bei trocken, geht über besprenkelt, ausgewrungen bis triefnaß.

Zeitdauer

Bei jedem Wickel muß angegeben werden wie lange er liegen soll. Entscheidend für die Liegedauer ist immer die Wirkung, die man erzielen will. Die Zeiten liegen angenähert bei $^1/_2$ bis 1 Std., 3 bis 5 Std. oder noch länger. Gelegentlich kann auch ein Wickel oder eine Packung die ganze Nacht liegen bleiben.

Güsse

Diese Reihe gliedert sich nach Lokalisation, nach Größe der betroffenen Oberfläche, nach Dauer und nach dem Druck des Wasserstrahls.

Zur Anwendung

Bei jeder hydrotherapeutischen Anwendung sind der Zustand des Patienten vor der Anwendung, die Vorbereitung der Anwendung, die Durchführung derselben und der Abschluß zu beachten. Ist der Patient sehr angestrengt oder hat er gerade eine schlaflose Nacht hinter sich, wird z. B. an diesem Tag das ansteigende Bad, in dem er sonst bis zum Schwitzen gebracht wird, nur bis zum Dünsten durchgeführt oder sogar abgesetzt. Bei kalten Füßen etwa wird das verordnete ansteigende Armbad mit einem ansteigenden Fußbad kombiniert oder ein Fußbad vorher gegeben. Am ersten Tag der Mensis verzichtet man im allgemeinen auf die hydrotherapeutischen Anwendungen.

Abschluß

Der richtige Abschluß gewährleistet den Erfolg der Anwendung. Es ist ein Fehler, einen Wickel abzunehmen, ohne eine kühle Waschung oder Wechselwaschung anzuschließen – zumindest an dem Körperteil, der vom Wickel bedeckt war. Eine ansteigende oder warme Anwendung verlangt als Abschluß eine kurze kühle Waschung, eine Wechselwaschung, Triefwaschung oder einen Flachguß. Es wird so dafür gesorgt, daß über die reflektorische Steuerung das Gefäßspiel angeregt wird.

Der Arzt hat zu entscheiden, welche und wie viele therapeutische Anwendungen dem Patienten zuzumuten sind, je nach dessen Kräftezustand und Reaktion. Eine Zusammenarbeit von Arzt und Behandler ist immer geboten.

Die Reaktion auf Güsse muß mitunter erst getestet werden. Ihre Verordnung kann nur dann bestehen bleiben, wenn der Patient sich gleich danach wohl und warm fühlt und wenn die Haut nach dem Guß frisch-rot aussieht, nicht etwa blaurot ist oder blaß bleibt.

Ansteigende Bäder (Abb. 1–12).

Ansteigendes Fußbad

a) Geräte: Fußbadewanne oder Eimer mit warmem Wasser, heißes Wasser, Eimer mit kaltem Wasser, Handtücher, Bettlaken, Wolldecken, Schöpfgefäß.

b) Durchführung: Diese Bäder werden meist beidseitig ausgeführt. Der Patient sitzt auf einem Stuhl oder Hocker. Die Fußwanne ist soweit gefüllt, daß der Wasserspiegel gerade oberhalb der Sprunggelenke liegt. Die Wassertemperatur soll vom Patienten als angenehm warm empfunden werden. Sie ist daher entsprechend der Fußtemperatur und Gewöhnung verschieden.

Wenn er das Wasser nicht mehr als warm verspürt, wird vom Rand der Wanne so viel heißes Wasser zugegossen (ohne dabei die Füße direkt zu begießen), bis der Patient das Wasser wieder als wärmend, nicht aber als heiß empfindet. Diesen Vorgang setzt man fort, bis nicht nur die Füße, sondern auch die Beine als wohlig warm empfunden werden. Dies ist unter 7 bis 10 Min. erfahrungsgemäß nicht der Fall, manchmal dauert es 15 Min. und länger.

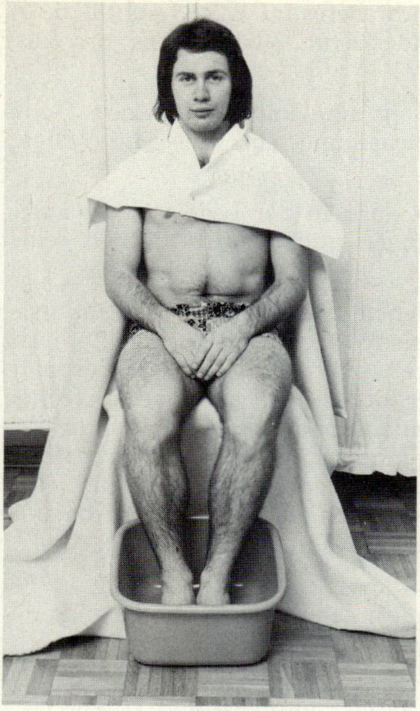

Abb. 1 Ansteigendes Fußbad

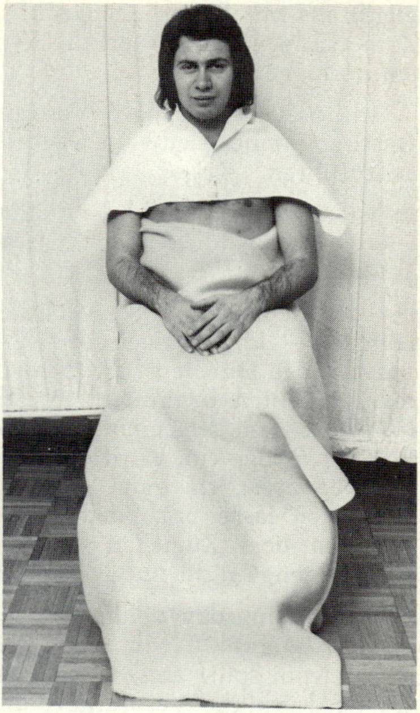

Abb. 2 Ansteigendes Fußbad

Dann wird zuerst ein Fuß, je nach Verordnung, kurz kalt gewaschen oder mit 1 bis 2 l kaltem Wasser abgegossen (den Guß von der Fußspitze hochziehen bis zur Kniekehle, darauf achten, daß auch der Fußrücken vom kalten Wasser benetzt wird), dann wird der Fuß abgetrocknet und auf eine Decke gestellt. Nun wird der andere Fuß ebenso versorgt. Bisweilen ist es ratsam (z. B. wenn sich der Patient hinterher ins Bett legen soll), die Füße zuerst noch in eine Wolldecke zu wickeln. Ist es sehr kalt und neigt der Patient dazu, im Bett sehr schnell wieder kalte Füße zu bekommen, kann die Wolldecke vorgewärmt sein. Soll das ansteigende Fußbad den Patienten zum Dünsten oder Schwitzen bringen, benötigt man 2 Bettlaken und 2 Wolldecken. Das Bettlaken wird in Achselhöhe um den entkleideten Patienten gelegt und vorn geschlossen, so daß die Arme frei bleiben. Ebenso verfährt man mit der Wolldecke. Es ist darauf zu achten, daß das Laken die Wolldecke um Handbreite überragt, damit sie mit der schwitzenden Haut nicht direkt in Berührung kommt. Die Wolldecke wird mit Sicherheitsnadeln vorn geschlossen. Das zweite Laken wird als Schultertuch umgelegt, so daß Nacken, Brust und Arme bedeckt sind, ebenso die zweite Wolldecke, die gleichfalls mit Sicherheitsnadeln leicht befestigt wird (Abb. 1 u. 2). Zum Nachgießen werden die Wolldecke und das Laken vorn kurz aufgeschlagen.

Anschließend ist je nach Verordnung eine kühle gliedweise Ganzwaschung, eine gliedweise Wechselwaschung, ein Teil- oder Vollguß auszuführen.

Es ist angebracht, falls der Patient dazu in der Lage ist, ihn anzuleiten, die abschließenden Waschungen und das Abtrocknen selbst auszuführen.

Bei der Beurteilung der verschiedenen Stadien: Durchwärmung – Dünsten – Schweißausbruch – Triefschwitzen ist es notwendig, nicht nur auf das Dünsten bzw. Schwitzen am Kopf zu achten. Bei manchen Patienten beginnt es auf der Brust oder am Nacken früher. Kurz vor dem allgemeinen Schweißausbruch setzen unwillkürliche, tiefe Atemzüge ein. Wird die Anordnung zu forciert vorangetrieben, kann leichter Schwindel oder auch Beklemmung einsetzen. Diese Störungen lassen sich dadurch vermeiden, daß man die Abstände zwischen dem Zugießen lang genug wählt und die zugegossene Wassermenge nicht zu groß nimmt.

c) Anwendungsdauer: Für ein ansteigendes Fußbad benötigt man allgemein 20 bis 30 Min. bis der gewünschte Erfolg eintritt. Mehr als 45 Min. sollte ein Fußbad nur aus ganz besonderem Anlaß und auf ausdrückliche Verordnung des Arztes ausgedehnt werden.

Ansteigendes Beinbad

a) Geräte: Beinbadewanne anstelle der Fußwanne. Der Wasserspiegel reicht bis unmittelbar unter die Knie. Alles weitere wie beim Fußbad (Abb. 3–6).

b) Wie bei ansteigendem Fußbad.

c) Wie bei ansteigendem Fußbad.

Ansteigendes Sitzbad

a) Geräte: Sitzbadewanne, Fußwanne, heißes Wasser, Eimer mit kaltem Wasser, Handtücher, Wolldecken, Schöpfgefäß.

b) Durchführung: Der Patient setzt sich in eine Sitzbadewanne, die ca. handbreit mit warmem Wasser gefüllt ist. Die Füße stehen in einer mit warmem Wasser gefüllten Fußwanne. Über die Schultern wird ein Handtuch und darüber eine Wolldecke gelegt, die mit Sicherheitsnadeln zusammengesteckt sind. Dann wird eine weitere Wolldecke so um den Patienten gelegt, daß er völlig umhüllt ist. Der

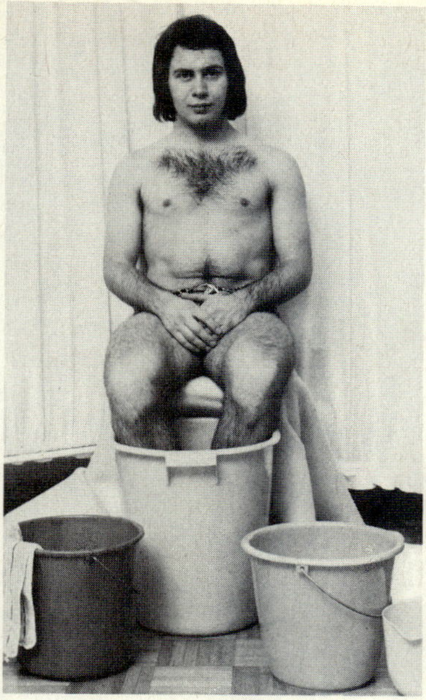

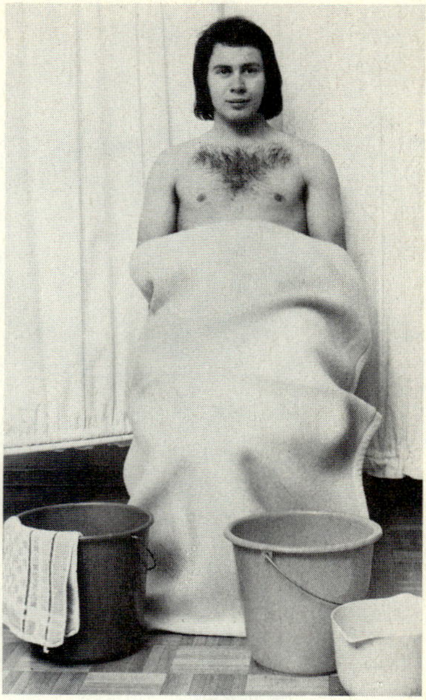

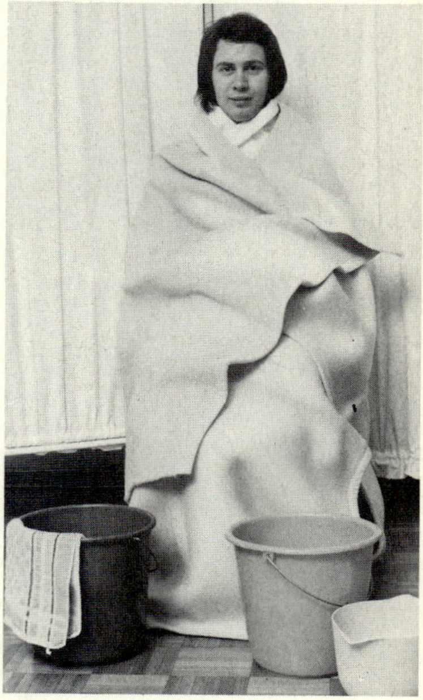

Abb. 3—5
Ansteigendes Unterschenkelbad

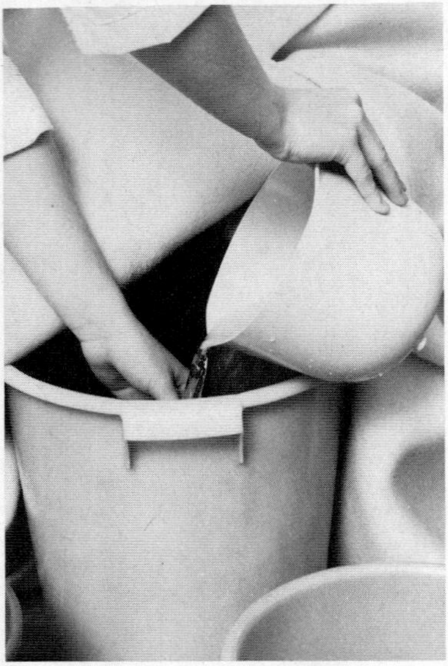

Abb. 6 Ansteigendes Unterschenkelbad mit Nachgießen

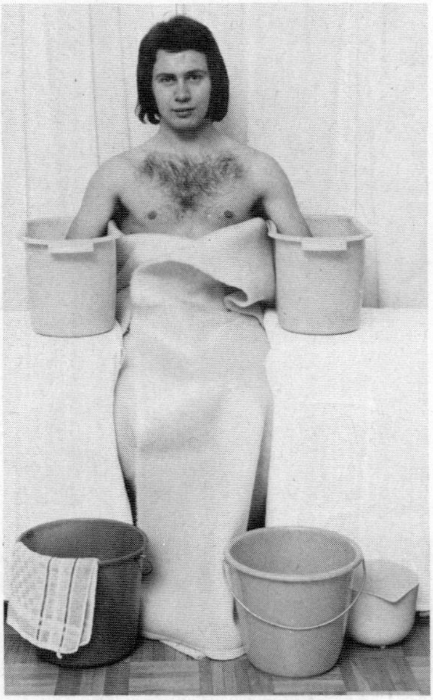

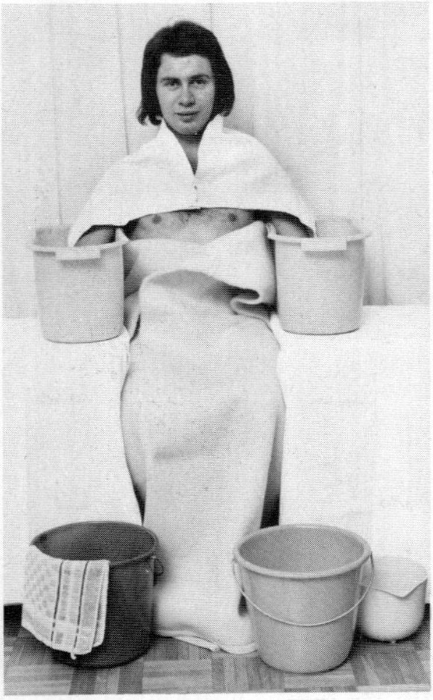

Abb. 7 u. 8 Beidseitig ansteigendes Armbad

Überschlag der Wolldecke soll seitlich oder vorn sein, damit leicht Wasser nachgegossen werden kann. Wasser wird nur in die Sitzwanne nachgegossen. Weiterer Ablauf wie beim ansteigenden Fußbad (Abb. 7 u. 8).

c) Anwendungsdauer: Wie bei ansteigendem Fußbad.

Ansteigendes Armbad

a) Geräte: 1 oder 2 Armbadewannen bzw. Eimer. Sonst wie beim ansteigenden Fußbad.

Der Wasserspiegel liegt bei der Armwanne kurz oberhalb des Ellbogens, bei Eimerbad kurz unterhalb des Ellbogens. Wannen oder Eimer müssen so bequem gestellt werden, daß die Durchblutung nicht durch ungeschicktes Aufliegen gestört oder der Nerv gedrückt wird (Abb. 9–11).

b) Durchführung: Armbäder können ein- oder beidseitig durchgeführt werden. Ebenso besteht die Möglichkeit, sie beim bettlägerigen Patienten zu verordnen (Abb. 12). Dies hat den Vorteil, daß der Patient weniger belastet wird und während der Anwendung nur

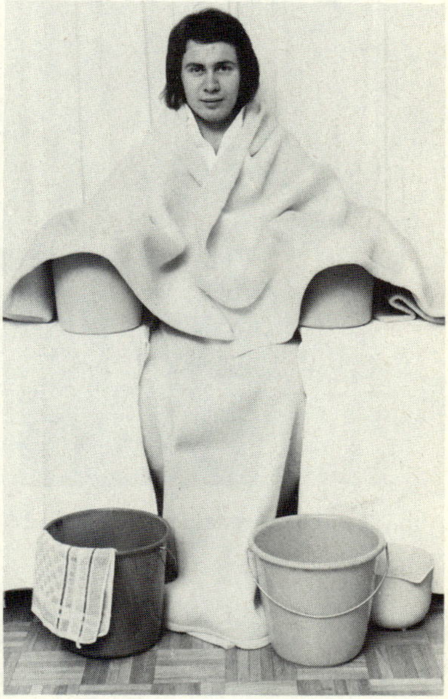

Abb. 9
Beidseitig ansteigendes Armbad

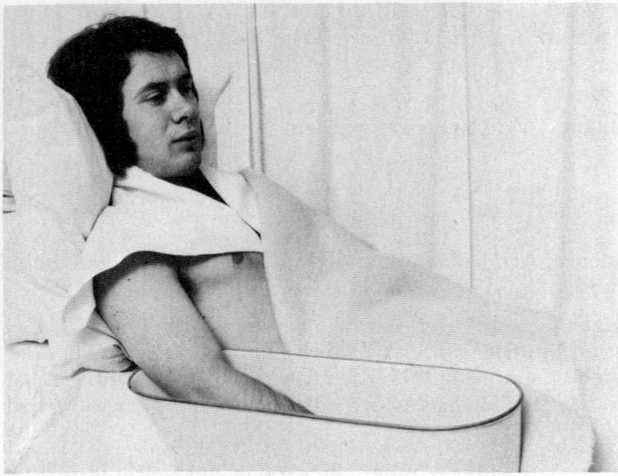

Abb. 10 Einseitig ansteigendes Armbad im Bett

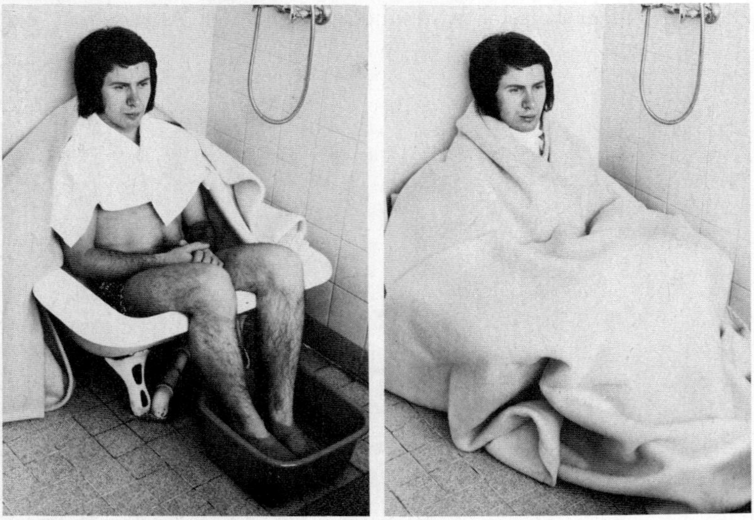

Abb. 11 u. 12 Ansteigendes Sitzbad

wenig aufgedeckt werden muß. Die Durchführung erfolgt weiterhin wie beim ansteigenden Fußbad. Liegt der Patient in einem Teilwickel, in einer Dunst- oder Dreiviertelpackung, kann mit einem ansteigenden Armbad kombiniert werden. Als Kombination hat sich bewährt, heiße Fußkompressen mit einem ansteigenden Armbad zu verbinden, wenn eine rasche Durchwärmung erwünscht ist. Werden ansteigendes Arm- und Beinbad gleichzeitig verordnet, gießt man das heiße Wasser in Abständen sowohl in die Fuß- als auch in die Armwanne.

c) Wie ansteigendes Fußbad.

Ansteigendes Halbbad

a) Geräte: normale Badewanne, heißes Wasser, Eimer mit kaltem Wasser, Handtücher, Waschlappen, Hocker für den Patienten. Die Wanne soll vorgewärmt, der Wasserstand in der Wanne nicht höher als handbreit sein. Die Wassertemperatur richtet sich nach dem individuellen Wärmegefühl des Patienten, er soll es als gut körperwarm empfinden.

b) Durchführung: Der Patient sitzt in der Wanne und hat die Hände im Wasser; man legt ihm ein Handtuch um die Schulter, das lose über der Brust befestigt wird. In zugfreien und gut durchwärmten Räumen ist es entbehrlich. Das heiße Wasser wird am Rand zugegossen, durch hin- und herbewegen verteilt es der Behandler in der Wanne. Zugegossen wird in Abständen, damit der Patient sich an die jeweilige Temperatur gewöhnen kann. Das Wasser soll die Nabelhöhe des Patienten nicht übersteigen, evtl. muß Wasser abgelassen werden. Das ansteigende Halbbad wird je nach Verordnung bis zur Erwärmung, bis zum Dünsten, bis zum Schweißausbruch oder zum Triefschwitzen durchgeführt.

Nach dem Bad werden zuerst Gesicht und Nacken abgewaschen, bei Dünsten oder Schweißausbruch auch die geschwitzten Körperteile; dann werden die verordneten Güsse gegeben oder gliedweise der ganze Körper kühl oder kalt gewaschen und abgetrocknet. Gesicht, Hals und Arme werden meist gewaschen, während der Patient noch in der Wanne liegt; den übrigen Körper versorgt man am besten außerhalb der Wanne, wenn der Patient auf dem bereitgestellten Hocker sitzt.

c) Dauer: Ein ansteigendes Halbbad soll nicht länger als 20 bis 30 Min. dauern.

Wickel und Packungen (Abb. 13–16)

Lokalisation

Es gibt keine Stelle der Außenfläche des Körpers, um die nicht ein Wickel gelegt werden könnte: Wickel um Finger und Zehen, Gesichtsmaske und die ganze Reihe vom Wadenwickel bis zur Dreiviertel- und Ganzpackung. Die einfachste Einteilung ergibt sich nach der eingepackten Körpergegend:

Halswickel
Wadenwickel
Unterarmwickel
Oberschenkel-, Oberarmwickel
Beinwickel, Armwickel
Leibumschlag
Leibumschlag mit Durchzug
Brustwickel, Brustwickel mit Kreuz
Rumpfwickel, Rumpfwickel mit Kreuz
Dreiviertelpackung, Dreiviertelpackung mit Kreuz, Dreiviertelpackung mit Durchzug
Ganzpackung.

Material

Man benötigt ein inneres und ein äußeres Wickeltuch. Das innere Wickeltuch besteht aus gebrauchtem, nicht zu dicht gewebtem Nessel oder altem Leinen, als äußeres nimmt man Molton, Flanell, doppelt gelegten Nessel oder Leinen, gelegentlich auch ein dünnes Wolltuch. Kunstfasertücher oder feuchtigkeitsundurchlässige Materialien sind nicht geeignet!

Größe

Allgemein muß der äußere Wickel den Inneren um ca. 3 bis 5 cm überlappen. Die Größe eines Wickels wird durch Länge und Breite bestimmt. Es ist angebracht, verschiedene Wickelgrößen bereitzuhalten, da die jeweils benötigten Wickel in ihrer Länge und Breite bei den einzelnen Patienten ihrer Größe, ihrem Konstitutionstyp und ihrem Ernährungszustand entsprechend variieren können. Für die Packungen nimmt man am besten gebrauchte Bettlaken und entsprechend große Wolldecken. Annäherungswerte für die gebräuchlichsten Wickel (Maße für die Innenwickel):

Halswickel:	10 x 60 cm
Brustwickel:	30 x 170 cm
Leibwickel:	25 x 170 cm
Rumpfwickel:	50 x 170 cm
Waden- und Gelenkwickel:	35 x 50 cm.

Feuchtigkeitsgrad

Ein Wickel kann trocken, leicht besprenkelt, ausgewrungen oder triefnaß angelegt werden. Das zur Befeuchtung erforderliche Wasser soll, soweit nicht anders verordnet, immer leitungskalt sein.

Durchführung

Die Technik ist bei allen diesen Anwendungen im Grunde dieselbe. Abweichungen werden gesondert angeführt. Der Patient muß vor dem Wickel gut warm sein, er darf nicht frieren. Meist wird vor einem Wickel oder einer Packung eine ansteigende Anwendung verordnet.

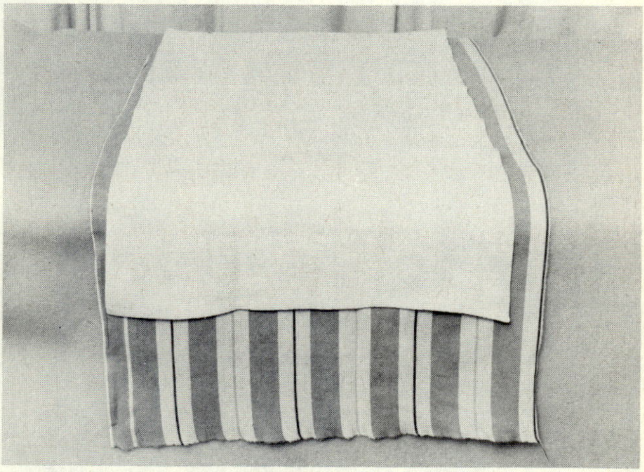

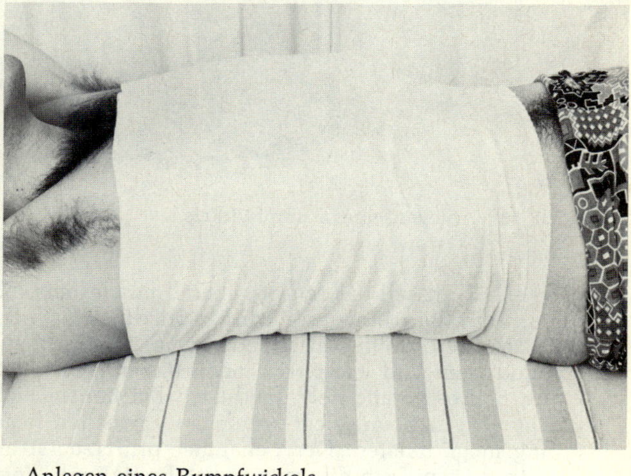

Abb. 13 u. 14 Anlegen eines Rumpfwickels

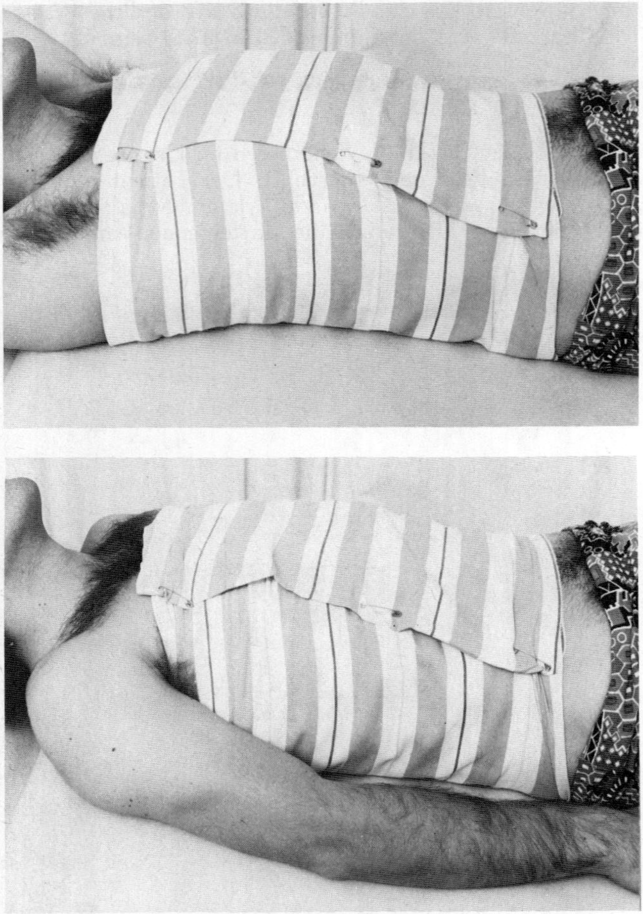

Abb. 15 u. 16 Anlegen eines Rumpfwickels

Das trockene Tuch soll das feuchte überall mindestens 1 bis 2 Finger breit überragen. Das Innentuch wird in frischkaltes Wasser getaucht und je nach Verordnung mehr oder weniger stark ausgewunden. Bei empfindlichen und leicht frierenden Patienten windet man es so stark aus, daß es gerade noch feucht ist. Bei hohem Fieber kann es gelegentlich triefnaß umgelegt werden. Dazwischen liegen beliebige Abstufungsmöglichkeiten. Der Behandler prüft zuerst am Patienten mit dem trockenen Tuch die gewünschte Breite und Länge. Man legt stets zuerst das nasse Tuch fertig um, dann das trockene, und dies wird mit Sicherheitsnadeln, die quer zur Zugrichtung des Stoffes gesteckt werden müssen, befestigt.

Ein Wickel kann im Sitzen oder im Liegen angelegt werden. Wird er im Bett angelegt, bringt man den Patienten in den Strecksitz; der Behandler breitet zuerst das trockene und darüber das feuchte Tuch aus, auf das sich der Patient legt. Dann wird schnell, aber ohne Hast, erst von beiden Seiten das nasse Wickeltuch um ihn geschlagen, dann das trockene und dieses mit den bereitliegenden Sicherheitsnadeln befestigt und der Patient zugedeckt (Abb. 13–16).

Kann sich der Patient nicht aufrichten, wird bei einem Brust-, Rumpf- oder Leibwickel ähnlich verfahren wie bei der Erneuerung einer Unterlage bei Wöchnerinnen.

Wickel und Packungen müssen so angelegt sein, daß sie nicht beengen, möglichst glatt und faltenfrei anliegen und doch bei Bewegung nicht verrutschen können. Am Brustkorb darf die Atemexkursion nicht behindert sein. Die Beine brauchen in der Dreiviertelpackung so viel Spielraum, daß sie nicht steifgehalten werden müssen. Es ist oft zweckmäßig, ein zu einem handbreiten Streifen zusammengelegtes trockenes Tuch hinten in der Mitte des trockenen Packungstuches so zu befestigen, daß 2 Seitenstreifen entstehen. Diese werden über die Schultern nach vorn genommen und über der Brust am vorderen Rand der Packung befestigt. Wir sprechen dann von einem trockenen Kreuz! Durch dieses Hilfsmittel wird das lästige Tieferrutschen der Packung im Rücken vermieden. Rumpfwickel und Dreiviertelpackungen können auch mit einem feuchten Kreuz kombiniert werden.

Legt man eine Dreiviertelpackung an, müssen Moltonlaken, trockenes Leinentuch und feuchtes Leinentuch im Bett in der richtigen Anordnung ausgebreitet werden, bevor sich der Patient darauf legt. Kann er das Bett nicht verlassen, werden Wolldecke und trockenes Tuch glatt aufeinander gelegt und von jeder Seite her gemeinsam zusammengerollt und dann seitlich an den auf eine Seite gedrehten Patienten gelegt. Man hebt ihn leicht an, bringt ihn in Rückenlage, wobei die eine Rolle durchgezogen wird. Dann entrollt man Wolldecke und Tuch und zieht sie glatt. Nun wird das feuchte Tuch ausgebreitet, von beiden Seiten aufgerollt und ebenso unter den Patienten gebracht, schnell beide Seiten entrollt und dann jede Schicht einzeln fertig umgelegt. Es ist wichtig, daß das feuchte Tuch um jedes Bein gesondert gelegt wird. Dabei läßt man den Patienten die Beine leicht spreizen, so daß ihm genügend Bewegungsraum in der Packung bleibt. Das trockene Laken und die Wolldecke werden jedes für sich glatt um die Beine gelegt, die Wolldecke mit Sicherheitsnadeln befestigt, der Patient im ganzen gut zugedeckt. Soll er tagsüber 3 bis 8 Std. in der Dreiviertelpackung liegen, ist es ratsam, ihm eine Wolljacke mit langen Ärmeln über das Nachthemd anzuziehen oder eine Wolldecke als Schultertuch zu geben, damit er nicht an den Armen auskühlt. Soll er in der Packung schwitzen, nimmt er für die letzten 1 bis 2 Std. die Arme unter die Bettdecke, bei gut eingepackten Schultern. Man kann auch noch eine Tasse heißen Tee geben und ein leichtes Tuch locker um den Kopf legen. Beim Herausnehmen aus der Packung werden zuerst das Gesicht und der Hals, dann Arme, Rumpfvorderseite, Rücken und Beine kalt gewaschen oder andere abschließende Anwendungen je nach Verordnung durchgeführt.

Anwendungsdauer

Ein Wickel wird nach 30 bis 45 Min. abgenommen. Bei hohen Temperaturen und akut entzündlichen Gelenken kann die Anwendung bis auf 15 Min. verkürzt werden. Eine Ganzpackung verordnet man nur für 1 bis 1½ Std. Soll z. B. ein Rumpfwickel nur relativ kurz liegen, gehört über das feuchte Tuch nicht nur ein trockenes Leinen- oder Nesseltuch, das um den Rumpf reicht, sondern darüber noch Flanell oder dickere Wolle.

Der Wirkungseffekt der lang liegenden Wickel, die volle Wärmeentfaltung des Körpers, setzt erst später ein, und dann wäre eine wollene Bedeckung des Wickels zuviel. Es käme zu einem Wärmestau, der der Wirkung des Dünstens entgegenstünde. Soll also ein Umschlag 3 bis 5 evtl. 8 Std. oder während der ganzen Nacht liegenbleiben, verzichtet man auf Flanell oder Wolle. Die Dreiviertelpakkung bildet hier, wenigstens bei Erwachsenen, eine Ausnahme. Aber auch bei ihr soll nur eine dünne Wolldecke oder ein Moltonlaken als äußerste Schicht genommen werden. Es kommt bei den lange liegenden Wickeln und großen Packungen nicht nur darauf an, daß der Patient warm wird, sondern auch darauf, daß die Feuchtigkeit verdunsten kann, so daß dann der Wickel oder die Packung beim Abnehmen trocken ist. Unter Plastik- oder Gummitüchern oder anderweitig zu luftdicht abgeschlossenen Wickeln sieht bei Abnahme die Haut schrumplig und schlecht durchblutet aus, während sie bei richtig durchgeführten Wickeln und richtiger Materialwahl glatt und gut durchblutet ist. Bei Kindern bis zu 6 Jahren wird die Dreiviertelpackung ohne Wolle gut vertragen.

Zusammenfassung und Besonderheiten

Halsumschlag. Man benötigt 2 Tücher, die zuerst dreieckig, dann zu einem Streifen zusammengelegt werden, das trockene Tuch etwas breiter. Der Halsumschlag wird von hinten nach vorn umgelegt, zuerst das feuchte Tuch, so daß die Enden schräg übereinandergehen. Die überstehenden Ecken werden untergesteckt, aber so, daß die schräge Stoffrichtung gewahrt bleibt. Dann legt man das trockene

Tuch, ebenfalls von hinten nach vorn, so um den Hals, daß die Enden schräg übereinandergehen und befestigt sie mit einer Sicherheitsnadel in der Mittellinie. Diese Technik ermöglicht einen überall glatt anliegenden und doch nachgiebigen Halsumschlag, außerdem behindert er den Kopf nicht in der Bewegung.

Die Technik der übrigen Wickel dürfte nach den vorangegangenen Schilderungen kaum Schwierigkeiten bereiten. Der Brustwickel reicht feucht von der Achselhöhle bis zu den unteren Rippen, der Leibumschlag vom Ende des Brustbeins bis zur Leistenbeuge, der Rumpfwickel von der Achselhöhle bis zur Leistenbeuge.

Beim Durchzug wird zunächst ein trockenes Tuch wie für den Leibumschlag ins Bett gelegt. Daran ist ein zu einem Streifen zusammengelegtes feuchtes Tuch unten in der Mitte befestigt (die Nadel muß nach außen sitzen, das feuchte Tuch nach innen zum Körper). Der Patient legt sich darauf, zieht das feuchte Tuch zwischen den Beinen durch und schließt den trockenen Leibumschlag. Nun wird das freie Ende des feuchten Tuches analog befestigt, die Nadel nach außen, das feuchte Tuch nach innen zum Körper.

Bei Wickeln an den Extremitäten kommt es darauf an, daß das feuchte und das trockene Tuch sich gut der Körperform anpassen. Glatte Falten können wegen verschiedener Form der Gliedmaßen auftreten, sie sind erlaubt und beeinträchtigen nicht die Wirkung.

Die Dunstpackung, d. h. eine Dreiviertel- oder Ganzpackung, die nur aus einem trockenen Nessel- oder Leinenlaken und einer Wolldecke besteht, wird oft gleichzeitig mit einem ansteigenden Armbad oder nach einem ansteigenden Halbbad zum Nachdünsten oder Schwitzen verordnet. Die abschließende Anwendung gibt man nach Beendigung der Dunstpackung (Waschung oder Guß).

Bürstungen, Waschungen, Reibungen, Abklatschungen

Über den großen Anwendungen der ansteigenden Bäder und der Packungen dürfen die kleineren Anwendungen nicht vernachlässigt werden. Im Gegenteil: Kommen zwei verschiedene Anwendungen mit gleicher Wirkung in Frage, so sollte man auf jeden Fall die einfachere und kleinere vorziehen. Teilwaschungen und Teilwickel sind oft, besonders wenn es sich um schwache Patienten handelt, den Dreiviertelpackungen und Ganzwaschungen überlegen.

Hautbürstung

Sie kann trocken und ohne Wärmeverlust evtl. unter der Bettdecke ausgeführt werden. Sie regt die Durchblutung stark an und hinterläßt eine wohlige Wärme und frische Rötung der Haut. Man kann sie an eine Waschung anschließen, z. B. die Trockenbürstung von Gesäß und Lenden nach einer gliedweisen Wechselwaschung. Man nimmt die üblichen Badebürsten mit Naturborsten, die es mit verschiedener Borstenstärke gibt, und wählt sie jeweils nach der Empfindlichkeit und Reaktionsfähigkeit der Haut. Selbstverständlich läßt sich eine Hautbürstung auch mit kaltem oder mit heißem Wasser verordnen (Technik s. Bürstenbad).

Bürstenbad

Der Patient kommt in ein indifferentes Halbbad (ca. 37° C). Man benötigt zwei Bürsten. Der Hydrotherapeut beginnt mit der Bürstung erst eines Beins und dann des gleichseitigen Arms, wobei er sich an die betreffende Seite der Wanne stellt. Mit langen, zügigen Bürstenstrichen, peripher beginnend und unterbrochen von kürzeren kreisenden Bewegungen, wird die jeweilige Extremität unter Wasser behandelt; danach in gleicher Weise die andere Körperhälfte (wieder Bein und Arm). Nun beugt sich der Patient etwas nach vorn und gibt damit den Rücken frei, den man in zügigen Strichen von den Schultern bis zum Gesäß unter Mitnahme von reichlich Wasser bearbeitet. Bauch und Brust werden am zurückliegenden Patienten mit ovaler bzw. an der Brust kreisrunder Bürstenführung unter Aussparung der Brustwarzen behandelt. Zum Schluß bezieht man die Flankenpartie ein. In der Regel folgt dann eine rasche Abkühlung des Wassers um 5–10° C. Man beendet die Anwendung mit einer Dunstpackung. Auch ein Eimerguß ist vor der Packung denkbar, je nach Wärmehaushalt und Kreislaufsituation. Dieses einfache und überall durchführbare Bürstenbad hat ähnliche Wirkungen wie ein CO_2-Bad: Kräftige Rötung der Haut, Eröffnung der peripheren Strombahn und Entlastung des gesamten Kreislaufs sowie Ökonomisierung der Herzarbeit.

Schöpfbad

Eine mildere Anwendung ist das Schöpfbad. Hier reibt man (gleiches Vorgehen wie beim Bürstenbad) die Körperfläche mit der flachen Hand unter leichtem Druck. Mit einem Gefäß wird immer wieder Wasser aus der Wanne geschöpft und der Rumpf damit übergossen. Zum Abschluß gibt man einen kalten bzw. kühlen Guß oder senkt die Badetemperatur rasch um einige Grade.

Gliedweise Ganz- und Wechselwaschung

In der Prophylaxe und als Abschlußverordnung einer hydrotherapeutischen Anwendung spielen die Waschungen eine große Rolle. Hierbei wird immer eine Extremität oder ein Körperteil zuerst gewaschen, dann abfrottiert; bei der Wechselwaschung zuerst warm, dann kühl waschen, danach frottiert man ab.

Reibungen

Sie können für sich allein oder im Zusammenhang mit anderen Maßnahmen verordnet werden. Patient oder Behandler taucht eine bzw. beide Hände in kaltes Wasser, schüttelt sie leicht ab und reibt mit der ganzen Handfläche die entsprechenden Hautstellen so lange, bis Hand und Haut wieder trocken sind. Je nach Verordnung wird dies ein- oder mehrmals ausgeführt.

Herzreibung. Sie wird wie die Trockenreibung in der Herzgegend ruhig und gleichmäßig kreisend im Uhrzeigersinne durchgeführt. Sie hat sich bei Herzunruhe, Herzangst und Herzbeklemmung bewährt.

Rückenreibung. Eine Rückenreibung ist – vorausgesetzt der Patient nimmt die richtige Haltung ein – für den Ausführenden nicht allzu anstrengend. Sie kann auch als häusliche Pflegemaßnahme von den Angehörigen leicht erlernt werden. Nach jeder Trockenreibung beobachtet man eine leicht gerötete, gut durchblutete Haut, sie wird vom Patienten als erfrischend empfunden.

Abklatschung

Zu einer Abklatschung des Rückens, der Lenden und der Extremitäten wird ein Handtuch benötigt, das man zu einem Streifen zusammenlegt. Das Tuch ist entweder ausgewrungen oder gut naß. Die Abklatschung wird mit gezielten und dosierten Schlägen in schnell kreisender Bewegung ausgeführt. Sie soll die Körperoberfläche tangential treffen. Die Wirbelsäulengegend spart man immer aus. Es tritt eine kräftige lokale Hyperämie auf.

Flachgüsse und Berieselung

Flachgüsse

Voraussetzung und Wirkung: Der Körper muß warm, das Wasser dagegen soll frisch-kalt sein. Güsse sind als Gefäßtraining wegen ihrer intensiven Wirkung und des geringen Zeitaufwandes nicht zu entbehren, z. B. bei Krampfadern als Unterschenkel- oder Beinguß, als Gesichts- oder Nasenguß beim trockenen Schleimhautkatarrh der oberen Luftwege.

Lokalisation: Die gebräuchlichen Flachgüsse sind:
Unterarmguß – Armguß
Unterschenkelguß – Beinguß
Lendenguß in Hockstellung
Vollguß = Rücken- und Vorderguß.
Flachgüsse über einzelne Gelenke:
Ellbogen, Knie, Hand, Fuß.

Durchführung: Der Flachguß der Extremitäten beginnt an der Hand oder am Fuß und wird nach proximal und dann wieder nach distal gezogen. Man führt den Guß so durch, daß das Wasser die Körperpartie wie ein Mantel umhüllt. Die Wirkung der Flachgüsse hängt ab von der jeweiligen Wassermenge des einzelnen Gusses und der Zahl der Güsse, die hintereinander gegeben werden. Je nach Verträglichkeit und Verordnung kann man beliebig steigern.

Der Rücken- und Vorderguß beginnt an den Füßen, geht hoch bis zu den Schulterblättern bzw. vorn bis zum Schlüsselbein und kehrt wieder zum Ausgangspunkt zurück. Die Schultern werden nicht übergossen, damit kein Atemschock eintritt.

Gießt man aus einem Schlauch, muß dies ohne Druck geschehen; auch hierbei ist das wiederholte Ansetzen für die Wirkung wichtig.

Berieselung

Sie bewährt sich bei der Säuberung von Ulzerationen (Ulcus cruris), wirkt entzündungshemmend und schmerzlindernd, z. B. beim Furunkel, bei der oberflächlichen Thrombophlebitis und bei Lymphangitis. Aus einem Gefäß bzw. direkt aus dem Wasserschlauch wird ohne Druck und ohne mechanische Einwirkung die entsprechende Körperstelle konstant oder mit Unterbrechung berieselt. Das Wasser wird in einem Eimer aufgefangen. Diese schonende Behandlung kann auch bei Bettlägerigen in Seitenlage an der Bettkante mit Nässeschutz durchgeführt werden (z. B. bei einem Dekubitalgeschwür).

Kneipp-Güsse (Abb. 17–23)

Allgemeines

In Wirkungsweise, Indikation und Voraussetzungen entsprechen sie dem, was im „hydrotherapeutischen Standard" über die Flachgüsse gesagt wurde. Bei der technischen Durchführung ist ein bestimmtes Schema zur Tradition geworden.

Die Güsse werden mittels eines Schlauches von 18 bis 20 mm lichter Weite oder aus einer Gießkanne drucklos durchgeführt. Wird der Schlauch mit der Öffnung nach oben gehalten, soll die Wassersäule die Schlauchmündung ca. handbreit überragen. Die Temperatur des Wassers ist leitungskalt (zwischen 13° C und 18° C). Das Wasser darf nicht spritzen, es umhüllt die begossenen Körperpartien gleichmäßig.

Nach einem Guß soll der Patient umhergehen, um die Gefäßreaktion zu intensivieren, oder er ruht, mit einer Wolldecke bedeckt. Er darf keinesfalls auskühlen.

Knieguß

Der Patient steht auf einem Holzrost, damit das Wasser abfließen kann. Die Beine sind entblößt. Der Behandler greift den Schlauch wie einen Federhalter und führt ihn bei schräger Handhaltung an der rechten Kleinzehenseite beginnend über den äußeren Knöchel an den seitlichen Wadenpartien hoch. Kurz oberhalb der Kniekehle beschreibt man eine oder zwei Kreisungen. Dann führt man den Guß in etwas zügigerem Tempo an der Innenseite der Wade entlang über den medialen Knöchel bis zur Großzehe (Abb. 17).

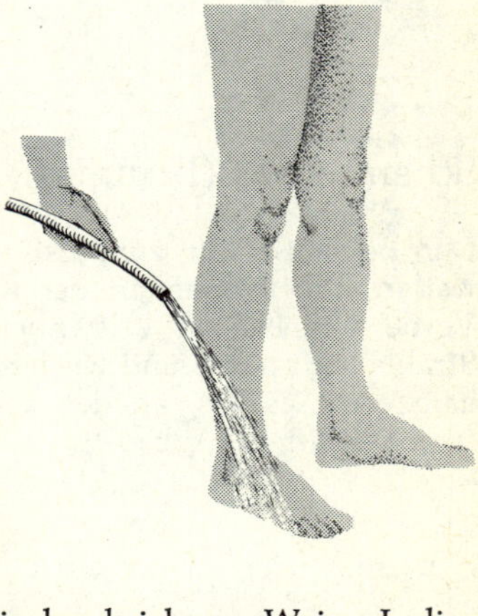

Abb. 17 Schlauchhaltung beim Knieguß

Es folgt nun der linke Unterschenkel in beschriebener Weise. Lediglich nach der kurzen Kreisung am Kniegelenk geht man in gleicher Höhe zum rechten Bein über, führt dort ebenfalls die kreisförmigen Bewegungen aus, kehrt anschließend zur linken Kniekehle zurück und zieht den Guß bis zur Großzehe abwärts. Der Patient dreht sich nach vorn. Beim Begießen der Vorderseite beginnt man auch wieder rechts, geht entlang der rechten lateralen Schienbeinseite bis über die Kniescheibe, umspült sie und zieht dann an der Innenseite abwärts. Linksseitig wird gleichartig verfahren, man wechselt von der linken Kniescheibe zur rechten über und wieder zurück. Der Guß endet am linken Fußrücken (Abb. 18).

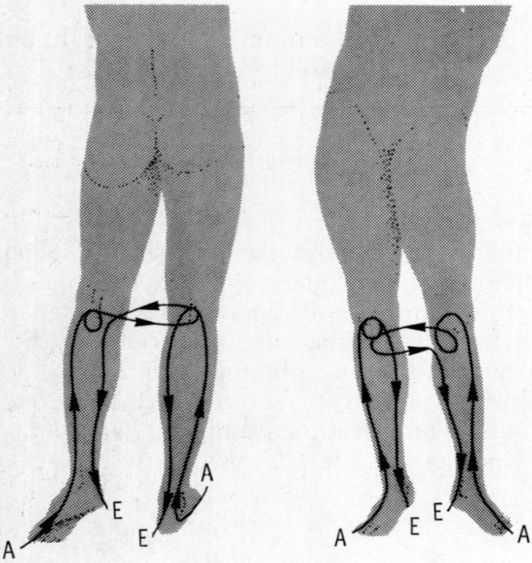

Abb. 18 Schlauchführung beim Knieguß

Schenkelguß (Beinguß)

Der Beinguß läuft zunächst so ab wie der Knieguß. Er wird erweitert, indem man an der Rückseite bis zu den Glutäen, an der Vorderseite bis zur Leistenbeuge hochzieht. Das Überwechseln des Strahls nach rechts und wieder zurück erfolgt an der Rückseite unterhalb des Gesäßes, an der Vorderseite in Höhe des oberen Oberschenkeldrittels (Abb. 19).

Schenkelguß mit Leibguß

Der Schenkelguß wird ausgedehnt, indem man den Leib mit einbezieht. Kreis- oder spiralförmig trifft dort das Wasser in Richtung der Peristaltik auf.

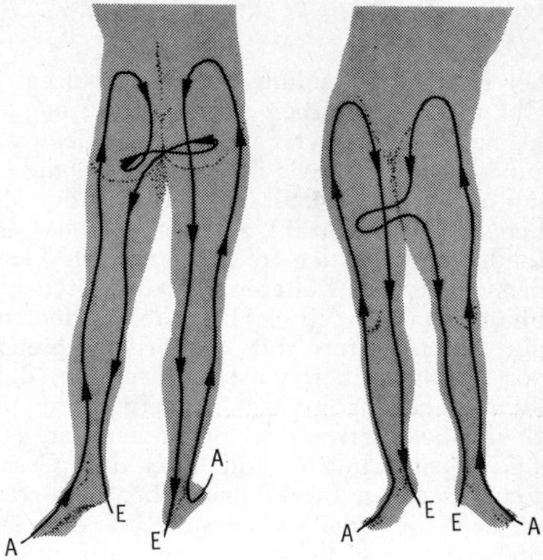

Abb. 19 Schlauchführung beim Schenkelguß

Unterguß

Er stellt eine Erweiterung des Schenkelgusses dar; der untere Thoraxrand gibt die Begrenzung nach kranial. Man geht wie folgt vor: erst rechte und linke Seite dorsal, dann rechte und linke Seite ventral; das Überwechseln des Schlauchs von links nach rechts erfolgt an den Stellen, die beim Beinguß beschrieben wurden (Abb. 20).

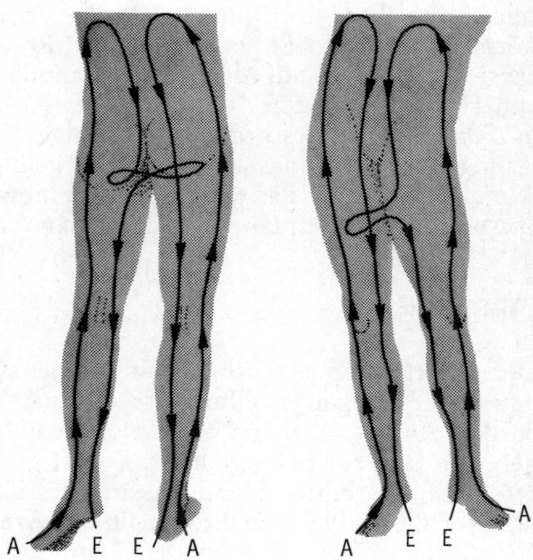

Abb. 20 Schlauchführung beim Unterguß

Rückenguß

Bei dieser Anwendung wird der Körper stärker beansprucht. Oft gibt man zur Vorbereitung auf die massive Kaltwassereinwirkung kleinere Güsse. Der Patient ist entkleidet. Der Arbeitsgang verläuft zunächst wieder wie beim Schenkelguß. Dann kühlt der Patient mit der linken Hand mit Wasser die Herzgegend. Während der Behandler den Strahl an der unteren Gesäßlinie entlangführt, befeuchtet er mit der freien Hand den Patientenrücken, um ihn auf den intensiven Kältereiz vorzubereiten. Nun führt er den Strahl hinüber in die rechte Hand des Patienten und an der Außenseite des rechten Arms mit aufwärtsgerichteter Schlauchmündung hoch zur Schulter. Hierbei ist zu beachten, daß das Wasser nicht über die Schulter nach vorn, sondern flächig auf dem Rücken abfließt. Etwa 8 Sek. verweilt der Behandler hier, dann geht er auf der rechten Rückenseite abwärts und unter dem Gesäß zur linken Hand über, zieht hier den Strahl nach oben und verfährt weiter wie an der rechten Körperhälfte. Dieser Guß läßt sich bei Patienten, die im Stehen nicht so belastbar sind, auch im Sitzen durchführen. Ebenso können Rücken und Gesäß statt mit dem Schlauch mit Hilfe eines Eimers begossen werden. Der Rückenguß eignet sich als kalte Schlußanwendung nach größeren warmen Bädern oder nach der *Sauna.*

Armguß

Der Patient steht mit freiem Oberkörper entweder gebückt über einer Spritzschutzwand, oder er sitzt und hängt den zu behandelnden Arm über ein Schutzbrett. So verhindert man, daß andere Körperpartien benäßt werden. Man richtet den nach schräg unten weisenden Strahl auf die rechte Handfläche und den Handrücken und führt ihn an der Außenseite des Armes hoch bis zur Schulter. In Schulterhöhe beschreibt man einige Kreise, damit das mantelförmige Umfassen des Wassers auch gelingt. An der Innenseite des Arms richtet man den Strahl wieder abwärts bis zu den Fingern. Entsprechend führt man den Armguß am linken Arm durch.

Oberguß

Der Oberkörper ist entblößt. In Taillenhöhe wird ein Nässeschutz umgelegt. Ausgangsstellung ist die nach vorn gebeugte Haltung, so daß zum Nacken hin ein Gefälle entsteht. Der Kopf wird leicht gehoben und zur Seite gedreht. Zuerst gibt man einen rechten Armguß. Mit der rechten Hand feuchtet der Patient sich selbst die Brust an. Der Behandler begießt den linken Arm, im Deltabereich geht er zur Brust über. Der nach oben gerichtete Strahl beschreibt

Kreise an der Brust, bei Frauen in Achterform. Der Schlauch wechselt jetzt in die linke Hand des Behandlers und führt das Wasser über die rechte Thoraxwand zum Rücken. Der kopfwärts gerichtete Strahl bewirkt eine flächige Verteilung, erst mehr rechts, dann auf der anderen Rückenseite. Das Wasser soll zum Nacken und zu den Oberarmen abfließen. Die senkrecht aufgestellte Hand des Behandlers im Nacken verhindert das Naßwerden der Haare. Man wechselt in Kreisform nochmals nach rechts und wieder nach links. Der Guß endet am linken Arm (Abb. 21).

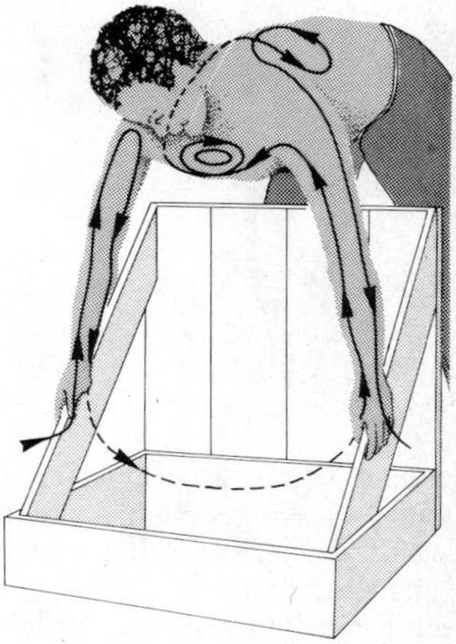

Abb. 21 Schlauchführung beim Oberguß

Vollguß

Zur Gewöhnung des Körpers gibt man vor dem Vollguß einige kleinere Güsse. Der Patient ist entkleidet und wird mit Ausnahme des Kopfes völlig begossen. Zunächst gestaltet sich dieser Guß wie ein Rückenguß. In Schulterhöhe verteilt man das Wasser so, daß ein Drittel der Menge nach vorn abfließt und zwei Drittel über den Rücken ablaufen (Abb. 22). Man wechselt von einer Schulter zur anderen. Der Patient dreht sich dann um. An der Frontseite werden die Beine nicht gesondert begossen. Am rechten Arm zieht man den Strahl hoch bis zur Schulter und setzt den Guß so an, daß nun zwei Drittel der Wassermenge nach vorn über die Brust abfließen, während ein Drittel über den Rücken läuft. Dann wird der Schlauch von der rechten Brustseite abwärts zur Leistenbeuge geführt; hier wechselt man über den Oberschenkel zur linken Hand. Von hier aus folgender Weg: am linken Arm aufwärts führen, das Wasser mengenmäßig verteilen, an der Schlüsselbeinlinie hin- und herbewegen und über die linke Brustkorbseite abwärts zur Leistengegend

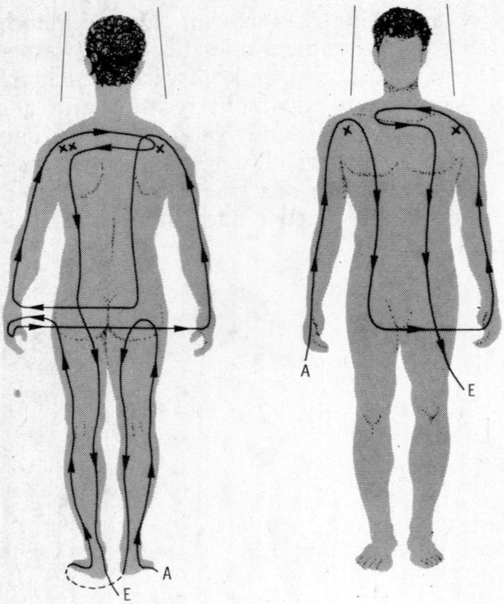

Abb. 22 Schlauchführung beim Vollguß, Rückseite

Abb. 23 Schlauchführung beim Vollguß, Vorderseite

ziehen (Abb. 23). Dosierungsmöglichkeiten bei der Gußbehandlung sind dadurch gegeben, daß man am periphersten Teil beginnt und gliedweise zur Körpermitte vorgeht. Durch Begießung erst eines Körperteils und dann des anderen und durch Rückkehr zum ersten werden die Reaktionsvorgänge unterstützt.

Die Beobachtung der Hautreaktion und Äußerungen des Patienten über sein Befinden geben die Richtlinien für unsere Behandlung.

Die Dauer einer Gußbehandlung läßt sich nicht schematisieren. Als Anhaltspunkt kann gelten, daß man für einen Knieguß ca. 1 bis 2 Min. benötigt. Nach anfänglicher Hautblässe kommt es normalerweise innerhalb kurzer Zeit zu einer gesunden Hautrötung.

Meist wird der Guß mit kaltem Wasser durchgeführt. Wechselwarme Güsse können zur Anwendung kommen wenn ein Wärmedefizit besteht, oder wenn man durch wechselnden Wasserreiz das Gefäßspiel anregen möchte.

Der Patient kann eine Gußbehandlung erlernen und dann selbständig durchführen.

Blitzguß (Druckstrahlgüsse)

Während bei den Kneipp-Güssen die Wirkung allein durch die Temperatur erreicht wird, tritt bei den Blitzgüssen das mechanische Moment des Wasserdrucks hinzu.

Stärke des Wasserdrucks: Hält man den Schlauch in 1 m Höhe waagerecht, soll der Strahl 6 bis 7 m lang sein. Ist ein Duschkatheter vorhanden, läßt sich der Druck daran regulieren. Der Behandler steht ungefähr 2,5 bis 4 m vom Patienten entfernt. Man kann den Strahl durch Auflegen des Zeigefingers abschwächen oder ihn in einen Sprühregen verwandeln. Der Patient ist völlig entkleidet, da sich ein starkes Spritzen nicht vermeiden läßt.

Knieblitz (Unterschenkeldruckstrahlblitz)

Die Behandlung beginnt mit einem kurzen Sprühregen an der Rückseite. Dann verfährt man wie beim Knieguß; vom rechten Fuß in die Kniekehle und wieder abwärts. Das gleiche geschieht am linken Unterschenkel. Der Patient dreht dann dem Behandler seine Vorderseite zu. Auch hier wird ähnlich begossen wie vorher beim Knieguß. Danach steht der Patient mit der Schmalseite zum Behandler und nimmt Schrittstellung ein. In ihr wird erst der eine Unterschenkel, dann der andere mit wedelnden Strichen beblitzt. Nach einer Wendung um 180 Grad erfolgt die Beblitzung der anderen Seite. Zum Schluß der Behandlung zeigt der Patient seine Fußsohlen, die man ebenfalls beblitzt. Eine kurze Besprühung kann die Behandlung abschließen. Eine Erweiterung des Knieblitzes stellt der Schenkelblitz dar. Der Strahl geht bis zur Hüfte.

Vollblitz

Zunächst führt man den Schenkelblitz durch und behandelt dabei nur die Rückseite. Dann wäscht sich der Patient die Herzgegend. Am rechten Arm zieht man den Strahl hoch bis zum Schulterblatt, umschreibt es mit drei Kreisen und geht dann den gleichen Weg wieder zurück. Genau so verfährt man am linken Arm und an der linken Schulter. Über das Gesäß führt man den Strahl zur rechten Rückenhälfte, und dort in senkrechten Strichen mehrmals auf und ab. Die linke Rückenseite wird auf die gleiche Art beblitzt. Dann zieht man nochmals mit dem Strahl in Zickzacklinie über den ganzen Rücken und geht schließlich über das linke Bein ab.

Der Patient dreht sich nun dem Behandler zu. Jetzt schließt sich der Schenkelblitz von vorn an. Weiter geht man die rechte Armseite hoch, umkreist mit abgeschwächtem Strahl dreimal die rechte Brust und zieht den gleichen Weg zurück. Es folgen der linke Arm und die linke Brust in gleicher Weise. In Schrittstellung und bei hochgehaltenen Armen spritzt man noch die linke und rechte Körperseite vom Trochanter bis zur Achselhöhle ab. Zum Schluß werden die Fußsohlen abgespritzt, dann ergießt sich ein Sprühregen über den ganzen Körper, während der Patient sich dabei langsam dreht.

Dampfkompressen

Allgemeines

Dampfkompressen wirken krampflösend auf die glatte Muskulatur. Sie können an den verschiedensten Körpergegenden verabreicht werden, z. B. an Ober- und Unterbauch, im Bereich beider Harnleiter und bei Menstruationsbeschwerden beiderseits der Lendenwirbelsäule.

Man breitet erst ein Wolltuch und darauf ein etwas größeres Leinen- bzw. Nesseltuch im Bett aus, legt die Kompresse auf die entsprechende Körperstelle, schlägt das Leinentuch um, legt das Wolltuch darüber und deckt den Patienten mit seinem Oberbett zu. Der Wechsel der Kompresse erfolgt, wenn keine Wärmezufuhr mehr spürbar ist, also nach 2 bis 3 Min. Die Kompressen werden bis zur Krampflösung oder je nach Verordnung 1/4- oder 1/2 Std. lang fortgesetzt. Anschließend kühle Waschung, Wechselwaschung, weiteres Dünsten oder Schwitzen.

Material

Die Durchführung einer Kompressenbehandlung erfordert je nach Technik ein Wolltuch, mehrere Leinentücher, Frottierhandtücher, einen Behälter mit heißem Wasser von ca. 80° C und siedendes Wasser zum Nachgießen.

Technik A

Ein Handtuch wird so gefaltet, daß es die Kompresse in allen Richtungen um ca. 2 cm überragt. Das eigentliche Kompressentuch wird in ein anderes Handtuch eingeschlagen. Man faßt dann beide Enden dieses Handtuchs, taucht den Mittelteil, in dem die Kompresse liegt, in heißes Wasser und wringt es nach dem Herausnehmen mit dem Handtuch aus. Aufschlagen des Handtuchs, die Kompresse an der Luft etwas abkühlen lassen, so daß man sie gerade noch mit den Fingern fassen kann. Dann auf das zusammengefaltete Handtuch legen und beides (vorsichtig tupfen) auf die entsprechende Körperstelle des Patienten mit leichtem, anschmiegendem Druck legen. Die Kompresse kann so warm sein, daß eine kräftige Rötung einsetzt.

Technik B

Ein Kompressentuch wird der Länge nach ca. handbreit gefaltet. Man faßt beide Tuchenden und taucht den Mittelteil in heißes Wasser. Nach dem Herausnehmen wringt man von beiden Enden her das

Tuch aus. Vorsichtig auftupfend wird nun der feuchte Kompressenteil aufgelegt. Die trockenen Enden schlägt man darüber. Darüber gibt man ein trockenes Tuch als Nässeschutz und deckt den Patienten gut zu.

Durchführung

Es ist falsch, Kompressen bei kalten Händen oder Füßen anzulegen, diese müßen vorher erwärmt werden. So macht man oft bei einer Gallengangkolik gleichzeitig Fußkompressen und Kompressen in der Gallen-Leber-Gegend. Beide sind auch gut während einer Dunstpackung auszuführen. Für Fußkompressen wird die Dunstpackung an den Füßen schnell aufgedeckt, ein Nässeschutz untergelegt, die Dampfkompresse um beide Füße oder auch nur um einen Fuß geschlagen, der Nässeschutz umgelegt, die Dunstpackung geschlossen und die Bettdecke umgeschlagen. Empfindet der Patient keine Wärmezufuhr mehr (nach etwa 2 bis 5 Min.), erneuert man die Kompresse bis zum Erfolg. Anschließend kurze kühle Waschung oder Wechselwaschung der Füße.

Bei der Kompresse, die auf die Gallenwege Einfluß ausüben soll, wird die Dunstpackung ebenfalls nur wenig geöffnet, so daß gerade der rechte Rippenbogen frei wird. Man legt die schmal zusammengelegte Dampfkompresse am rechten Rippenbogen auf und deckt den Patienten wieder zu. Der Wechsel erfolgt wie bei Fußkompressen. Die abschließende Verordnung kann auf Weiterschwitzen, Weiterdünsten, Wechselwaschungen oder kühle Waschung lauten.

Andampfungen

Wirkung und Indikation

Eine Andampfung ist keine einfache Steigerung der heißen Kompresse, schon weil der Wechsel und damit die erneute jeweils stärkere Wärmezufuhr wegfallen. Die Haut der zu behandelnden Körperregion wird vom Dampf gleichmäßig benetzt. Am besten bewährt haben sich der Sitzdampf, z. B. bei Blasentenesmen, der Kopfdampf bei eitrigen Nasennebenhöhlenkatarrhen und Angina, die örtliche Andampfung bei Furunkeln und eiternden Wunden, die zur Sekretverhaltung neigen.

Technik

Der Dampf soll milde und breit die zu behandelnde Region mit ihrer nächsten Umgebung bestreichen. Er muß feucht wirken; d. h., die angedampfte Stelle ist dann bei frischrotem Aussehen von Wassertröpfchen bedeckt.

Im allgemeinen dauert ein Dampf bis zur vollen Wirkung, d. h. bis zur frischen, feuchten Hautrötung, ca. 15 bis 20 Min. Anschließend folgt ein Flachguß, der oberhalb der angedampften Stelle ansetzen muß und am besten den ganzen peripheren Teil bestreicht. Bei Furunkeln und Karbunkeln, die kurz vor dem Aufbrechen sind, kann man gelegentlich bis zu 4- und 5mal am Tage andampfen, bei Unterschenkelgeschwüren je nach Bedarf 2- bis 3mal wöchentlich oder täglich 1 bis 2mal. In der Zwischenzeit werden feuchte kühle Auflagen und Wickel angelegt.

Kopfdampf: Zum Kopfdampf benutzt man einen breit offenen Topf, z. B. einen elektrischen Kocher. Er ist vorteilhaft, weil er gleichmäßig aufsteigenden Dampf gewährleistet und somit keine abdeckenden Tücher notwendig sind. Durch Vor- und Zurücknehmen des Kopfes läßt sich die Wirkung intensivieren oder abschwächen. Fehlt ein elektrischer Kocher, nimmt man einen großen Kochtopf, der möglichst viel heißes Wasser enthalten soll. Ein Leintuch wird über den Kopf des Patienten und den Topf gedeckt, damit der rasch nachlassende Dampf nicht entweichen kann.

Rachendampf: Bei Angina wird gelegentlich ein Rachendampf verordnet (Kopfdampf bei geöffnetem Mund). Anschließend folgt eine kalte Gesichtsanschwemmung und kühle Waschung der angedampften Stellen. Voraussetzung sind wieder warme Füße, so daß die Verordnung lautet: Fußbad — Kopfdampf — Gesichtsguß.

Sitzdampf: Zum Sitzdampf ist außer einem Eimer mit kochendem Wasser ein Stuhl, von dem der Sitz abgenommen werden kann, notwendig. Der Patient setzt sich auf den Stuhl bzw. den Rahmen. Der Eimer mit heißem Wasser (mehrfach erneuern) bzw. der elektrische Kochtopf mit siedendem Wasser wird darunter geschoben und der Patient samt Stuhl und Gefäß in eine Decke gehüllt. Anschließend folgt eine kurze kühle Waschung oder ein kühles Tauchsitzbad.

Anwendungen mit Wechselreiz

Diese Anwendung wie auch das Wassertreten und Tautreten sind nur bei warmen Füßen durchzuführen, der Patient darf auch am übrigen Körper nicht frieren. Man muß diese Anwendung gegebenenfalls mit einer kurzen ansteigenden Anwendung beginnen, die den Patienten erwärmt. Geschieht das nicht, kann es zu paradoxen Gefäßreaktionen kommen.

Im Grunde ist jede warme und erwärmende Anwendung, der sich eine kühle Waschung, ein Guß o. ä. anschließt, eine wechselwarme Maßnahme.

Wechselfußbad. Besonders oft benötigt man das Wechselfußbad als vorbeugende, aber auch die Durchblutung verbessernde Maßnahme bei kalten Füßen. Dabei stehen ein Eimer mit kaltem Wasser und einer mit warmem Wasser nebeneinander vor dem sitzenden Patienten. Er taucht zuerst die Füße für 3 bis 4 Min. in das warme Wasser, dann 5 bis 15 Sek. in das kalte, nun wieder 3 bis 4 Min. in das warme Wasser. Dreimal wechselt er von warm nach kalt, den Abschluß bildet das kalte Wasser. Das letzte Eintauchen kürzt man. Das ganze Wechselfußbad dauert 12 bis 15 Min. Oft ist es nötig, heißes Wasser zuzugießen, um die Wassertemperatur zu halten. In der gleichen Weise lassen sich wechselwarme Hand-, Unterarm- und Sitzbäder durchführen.

Wassertreten und Taulaufen: Sie sind in ihrer Wirkung etwa gleich und gehören zum Repertoire der individuellen Prophylaxe. In allen Kneipp-Kurorten finden sich im Freien angelegte Becken mit flachem Wasserstand (und mit einem Geländer in der Mitte für Gehbehinderte) zum Wassertreten. Ideal ist auch ein seichter, rasch fließender Bach. Zu Hause genügt die Badewanne, in die man 15 bis 25 cm hoch kaltes Wasser einlaufen läßt. Wichtig ist, daß man bei jedem Schritt den Fuß aus dem Wasser hebt und mit ganzer Fläche neu eintaucht. Dadurch wird das Gefäßspiel besonders angeregt.

Ein kurzer Barfußlauf durch taunasses Gras ist herrlich erfrischend und erzeugt eine kräftige Durchblutung der Füße. Als Abschluß kann man sich auf einer Wiese trocken laufen oder die Füße mit einem Handtuch trocken frottieren.

Apparative Hydrotherapie

Bäder mit Zusätzen

Die Notwendigkeit für Badezusätze ist streng genommen recht gering. Oft ist ein psychisches Bedürfnis ausschlaggebend für den Zusatz einer „heilenden" Kräuteraufbereitung o. ä. Es sei betont, daß die technisch einwandfrei durchgeführte Hydrotherapie weitgehend auf arzneiliche Zusatzwirkungen verzichten kann.

Kleie

Das Kleiebad hat sich bei einer Reihe von Hautaffektionen, besonders bei akuten Ekzemen, recht gut bewährt: 1 bis 2 kg Weizenkleie werden mit ca. 5 l Wasser aufgekocht und – evtl. auch nur der Absud dieser Menge – einem Vollbad zugesetzt. Ekzematisierte Unterschenkelgeschwüre können mit Kleiewickeln behandelt werden. Man bereitet einen Absud aus ca. 500 g Kleie mit 1 bis 2 l Wasser, seiht durch und läßt abkühlen. Nun taucht man ein Wickeltuch ein und legt es möglichst naß an, darüber ein trockenes Tuch wie üblich. Diese Wickel können im Wechsel mit einfachen Prießnitz-Umschlägen mehrmals am Tage verordnet werden.

Senfmehl

Schließlich ist die Verwendung des hautreizenden Senfmehls (Brassica nigra) oder auch des Senföls beliebt, wenn man eine kräftige Hyperämie, z. B. zur schnelleren Lösung einer Bronchopneumonie, erzielen will.

Das *Senfpflaster* wirkt am intensivsten. Das möglichst frische Senfmehl wird mit lauwarmem Wasser zu einem streichfähigen Brei angerührt. Nach 1 bis 2 Min. steigen stechende Dämpfe von typischem Senfgeruch auf und zeigen an, daß die fermentative Aufschließung des hautreizenden Stoffes erfolgt ist. Dieser Vorgang ist hitzeempfindlich, deshalb soll das Wasser zum Anrühren 50° C nicht übersteigen. Der Brei wird auf ein Leinentuch etwa messerrückendick aufgetragen und das so hergestellte Pflaster aufgelegt. Je nach Qualität des Senfmehls und Empfindlichkeit der Haut beginnt schon nach wenigen Minuten ein Brennen mit kräftig einsetzender Rötung. Dann wird das Pflaster abgenommen; Senfmehlreste wäscht man mit warmem Wasser ab. Die so erzeugte Rötung der Haut kann noch nach 24 Std. sichtbar sein. Die Anwendung kann vor einem Brustwickel erfolgen oder mit einer nachfolgenden Dunstpackung kombiniert werden. Läßt man ein Senfpflaster zu lange liegen, reagiert die Haut mit Blasenbildung. In sehr begrenztem Umfang ist gelegentlich eine so kräftige Reizung für eine nachhaltige Umstimmung des Gewebes erwünscht, ähnlich wie beim Kantharidenpflaster. Jedoch darf man nicht übersehen, daß bei so intensiver Einwirkung gewisse Mengen des Senföls durch die Haut aufgenommen und über die Nieren ausgeschieden werden können, was u. U. zu Schleimhautreizungen führt.

Weniger intensiv ist die Wirkung bei *Senfteilbädern* oder *Senfwickeln.*

Hierzu verrührt man 3 bis 4 Eßlöffel Senfmehl in ca. 1 bis 2 l warmem Wasser. Haben sich die charakteristischen Dämpfe entwickelt, wird das Wickeltuch eingetaucht, gut ausgewrungen und sofort angelegt. Liegedauer je nach Empfindlichkeit des Patienten und Qualität des Senfmehls bis ca. 10 bis 15 Min., jedenfalls bis zur Rötung, die sich durch ein Brennen auf der Haut bemerkbar macht. Danach mit warmem Wasser kurz abwaschen und nachfolgend Wickel oder Dunstpackung. Zu Senfteilbädern (vor allem ist hier an Fuß- bzw. Unterschenkelbäder gedacht) werden 3 bis 4 Eßlöffel Senfmehl angerührt und dem Fußbad zugesetzt, das nun als ansteigendes Fußbad weitergeführt werden kann. Flammende Hautrötung zeigt die Wirkung des Senfmehls an. Eine sehr dankbare Indikation für diese Verordnung ist die beginnende Migräne, bei der trotz Ordnung des Abdomens der Kopfschmerz noch andauert. Dieses Senffußbad oder ein Senfpflaster im Kreuz haben sich hier bestens bewährt.

Mineralische Zusätze

Salz- oder Solbäder sind das Kurmittel vieler Badeorte. Auf ihre Bedeutung soll in diesem Rahmen nicht näher eingegangen werden. Für häusliche Zwecke kann man ca. 2- bis 3%ige Kochsalzlösungen verwenden oder in gleicher Konzentration ein Gemisch von Kochsalz und Mutterlauge (40%ige Lösung, die Natrium-, Chlorid-, Magnesium-, Kalzium-, Sulfationen und andere enthält). Auch Seesalz, Staßfurter-Salz o. ä. werden angegeben.

Sehr bewährt hat sich bei Kindern, die zu Infekten neigen und auch nicht so recht gedeihen wollen, das Salzhemd. Ein kurzärmeliges Trikothemd wird in eine ca. 2%ige Salzlösung getaucht, gut ausgewrungen und direkt über die Haut gezogen. Darüber kommt eine dünne Wolljacke oder ein Flanellhemd. Das Salzhemd behalten die Kinder während der Nacht an, so daß es am Körper trocknet. Der Salzgehalt übt einen milden Reiz aus, der die Haut in ihrer Tätigkeit anregt. Kurmäßig etwa 4 bis 6 Wochen durchgeführt, ist diese Verordnung außerordentlich nachhaltig.

Kohlensäurebad

Diese Bäder werden entweder in Form von Gasbäder in besonderen Wannen bzw. Kabinen oder als Zusatz zu Teil- oder Vollbädern gegeben. Zu einer milden prickelnden mechanischen Reizung der Gasbläschen kommt die chemische CO_2-Wirkung direkt auf das Gefäßsystem infolge Diffusion der Kohlensäure. In den Kapillaren entwickelt sich eine höhere CO_2-Spannung, die eine kräftige Dilatation und damit eine stärkere Durchblutung hervorruft. Entleerung der Depots, Entlastung des Kreislaufs in der Peripherie sind die Folge. Das Herz arbeitet ökonomischer, langsamer, das Minutenvolumen nimmt um ca. 30% zu.

Zur Herstellung des Bades kann die Kohlensäure aus den üblichen Stahlflaschen über einen Verteiler dem Bad zugeführt oder chemisch aus der Mischung eines Salzes (Karbonat) und einer Säure („Entwickler") im Badewasser gewonnen werden. Eine Eigentümlichkeit der CO_2-Bäder liegt in der Änderung des Temperaturempfindens, d. h. der Indifferenzwert liegt um ca. 3 bis 5° C niedriger als im gewöhnlichen Wasserbad, so daß die Temperaturen danach eingerichtet werden müssen. Man läßt daher auch kein Ansteigen über 36 bis 37° C zu. Die übliche Badetemperatur liegt zwischen 30 und 35° C. Damit der Patient die Kohlensäure nicht einatmet, muß der Kopf genügend weit über den Wannenrand hinausragen bzw. der kopfnahe Teil der Wanne mit einem Gummi- oder Plastiktuch abgedeckt werden. Die Badezeit beträgt je nach Kreislauflage 5 bis 15 Min. Dosierungsmöglichkeiten liegen in der Ausdehnung (Teil- oder Vollbad), Zeit- und Temperaturänderung. Anschließende Ruhe von etwa 1 Std. ist notwendig. Absolute Gegenindikationen sind vor allem in der Dekompensation und in noch floriden Entzündungsprozessen des Herzens gegeben.

Unterwasserbehandlung

Behandlungen in warmem Wasser entspannen die Muskulatur; die fast völlige Aufhebung der Eigenschwere erleichtert außerdem jede Muskelbewegung.

Für die Bewegungs- und Massagebehandlung unter Wasser sind Becken verschiedener Größe, speziell geformte Wannen aus säurefestem Material für medizinische Zusätze und mit Druckstrahlarmaturen entwickelt worden.

a) Das **große Becken** für freies Schwimmen und Bewegungstherapie, dessen Tiefe von 1,10 m bis 2,20 m zunimmt. Moderne Anlagen arbeiten mit dem Umwälzverfahren.

b) **Bewegungsbecken,** die nicht tiefer sind als 1,25 m. Die Wassertemperatur liegt um den Indifferenzpunkt (34 bis 37° C), damit weder ein Wärmestau noch ein Wärmeverlust bei einer längeren Behandlungsdauer im Wasser eintritt. Geübt wird stets unter krankengymnastischer Aufsicht; die Übungen werden z. B. am Unterwasserbarren oder im Sitzen durchgeführt (auf einem Hocker bzw. einer breiten eingebauten Steinstufe). Haltegriffe am Beckenrand ermöglichen Übungen in Rücken- und Bauchlage. Der Behandler arbeitet inner- oder außerhalb des Beckens.

c) Im **Kinderbecken** soll die Wasserhöhe nur 80 cm betragen. Ein Behandlungstisch ermöglicht Übungen im Sitzen (das Wasser reicht den Kindern, die auf dem Tisch sitzen, dann bis zum Nabel) oder im Liegen.

d) Für gelähmte Patienten sind spezielle **Wannen** entwickelt worden, z. B. in Schmetterlings- und in Pilzform. Der Patient liegt bequem, der Kopf ist abgestützt und die Wasserhöhe beträgt ca. 80 cm. Vorwiegend übt man die erkrankte Muskulatur. Die Bewegungen können passiv, aktiv unter Abstützung des Eigengewichts, aktiv gegen Widerstand und aktiv gegen Haltewiderstand durchgeführt werden.

e) Zum Durchbewegen der unteren Extremitäten und zur Erlernung des Gehens ist das **Gehbecken** entwickelt worden. Der Patient läuft, gehalten an einem Tragegurt, in einer Wassertiefe, die bis zu den Schultern reichen kann. Der Gurt ist an einer Laufrolle über dem Becken befestigt. Eine Hebevorrichtung (Stuhl oder Trage) bringt den Patienten bequem in das Wasser.

Indikationen für Unterwasserbehandlungen sind:

1. alle Formen der klinisch nicht aktiven, primär oder progredient chronischen Polyarthritis mit Gelenkeinschränkungen und Deformansfolgen,
2. der Wirbelsäulenrheumatismus einschließlich des Morbus Bechterew,
3. die rheumatische Neuritis, z. B. Ischias,
4. Gelenke mit Bewegungseinschränkungen degenerativer, posttraumatischer oder postoperativer Genese,
5. Poliomyelitis, multiple Sklerose, spastische Spinalparalyse und andere Systemerkrankungen mit Spasmen; Folgezustände nach Querschnittsläsion und Apoplexie.

Unterwasserdruckstrahlmassage

Größeren technischen Aufwand erfordern die *Unterwasserdruckstrahlmassage* und die *Druckstrahlgüsse.*

Für die erstere Methode braucht man ein Pumpenaggregat, das nach dem Umwälzverfahren Wasser aus der Wanne ansaugt und unter regulierbarem Druck durch eine Düse bestimmten Querschnitts für die Druckstrahlbehandlung wieder zur Verfügung stellt. Es gibt stationäre und bewegliche Apparaturen; die letzteren eignen sich besonders zur Kombination mit Unterwasserbewegungsbehandlungen in größeren Wannen oder im Bassin. Die Dosierungsmöglichkeiten liegen in der Variation des Drucks, des Düsenquerschnitts und des Hautabstandes sowie der Dauer der Anwendung. Dazu kann bei entsprechender technischer Vorrichtung die Temperatur des Wasserstrahls verändert werden, der normalerweise Badetemperatur hat.

Die Druckregulierung ist bei modernen Geräten stufenlos. Der gebräuchliche Bereich liegt zwischen 0,5 und etwa 3,5 atü. Der Haut-Düsen-Abstand wird zwischen 10 bis 30 cm gehalten, je nach dem Wirkungsgrad, den man erreichen will.

Der Effekt liegt in einer durch die wechselnde Kompression bedingten Intensivierung der Durchblutung des behandelten Körperabschnitts. Ebenfalls wird der Lymphstrom angeregt. Die entspannende Wirkung des warmen Bades auf die Muskulatur unterstützt den Erfolg. Bestimmte Körperteile sollen von dieser Behandlung ausgeschlossen bleiben bzw. nur mit ganz geringem Druck behandelt werden, z. B. die Mammae bei Frauen, das Abdomen, die äußeren Genitalien, Knochenvorsprünge und Varizen. Nicht mehr akut entzündliche Erkrankungen aus dem rheumatischen Formenkreis, vor allem weichteilrheumatische Beschwerden, Wirbelsäulenrheuma in allen Formen einschließlich der Osteochondrose sind neben den chirurgisch-orthopädischen Indikationen dankbare Anwendungsgebiete.

Druckstrahlgüsse

Die Druckstrahlgüsse sind im allgemeinen an die Einrichtung eines Duschkatheters gebunden. Die intensive mechanische Reizwirkung läßt sich mit jeder gewünschten Temperaturführung kombinieren. In der Regel wird die Druckstrahlbehandlung als kalter Guß (Blitzguß) nach vorheriger Durchwärmung bzw. nach einer Wärmeanwendung verordnet. Der Bademeister kann den aus 2 bis 4 m Entfernung auf den Patienten auftreffenden Strahl entweder mit dem Finger oder mit einem Hahn an der Düse auffächern und so eine Milderung des Reizes, der bei vollem Strahl recht kräftig ist, herbeiführen. Für die Temperaturregelung bedient man sich der eingebauten Mischbatterien. Die Indikationen für Strahlgüsse kommen wiederum vorwiegend aus dem Rheumabereich.

Regendusche

Auch bei den Regenduschen ist der mechanische Reiz des auftreffenden Wassers für die Wirkung wichtig. Sie werden gern als abschließende Anwendung nach Dampfstrahl, großen Peloidpackungen, Sauna und gelegentlich auch in der Heliotherapie verordnet. Ihre anregende, erfrischende Wirkung ist allgemein bekannt. Bei vegetativ stark erregbaren Patienten ist die Regendusche nicht angebracht, weil ihr prickelnder Reiz eher aufregt und die Patienten dann in einer nachfolgenden Packung nicht zur Ruhe kommen, sogar der Schlaf in der nächsten Nacht beeinträchtigt sein kann.

Überwärmungsbad

Allgemeines, Indikation und Gegenindikation

Die Methode, durch ein ansteigendes Vollbad die Köpertemperatur beträchtlich zu steigern und durch eine anschließende Trockenpackung noch einige Zeit erhöht zu halten, ist im deutschen Sprachraum mit den Namen *Schlenz, Wallinski, Lampert* und *Zabel* verbunden. Sie ist die älteste und einfachste Art der Überwärmungsbehandlung. Gegenüber der medikamentösen oder infektiösen Fieberbehandlung hat sie den Vorteil, sich exakt steuern zu lassen und besser verträglich zu sein. Sowohl beim spontanen Fieber als auch bei der künstlich erzeugten Überwärmung ergeben sich etwa gleichlaufende Syndrome der vegetativen Umschaltung, wie sie auch als Zeichen gesteigerter Abwehrreaktion gesehen werden (*Hoff*). Daraus folgen Hinweise für die klinische Anwendbarkeit der Überwärmungsbehandlung. Sie reicht von der Steigerung der Infektabwehr bei manchen akuten und chronischen Infektionen und örtlichen Entzündungsprozessen bis zu den Erkrankungen des rheumatischen Formenkreises im nicht mehr akuten Stadium. Die Sanierung muß abgeschlossen sein, floride Endomyokarditiden dürfen nicht mehr bestehen. Überwärmungsbäder werden angesetzt zur Beeinflussung des Tumorwachstums in Verbindung mit chirurgischer Therapie oder bei inoperablen Fällen mit nicht zu großer Ausdehnung der Geschwulst. Weiterhin ist das Überwärmungsbad bei Adipositas angebracht, die auf die üblichen Maßnahmen nicht befriedigend anspricht.

Hiermit sind die Anwendungsbereiche nicht erschöpft, aber die gängigen Indikationen genannt. An Gegenanzeigen seien vor allem aktive Tuberkulose, Hyperthyreose, dekompensierte Herz- und Kreislaufinsuffizienz herausgestellt. Lampert schließt hypotone Regulationsstörungen des Herzens und des Kreislaufs nicht aus, eine vorsichtig dosierte Probebehandlung läßt bald entscheiden, ob sie vertragen wird. So kann man durchaus einen sanierten Rheumatiker mit nicht mehr florider Herzbeteiligung ohne Dekompensationserscheinungen zu einer Überwärmungsbehandlung heranziehen, wenn man sich durch ein Probebad mit nicht zu hoher Temperatursteigerung (höchstens 39° C Körpertemperatur) von der Verträglichkeit überzeugt hat und möglichst jedes Bad ärztlich überwacht.

Die Leitung eines Überwärmungsbades sollte generell nur erfahrenem Badepersonal anvertraut und ärztlich überwacht werden. Der Arzt hat die täglichen Gegenindikationen (schwere Störungen des Nachtschlafs, schlechter abdomineller Befund und andere Beeinträchtigungen des Befindens) zu berücksichtigen.

Technik des Überwärmungsbades

Geräte

Der Aufwand ist relativ gering: Notfalls eignet sich jede Haushaltsbadewanne – wenn auch besondere Konstruktionen mit mechanisch oder elektrisch betriebenen Hebe- und Lagerungsvorrichtungen eine Erleichterung für Patient und Personal bieten. Kontinuierlicher Zulauf von heißem Wasser muß gewährleistet, die Höhe des Überlaufs möglichst verstellbar sein. Kopfstützung und Lagerung kann mit eingehängten Gurten oder Laken und Gummikissen improvisiert werden.

Bereitzuhalten sind genügend Wolldecken, Laken und Frottiertücher für die Packung, die schon während des Bades vorbereitet werden muß. Die Wolldecken und die Tücher sollen vorgewärmt werden, damit keine Wärmeverluste beim Einpacken auftreten.

Vor Beginn des Bades muß der Raum gut durchlüftet und durchwärmt sein.

Bereitzuhalten sind:

1. ein Fieberthermometer zur Mundmessung
2. ein zuverlässiges Badethermometer
3. ein Zeitwecker
4. eine Pulsuhr oder ähnliches
5. ein Blutdruckapparat
6. Kurvenblätter zur Registrierung von Körper- und Badetemperatur, von Pulsfrequenz und Blutdruck
7. Getränk
8. Medikamente zur Behandlung eines möglichen Kreislaufkollapses.

Durchführung

Die allgemeinen Voraussetzungen für hydrotherapeutische Anwendungen sind hier in erhöhtem Maß zu beachten: guter Schlaf in der vorhergehenden Nacht, ausreichender Stuhlgang und Blasenentleerung vor dem Bad, nicht unmittelbar nach dem Essen das Bad beginnen lassen, am besten 1 bis 2 Std. nach einem leichten Frühstück. LAMPERT betont außerdem, daß gegen den Willen des Patienten kein Überwärmungsbad verabfolgt werden darf.

Das Bad beginnt mit der Indifferenztemperatur und wird im Verlauf der ersten 20 bis 30 Min. bis zur gewünschten Temperatur gesteigert. Puls- und Temperaturmessung erfolgen alle 5 Min. Wenn die geplante Temperatur erreicht ist und der Wasserspiegel in Kinnhöhe steht, empfiehlt LAMPERT eine kurze Abkühlung des Wassers auf 38 bis 39 °C, wodurch die Körpertemperatur unbeeinflußt bleibt, der Kreislauf besser gestützt wird.

Parallel zum Ansteigen der Körpertemperatur nimmt auch die Herzfrequenz zu und kann bis zu 120 Schlägen/Min. ohne weiteres toleriert werden. Über 140 Schläge/Min. sollten jedoch zum Abbruch des Bades veranlassen, wenn es nicht gelingt, durch vorübergehende Senkung der Wassertemperatur, kühle Waschungen der Stirn, der Herzgegend und der Arme die Herzfrequenz zu verringern. Auch eine Herzreibung oder -bürstung und Zuführung von kaltem Wasser mit einem Schlauch direkt auf die Herzgegend kann man versuchen.

Nach dem Bad, das je nach erwünschter Temperaturführung und Reaktion des Patienten im allgemeinen etwa 50 Min. dauert, aber bei Verträglichkeit auch länger ausgedehnt werden kann, wird der Patient aus der Wanne gehoben und sofort in die trockene Ganzpackung gelegt. Ein selbständiges Aufstehen des Gebadeten darf wegen der Kollapsgefahr bei maximal erweiterter peripherer Strombahn nicht geduldet werden.

Die Verlängerung des Überwärmungsbades auf mehrere Stunden ist dann angezeigt, wenn man eine lange Einwirkungsdauer der hohen Temperatur benötigt *(Lampert)*.

Der Patient bleibt etwa 2 Std. in der Packung liegen und bekommt während dieser Zeit heißen Tee zu trinken, damit er den durch heftiges Schwitzen eingetretenen Flüssigkeitsverlust ersetzen kann. Mit einer kalten Waschung wird die ganze Anwendung beendet; anschließend sollte der Patient noch 1 bis 2 Std. ruhen.

Die Überwärmung führt man in einer Serie von 5 bis 10 Bädern durch, man gibt jedoch nur 2 bis höchstens 3 Bäder pro Woche. Je nach Reaktion des Patienten empfiehlt es sich, nach der Hälfte der verabreichten Bäderserie eine Pause von 5 bis 7 Tagen einzulegen, weil u. U. die Anstrengung zu groß ist und der Kranke eine starke Abneigung gegen weitere Bäder entwickelt.

Sauna

Allgemeines, Indikation und Gegenindikation

Eine besondere Form der Wärmetherapie stellt die Sauna dar, die in der Badekultur mancher Länder (Finnland, Sowjetunion) weit verbreitet ist.

In trockener Luft von ca. 10 bis 12% rel. Feuchtigkeit sind hohe Temperaturen (60 bis 90° C) erträglich. Dabei läßt sich je nach Dauer des Aufenthaltes und erreichter Hitze eine mehr oder weniger rasche Steigerung der Haut- und Kerntemperatur erzielen. Die beträchtliche Schweißabgabe (ca. 400 bis 600 g) bewirkt, mehr als im Überwärmungsbad, wo das Schwitzen keinen wärmeregulierenden Effekt besitzt, eine Steuerung des Wärmehaushalts. Gleichzeitig wird der Stoffwechsel gesteigert und mit den eingeschalteten und als Abschluß verordneten Kaltreizen (Aufenthalt in kühlerer Luft, kalte Waschungen, Regendusche, Tauchbad) der Kreislauf trainiert.

Die Sauna ist wesentlich besser verträglich als die Überhitzung in der dampfgesättigten Luft des russisch-römischen Bades. Zwar kann auch in der Sauna durch Übergießen erhitzter Steine mit Wasser ein Dampfstoß erzeugt werden, der eine Gegenregulation des Körpers entfacht, aber weit unter den Feuchtigkeitsgraden des ausgesprochenen Dampfbades bleibt. Außer zur Prophylaxe kann die Sauna bei völlig sanierten und kompensierten Rheumatikern zur Auflockerung der Gewebe (versteifende Prozesse), zur Vorbereitung von ausgedehnten Massagen und vor Packungen verordnet werden. Im klinischen Betrieb müssen die dafür geeigneten Patienten jedoch sorgfältig ausgewählt werden. Vegetativ labile Patienten sind wegen der Belastung der peripheren Kreislaufregulation ebenso auszuschließen wie solche mit beginnender Dekompensation. Im Rahmen der individuellen Prophylaxe ist die Sauna sehr empfehlenswert, sofern keine Gegenindikationen bestehen. Das ausgesprochene Wohlgefühl nach der Sauna entspricht der intensiven Gefäßwirkung, die durch den Wechsel von Heiß und Kalt erreicht wird.

Gegenindikationen zur Sauna sind entzündliche und degenerative Koronarerkrankungen mit Belastungsstenokardien (Zustand nach Herzinfarkt bis zu 1 Jahr danach; Zeichen für Ruheinsuffizienz des linken bzw. rechten Herzens oder Ruheinsuffizienzzeichen bei Globalinsuffizienz). Weiterhin darf eine Saunabehandlung nicht durchgeführt werden bei allen noch aktiven entzündlichen Erkrankungen des Herzens sowie bei entzündlichem Geschehen überhaupt. Bestehen bei Hochdruckerkrankungen Zeichen einer Arbeitsinsuffizienz des Herzens oder einer latenten Niereninsuffizienz, so bleibt auch hier eine Saunabehandlung ausgeschlossen.

Geräte

Ein Saunaraum ist allseitig mit Holz ausgekleidet. Durch drei eingebaute Stufen in gleichmäßig ansteigender Höhe sind drei verschiedene Ebenen geschaffen, wobei auf der höchsten Stufe gleichzeitig auch die Maximaltemperatur herrscht. Weiterhin befindet sich im Saunaraum ein mit Steinen gefüllter Ofen. Als weitere Geräte sollen vorhanden sein: eine Schöpfkelle, Eimer mit lauwarmem Wasser, Birkenreiser oder andere Utensilien zur leichten mechanischen Hautreizung. Ein Thermometer und ein Hygrometer vervollständigen die Ausstattung.

Die Temperatur im Saunaraum bewegt sich zwischen 60 und 80° C, die Luftfeuchtigkeit zwischen 10 und 12% rel. Luftfeuchtigkeit. Durch Aufgießen von Wasser mit der Schöpfkelle auf die erhitzten Steine läßt sich die Luftfeuchtigkeit mehrmals kurzfristig erhöhen (cave Verbrennung durch heißen Dampf).

Durchführung

Bevor der Patient die Sauna betritt, muß er gleichmäßig durchwärmt sein; gegebenenfalls ist vorher ein Arm- oder Fußbad durchzuführen.

Anfangs setzt oder legt sich der völlig entkleidete Patient mit einem Handtuch auf die unterste Stufe. Der erste Aufenthalt dauert ca. 8 bis 10 Min. Dann verläßt der Patient die Sauna, führt die verordnete kalte Anwendung durch und geht zurück in die Sauna. Er kann sich jetzt je nach Training und Verträglichkeit auf die zweite oder dritte Stufe setzen. Die Wirkung des Saunabades wird nun durch Selbstmassage mit Rutenbündeln soweit intensiviert, bis eine kräftige Hautrötung eintritt. Nach weiteren 10 Min. verläßt er den Saunaraum und es folgt wiederum die kalte Schlußanwendung. Dann wird eine Ruhepause eingelegt. Einsetzender Durst kann mit Frucht- oder Gemüsesäften gestillt werden.

Ein Saunabad soll höchstens 1mal wöchentlich durchgeführt werden.

Bei Unpäßlichkeit während des Saunabades soll der Patient sofort den Raum verlassen und auf die kalte Schlußanwendung verzichten.

Subaquales Darmbad

Diese Anwendung erfordert einen großen apparativen Aufwand und ist mehr für den klinischen Betrieb zugeschnitten.

Der in einem indifferenten Bad liegende Patient wird mittels eines Darmrohrs an ein technisches System angeschlossen, das es ermöglicht, Flüssigkeit in dosierter Weise in seinen Dickdarm einzuleiten. Der Flüssigkeit können Medikamente und Salze zugesetzt werden, außerdem kann man die Temperatur variieren. Neben der Reizung der Dehnungsrezeptoren der Darmwand, die für die Auslösung einer großen Kolonbewegung verantwortlich sind, wird auch der Darm saubergespült. Medikamentöse Zusätze ermöglichen eine direkte Einwirkung auf die Dickdarmschleimhaut. Durch entsprechende Temperaturführung kann spasmolytisch auf benachbarte Hohlorgane eingewirkt werden.

Der Indikationsbereich des subaqualen Darmbades ist sehr eng begrenzt. Es wird gelegentlich angewendet, um eine gründliche Entleerung des Dickdarms bei diagnostischen Maßnahmen und vor operativen Eingriffen am Kolon zu erreichen. Da der Begriff der intestinalen Autointoxikation wissenschaftlicher Nachprüfung nicht standgehalten hat, fällt ein großer Anwendungsbereich deshalb aus. Bewährt hat es sich aber bei der konservativen Abtreibung von Nieren- und Harnleitersteinen. Der Stein geht meist nach einer Serie von 6 bis 8 Bädern ab und die Durchwanderungsbeschwerden des Steines sind geringer. Koliken treten seltener auf. Zur Obstipationsbehandlung ist das subaquale Darmbad denkbar ungeeignet, da es sich störend auf die normale Peristaltik auswirkt. Die nur mechanische Betrachtung der Darmentleerung bei der Obstipation wird dem physiologischen Ablauf der Darmperistaltik nicht gerecht.

In letzter Zeit hat die Fachpresse immer wieder auf die Gefahren des subaqualen Darmbads hingewiesen. Sie bestehen in der Perforationsmöglichkeit bei Tumoren, bei entzündlichen Darmerkrankungen und bei der Divertikulose. Auch die nicht unerheblichen Mengen von Flüssigkeit, die durch den Darm resorbiert werden und die intraabdominellen Druckschwankungen durch die Auffüllung und Entleerung des Kolon, können zu einer ernsten Kreislaufbelastung führen.

Technische Einzelheiten über das subaquale Darmbad müssen den entsprechenden Lehrbüchern oder den technischen Prospekten der Firmen entnommen werden.

Massage (Abb. 24–77)

Jede Massage an einem Kranken muß von einem Arzt verordnet werden.

Gegenindikationen

Hauterkrankungen, fieberhafte Erkrankungen, Infektionskrankheiten und frische Verletzungen sind von der Massagebehandlung ausgeschlossen.

Zur Wirkungsweise

Die Stärke des Durchgreifens macht nicht die Güte der Behandlung aus. Schmerz läßt sich nicht immer vermeiden, soll aber nach Möglichkeit ausgeschaltet werden, denn durch Schmerz tritt reflektorisch eine Verspannung der Muskulatur auf. Eine gute Durchblutung des Muskels ist aber physiologisch an seine Entspannung gebunden.

An Massagewirkungen unterscheidet man:

1. Örtliche Wirkung auf Haut und Bindegewebe
2. Wirkung auf die Muskulatur
3. Einwirkung auf Blut und Lymphbahnen
4. Einwirkung auf Organe
5. Wirkung auf die Psyche.

Zu 1: Da wir es oft mit Patienten zu tun haben, deren periphere Durchblutung gestört ist, brauchen wir eine Anzahl von Massagegriffen, die die Durchblutung anregen. Hierzu gehören alle Griffe, die durch Reibung erwärmend wirken. Dadurch erhöhen sich Ausscheidung und Aufnahmefähigkeit der Haut. Man nutzt diese

Wirkung, um bei entsprechender Indikation z. B. pflanzliche Öle in die Haut einzumassieren. Trophik und Turgor der Haut lassen sich so verbessern bzw. normalisieren. Durch kräftiges Durcharbeiten wird der Stoffwechsel angeregt, die tieferen Schichten der Haut straffen sich.

Zu 2: Die Skelettmuskulatur kann verschiedene Tonusqualitäten aufweisen: einen Hypertonus in Verbindung mit Hartspann und Myogelosen sowie den Hypotonus.

Um Verspannungen zu lösen, wendet man erwärmende Griffe an. Weiterhin stehen hier weiche Griffe zur Verfügung, unter denen die Verspannungen nachgeben. Um besondere Veränderungen im Gewebe gezielt anzugehen, verwenden wir alle Arten von Zirkelungen. Beim Hypotonus sind die selben Griffe anwendbar. Allein durch die unterschiedliche Intensität dieser Massagegriffe kann man verschiedene Wirkungen erzielen. Bei schlaffer Muskulatur z. B. muß man kräftiger, schärfer arbeiten, um über den Reflexbogen tonisierende Impulse in den Muskel zu schicken. Hier sind auch alle Arten von dosierten Klopfungen angebracht.

Zu 3: Es gibt mehrere Möglichkeiten, auf Blut- und Lymphbahn einzuwirken. Hat man z. B. einen Patienten mit einer Herzinsuffizienz, der in Ruhelage kompensiert ist und arbeitet hier mit Ausstreichungen an den Extremitäten, kann der Patient mit Beklemmung und Atemnot antworten. Der verstärkte Rückstrom führt zu einer Überbelastung des rechten Herzens. In diesem Fall muß man auf diese Griffe ganz verzichten und so arbeiten, daß die Peripherie stärker durchblutet und das Herz entlastet wird. Bei steigender Belastung des Patienten kombiniert man „kapillarisierende" Griffe mit großflächigen herzwärts gerichteten Ausstreichungen an den Extremitäten.

Zur Anregung des Lymphstroms müssen neben den Ausstreichungen oft kräftige Knetungen und tiefe Zirkelungen angewandt werden, um z. B. bei einer Lymphstauung nach Operationen der rasch einsetzenden Indurationsneigung entgegenzuwirken.

Zu 4: Ohne eine gezielte Wirkung auf Organe zu beabsichtigen, wie sie bei Spezialmassagen angestrebt wird, kann mit solchen Einwirkungen bei jeder Massage gerechnet werden. Sie laufen über kutaneoviszerale Reflexe innerhalb der betreffenden Segmente. Eine indirekte Wirkung kann man z. B. auf die Atmungsorgane mit leichten Klopfungen am Brustkorb erzielen, weil sich die Erschütterung der Thoraxwand auf die Lunge fortpflanzt.

Zu 5: Die Zuwendung und das wirkliche „Behandeltwerden" geben dem Patienten ein Gefühl der Sicherheit und Geborgenheit. Durch ruhiges Vorgehen des Behandlers wird diese Entspannung noch gefördert. Eine Massage, die hastig abläuft, macht den Patienten unruhig und verliert dadurch einen Teil ihrer Wirkung.

Allgemeine Voraussetzungen

Der Behandlungsraum muß gut gelüftet und warm sein. Den Patienten setzt oder legt man so, daß die zu behandelnden Körperteile frei zugänglich sind und der Behandler in entspannter Haltung arbeiten kann; nicht zu behandelnde Körperpartien deckt man ab.

Der Behandler muß dafür sorgen, daß seine Hände trocken und warm sind, die Fingernägel so weit gekürzt, daß sie den Patienten nicht verletzen.

Technik der Massage

Da wir bei der Massage die Arbeit „nach Befund" in den Vordergrund stellen, muß das natürliche Tastvermögen der Handflächen und Finger bewußtgemacht und geübt werden. Das ist nur möglich, wenn Arme und Hände entspannt sind. Ansatz und Kraft der Bewegung wird aus Rumpf und Schultergürtel genommen, die Hände bleiben frei für die Feinarbeit. So erreicht man, daß die Massage intensiv durchgreift, ohne hart zu sein.

Die einzelnen Massagegriffe lassen sich aufgliedern in:

1. einleitende Griffe
2. Ausstreichungen
3. Erwärmende Griffe
4. Lockerungen
5. Knetungen
6. Klopfungen und Hautreizgriffe
7. Zirkelungen.

Zu 1: Jede Massage, ob Ganz- oder Teilmassage, beginnt mit einleitenden Griffen, um den Kontakt zum Patienten herzustellen und den Gewebsbefund zu erheben: Durchblutung und Turgor der Haut, Zustand des Unterhautfettgewebes und Tonus der Muskulatur. Die einleitenden Griffe sind ausschließlich großflächig; sie müssen so ausgeführt werden, daß sie möglichst den ganzen Körperteil erfassen. Handfläche und Finger liegen ohne besondere Anspannung dem Gewebe an. Im allgemeinen verwenden wir bei der Massage keine Gleitmittel (Puder oder Öle), um die Poren nicht zu verstopfen.

Zu 2: Die Ausstreichungen müssen so ausgeführt werden, daß kein Druck entsteht, aber die Betonung gleichmäßig über Hand und Finger verteilt ist; so entsteht fast ein Gefühl des „Ansaugens" am Gewebe. Hierbei wird intensiv der Venen- und Lymphstrom zentralwärts beeinflußt (Abb. 24–29).

Zu 3: Erwärmende Griffe wendet man zur Erzeugung einer Hyperämie der Haut an. Es muß so gearbeitet werden, daß sich die kleinen und kleinsten Gefäße erweitern. Dies kommt aber mehr durch Bewegung und Reibung zustande als durch Druck. Es folgen nun Massagegriffe, die auch tiefere Gewebsschichten erfassen, z. B. die Muskulatur. Dieses gründliche Durcharbeiten ist die unbedingte Voraussetzung für die folgenden Lockerungen der Muskulatur und für die Abhebung der Haut von der Faszie.

Zu 4: Lockerungen haben das Ziel, Muskelverspannungen zu lösen. Durch sanfte, dosierte Schläge soll der Muskel in eine leichte Schwingung geraten, die zur Entspannung führt. Falsch wäre es, diese Lockerungsgriffe so kräftig auszuführen, daß Reize gesetzt werden, die den Muskeltonus erhöhen. Außerdem können wir z. B. am Rücken die Hautschichten gegen die darunter liegende Muskelfaszie lockern, da häufig die Verschiebbarkeit ungenügend oder gar nicht mehr vorhanden ist (Abb. 30–38).

Zu 5: Mit den Knetungen beginnt die Massage in die tieferliegenden Gewebe einzudringen, insbesondere in die Skelettmuskulatur (Abb. 39–42). Man kann sowohl hypertonische als auch hypotonische Muskulatur zu einem normalen Tonus bringen. Ziel ist immer die Wiederherstellung der normalen Muskelspannung. Um die gewünschte Wirkung zu erzielen, werden die Knetungen, je nach Krankheitsbild und Befund, kräftiger oder weicher angesetzt (Abb. 39–48). Bei den Knetungen darf nie ein Zusammenpressen, ein Ausdrücken oder gar ein Kneifen der Muskeln zustandekommen; an den Extremitäten z. B. wird der Muskel mit beiden Händen so locker umfaßt, daß wir ihn etwas vom Knochen abheben können. In der Ausgangsstellung stehen die beiden Ellbogen weit ab, die Unterarme streben schräg aufeinander zu, so daß Daumen und Zeigefinger sich fast berühren. Während der Knetung bewegen sich die Arme wechselweise aufeinander zu: Die eine Hand legt dabei in Pronationsstellung die Betonung auf den Daumenballen, während die übrigen Finger den Muskel locker umgreifen; die andere Hand, in Supinationsstellung, hat die Betonung auf dem Kleinfingerballen, während wiederum Daumen und Finger den Muskel locker halten. Durch die Gegenbewegung der beiden Arme erreicht man eine knetende, walkende Wirkung (Abb. 49–60). Einhandknetungen folgen dem gleichen Prinzip. Man ergreift z. B. beim aufgestellten Bein die Wadenmuskulatur mit locker abduziertem Daumen und ganz anliegender Hand und hat mittels Pronationsstellung des Unterarms die Betonung auf dem Daumenballen und dem Daumen. Anschließend legt man mittels Supinationsstellung die Betonung auf den Kleinfingerballen derselben Hand (Abb. 61–70).

Zu 6: Klopfungen und Hautreizgriffe erzeugen schnelle und kurze Kontraktionen der Muskulatur. Bei allen Klopfungen erfolgt die Bewegung aus dem Schultergelenk. Der Arm wird etwas angehoben, die Hand hängt locker im Handgelenk; senken wir dann den Arm, rollt sie auf dem Gewebe ab. Es darf also nie ein Schlagen entstehen. Im Gegensatz zu den Klopfungen erreichen wir mit den Vibrationen eine fein dosierte Auflockerung des Muskeltonus. Sie können jederzeit in den Behandlungsablauf eingeschaltet werden.

Zu 7: Die bisher beschriebenen Griffe erfassen vorwiegend größere Gewebsbezirke. Will man auf einzelne, z. T. scharf umgrenzte Veränderungen im Gewebe einwirken, wählt man gezielte Zirkelungen. Wir unterscheiden Ballenzirkelungen, die mit Handballen, Daumen- oder Kleinfingerballen ausgeführt werden, sowie Daumen- und Fingerzirkelungen. Bei allen Zirkelungen muß man versuchen, möglichst tief in das Gewebe einzudringen. Für eine Fingerzirkelung ergibt sich folgende Bewegung: Der Finger haftet an einer Stelle des Gewebes, und er nimmt den betreffenden Hautbezirk mit. Fingergrundgelenk und Handgelenk werden festgestellt, und es folgt eine zusammengesetzte Bewegung: Supination und Pronation im Ellbogengelenk, eingebaut in eine kleine kreisende Bewegung, die im Schultergelenk ansetzt. Man darf mit Zirkelungen nicht zu lange auf einem Punkt arbeiten (Abb. 71–77).

Ablauf einer Massage

Überblick über den Ablauf einer Teil- oder Ganzmassage: Man beginnt mit großflächigen Griffen, die die oberflächlichen Schichten erfassen: einleitende Griffe, Ausstreichungen, erwärmende Griffe. Dann folgen die gezielten Griffe: Knetungen der Muskulatur, Ballen- und Fingerzirkelungen. Klopfungen kommen erst gegen Ende der Massage zur Anwendung, wenn alle Gewebssorten bereits gründlich durchgearbeitet sind. Mit einer großflächigen Ausstreichung schließt die Behandlung ab. Wir verschaffen uns dabei einen Überblick, was wir durch die Arbeit erreicht haben, und der Patient empfindet sie als wohltuenden Abschluß.

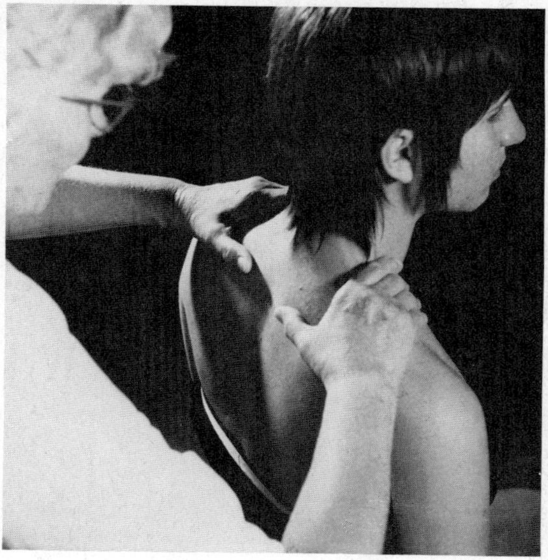

Nackenmassage

Abb. 24 Ablauf einer Nackenausstreichung: am Hals beginnend, abwärts streichend über die Nackenmuskulatur

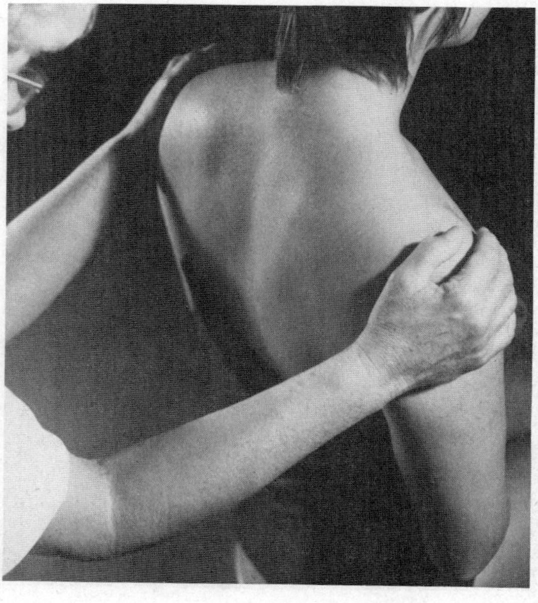

Abb. 25 Die Schulter wird einbezogen

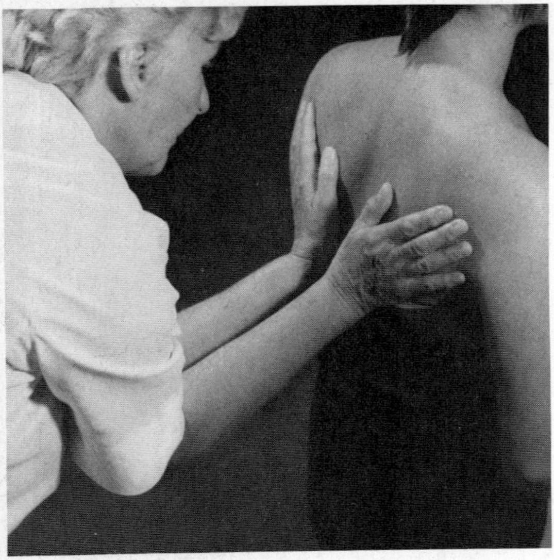

Abb. 26 Dann schräg abwärts am Rande des M. trapezius

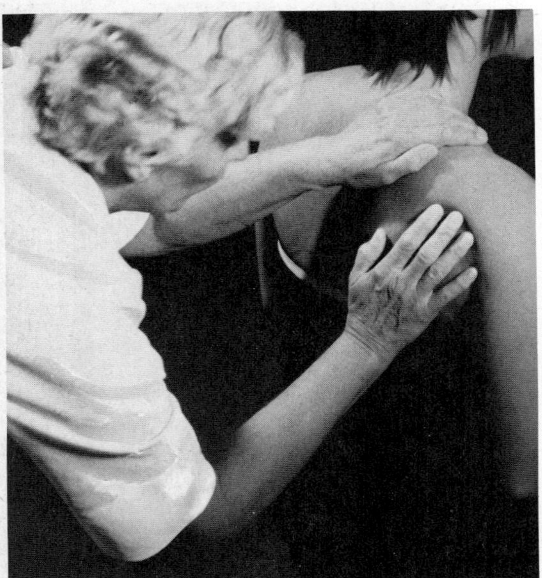

Abb. 27 Erwärmender Griff: Beide Hände verschieben das Gewebe kräftig parallel

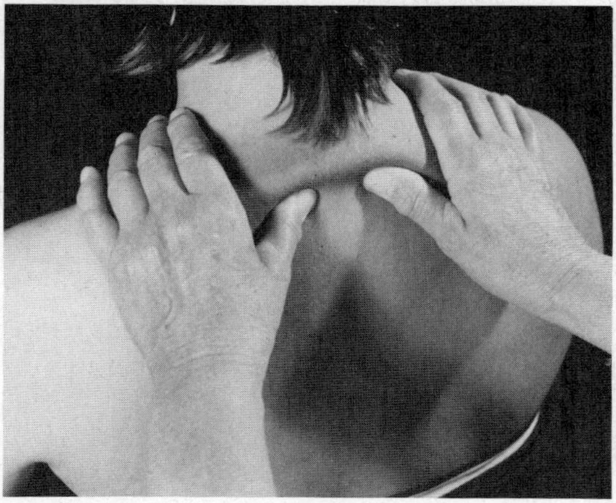

Abb. 28 Daumenzirkelung am Nacken: Beide Daumen zirkeln durch eine Armbewegung in die Tiefe

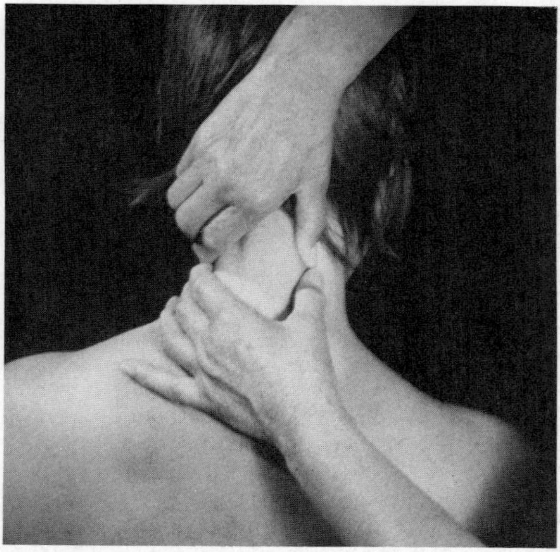

Abb. 29 Zweihandknetung an der Halsmuskulatur

Rückenmassage

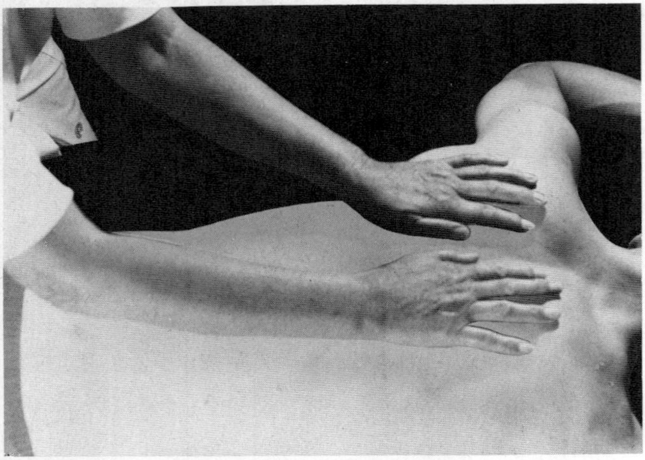

Abb. 30 Einleitender und abschließender Griff: Großflächige Ausstreichungen über den ganzen Rücken

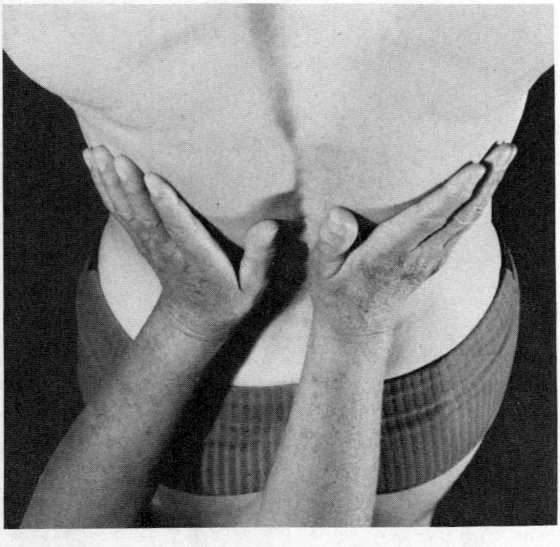

Abb. 31 Oberflächlich erwärmender Griff: in drei großen Kreisen über den Rücken abwärts streichen

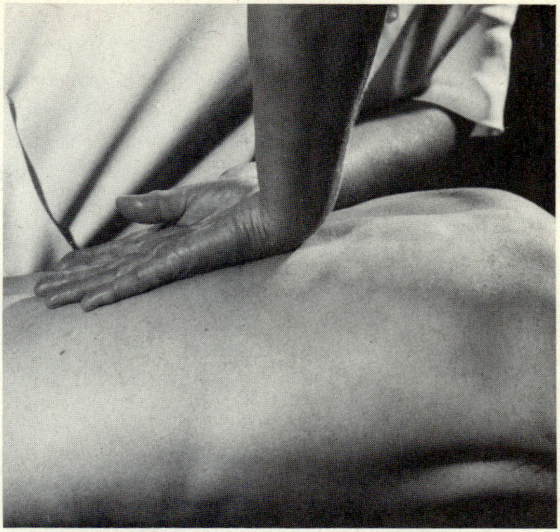

Abb. 32 Plättgriff, oberflächlich erwärmend: Aufwärtsstreichen mit den Handrücken. Körper und Arme führen die Bewegung

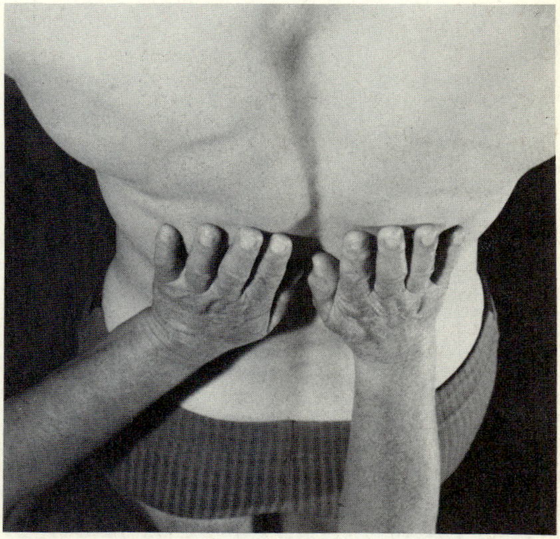

Abb. 33 Am Nacken werden die Hände umgekippt und abwärts bis zum Kreuz gezogen

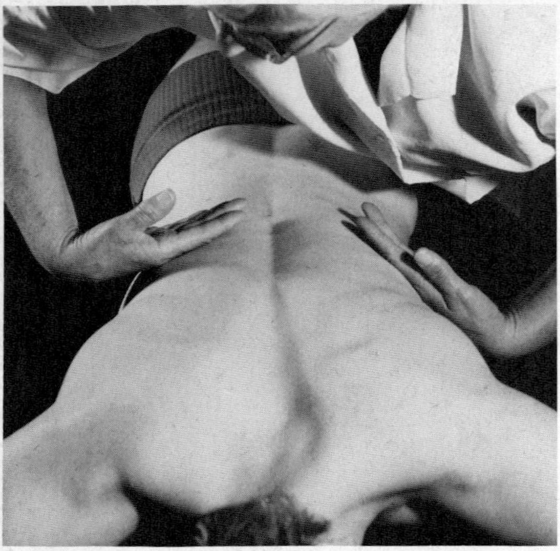

Abb. 34 Wieder mit den Handrücken fächerförmig nach oben seitlich kräftig abrollen

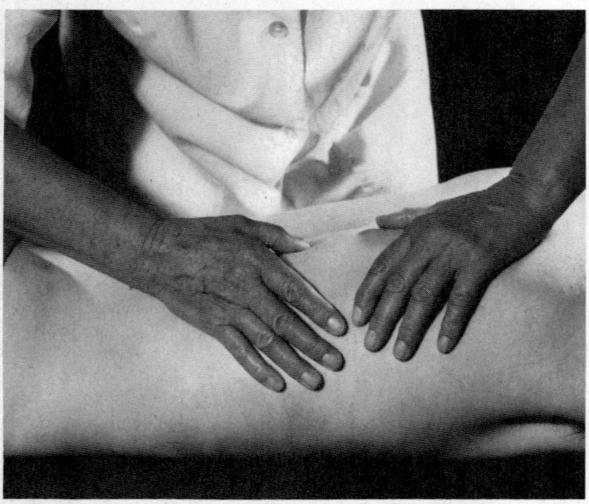

Abb. 35 Kreisförmige Ausstreichungen, bei denen jede Hand einen Kreis beschreibt

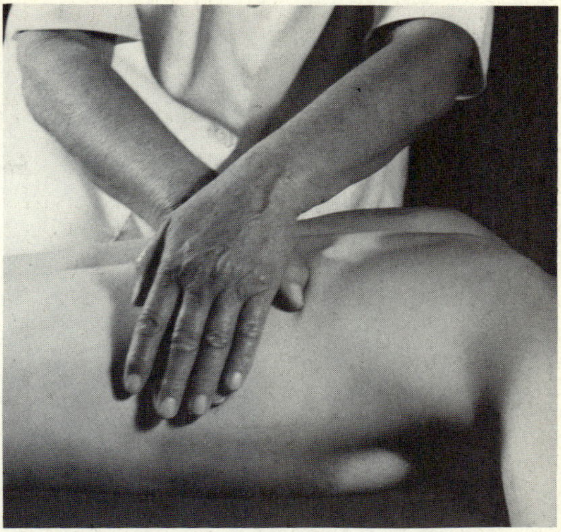

Abb. 36 Ausstreichung mit beschwerter Hand: Die obere Hand führt die Bewegung und gibt den Druck

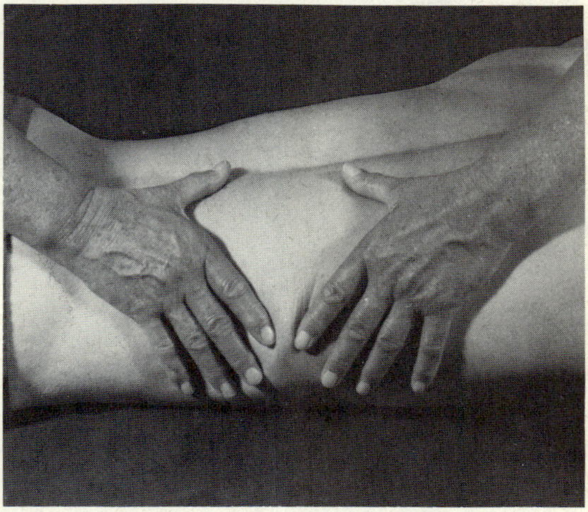

Abb. 37 Lockerung von Haut und Unterhaut gegen die Faszie

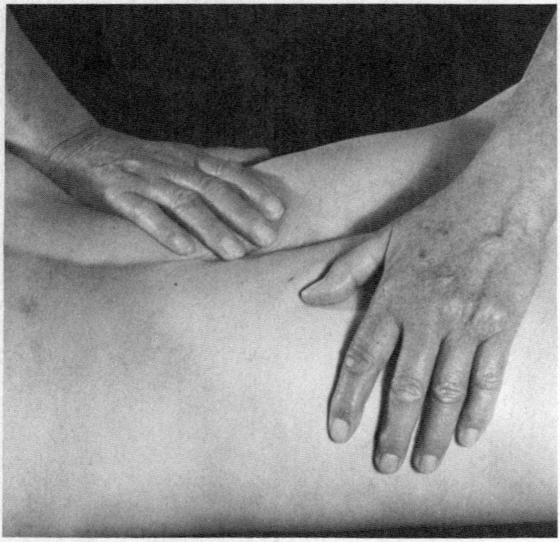

Abb. 38 Parallelausstreichung quer über den Rücken. Das Gewebe wird so gegeneinander verschoben, daß kein Druck auf der Wirbelsäule entsteht

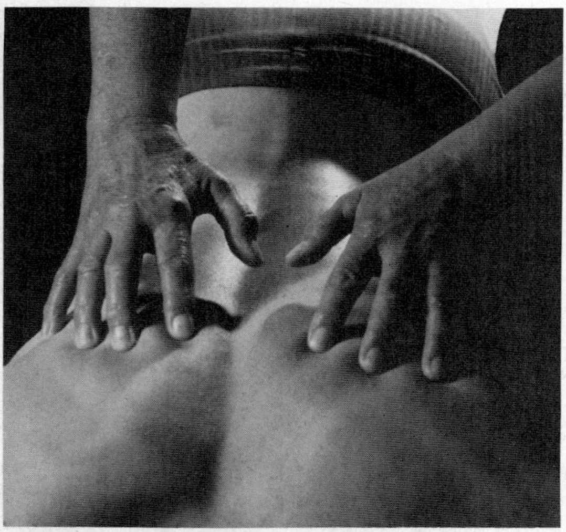

Abb. 39 Tiefergehende erwärmende Griffe: Harkengriff. Kräftiges Durchziehen über den ganzen Rücken mit etwas angestellten Fingerspitzen

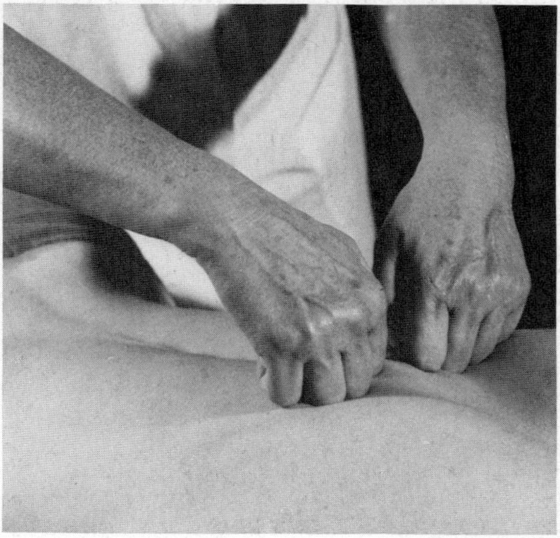

Abb. 40 Knöchelgriff: Nur an den langen Rückenstreckern mit den Fingerknöcheln abwärts durchziehen

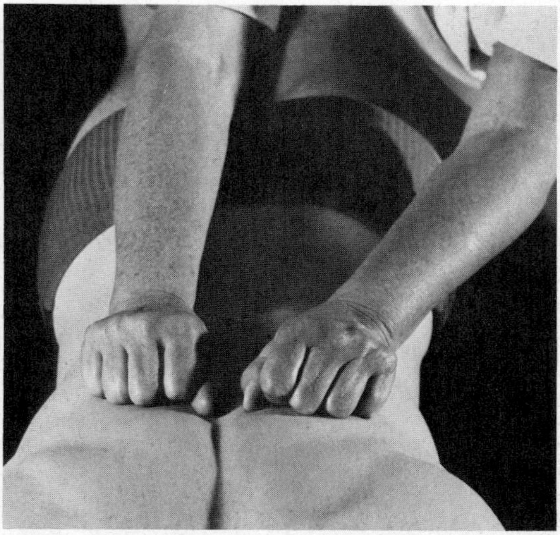

Abb. 41 Hobelgriff: Mit flach anliegenden Fäusten abwärts streichen. Dieser Griff wird nur an den langen Rückenstreckern ausgeführt

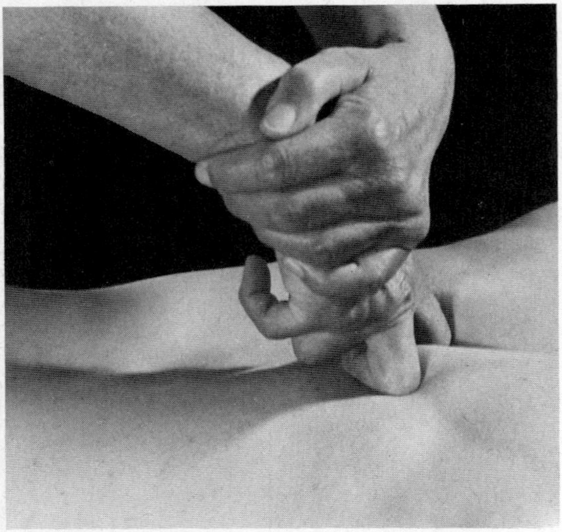

Abb. 42 Die Mittelglieder der Finger zwei und drei liegen auf, die andere Hand zieht abwärts

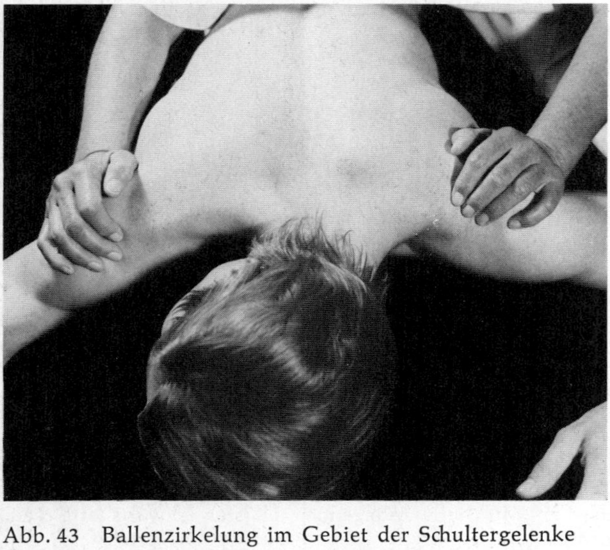

Abb. 43 Ballenzirkelung im Gebiet der Schultergelenke

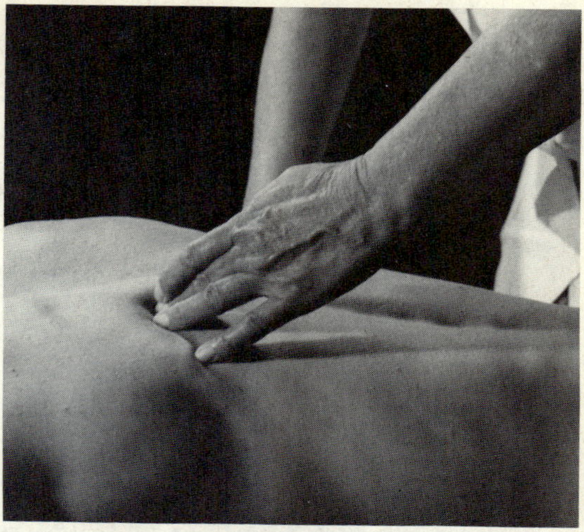

Abb. 44 Fingerzirkelungen: mit dem linken Mittelfinger ausgeführt

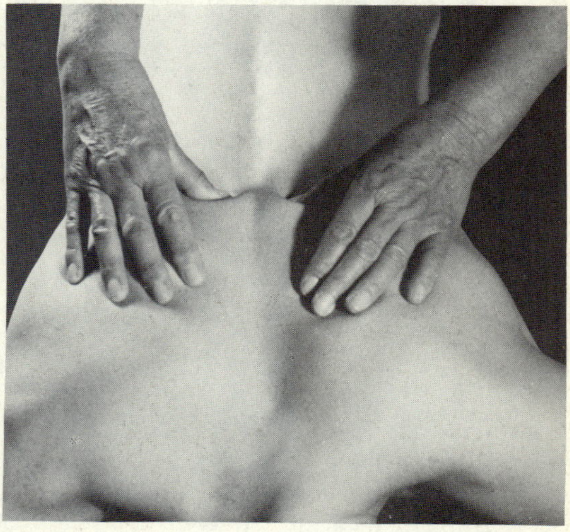

Abb. 45 Daumenzirkelungen an den langen Rückenstreckern

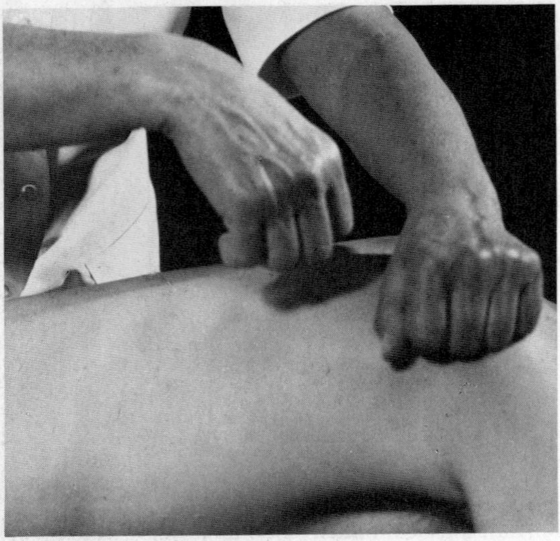

Abb. 46 Klopfungen dürfen am Rücken nicht auf der Wirbelsäule und nicht in der Nierengegend erfolgen. Sie werden hier mit der flachen Faust ausgeführt

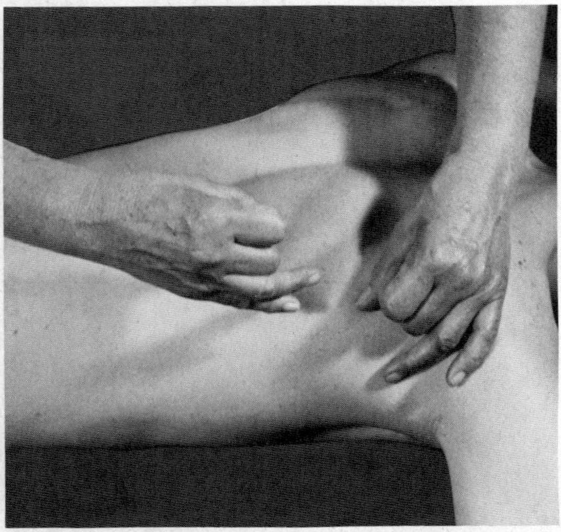

Abb. 47 Klopfungen in anderer Technik: Der Daumen liegt auf den eingerollten Fingern zwei und drei

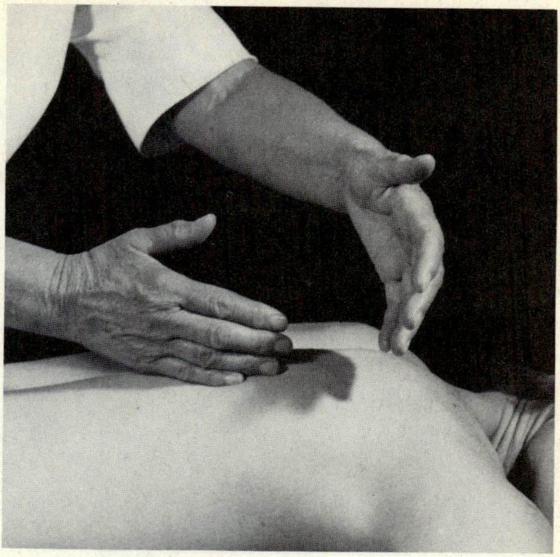

Abb. 48 Klopfungen in seitlicher Stellung der Hand. Beim Anheben des Armes werden die Finger leicht gespreizt. Sie schlagen beim Auftreffen der Handkante wieder leicht aneinander

Armmassagen

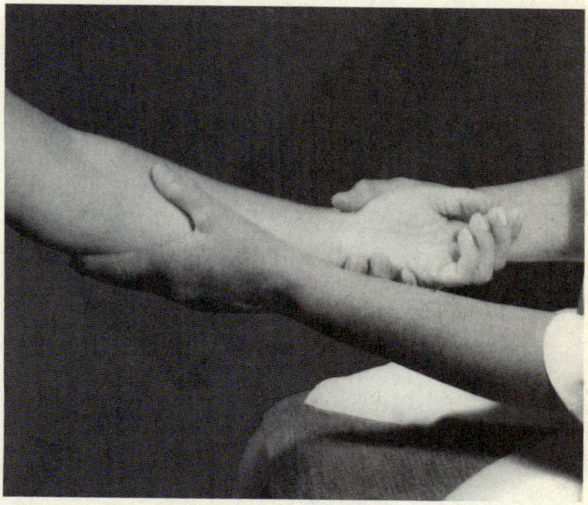

Abb. 49 Armausstreichungen: Zunächst wird die ulnare Muskelgruppe nach kranial ausgestrichen. Wenn der Daumen die Ellbeuge erreicht, wird nach einer Wendung der M. biceps brachii miterfaßt

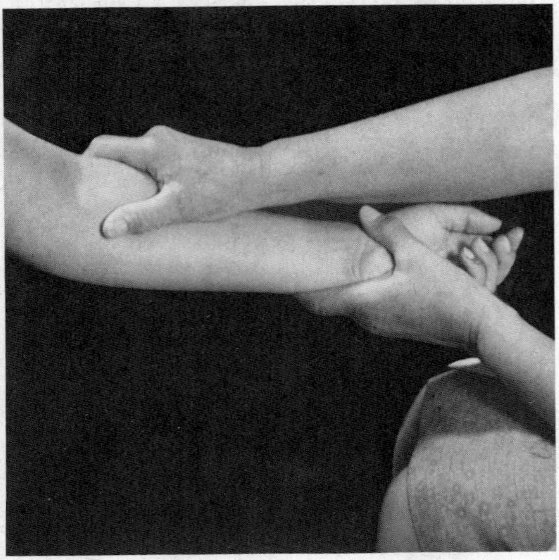

Abb. 50 Ausstreichungen der radialen Muskelgruppe des Unterarms. Der M. triceps wird am Ende der Bewegung miteinbezogen

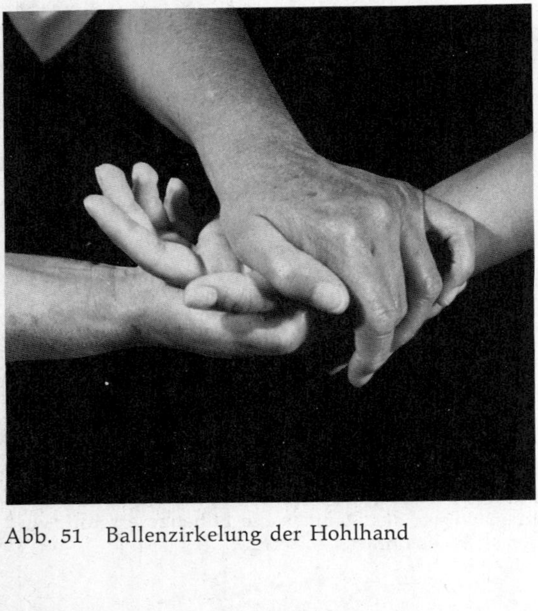

Abb. 51 Ballenzirkelung der Hohlhand

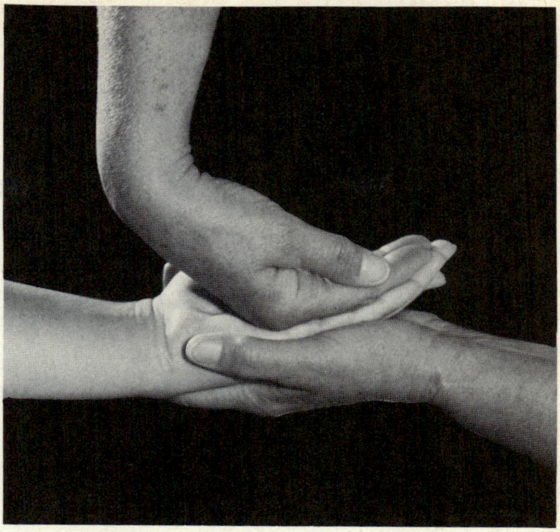

Abb. 52 Ausstreichung der Hohlhand

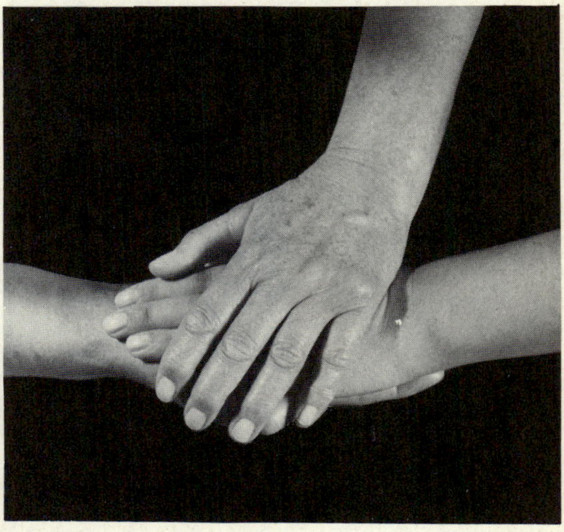

Abb. 53 Ausstreichung über den Handrücken

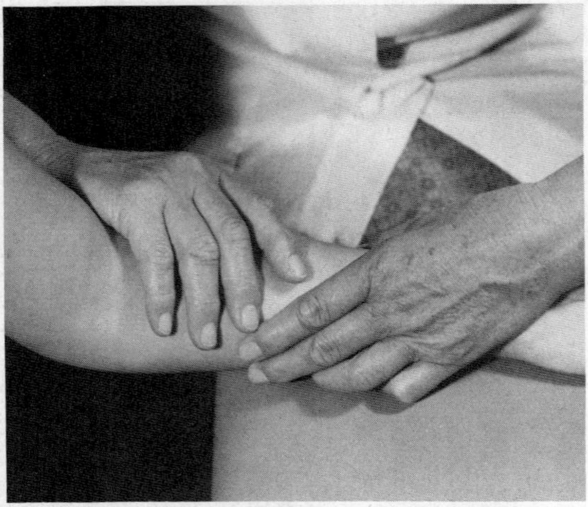

Abb. 54 Erwärmende Griffe am Unterarm durch parallele Ausstreichungen

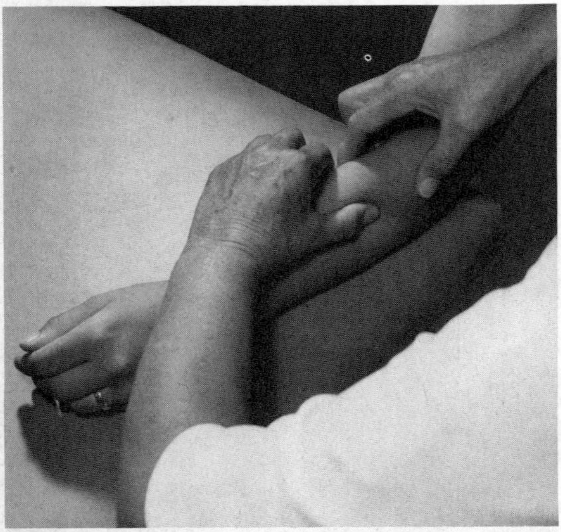

Abb. 55 Zweihandknetung am Unterarm. Der Druck wird wechselseitig von beiden Armen gegeben

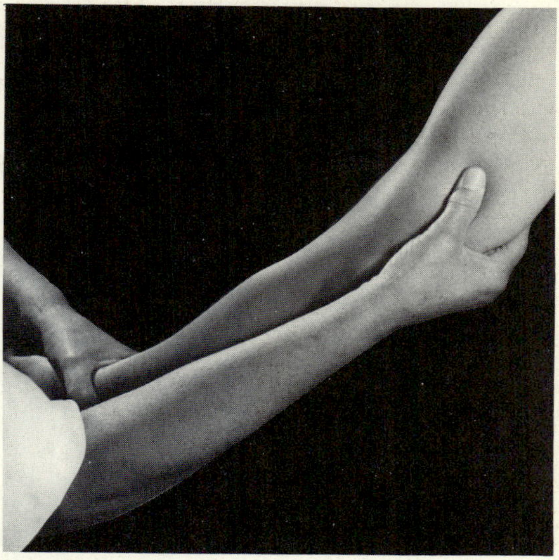

Abb. 56 Ausstreichung am M. triceps brachii

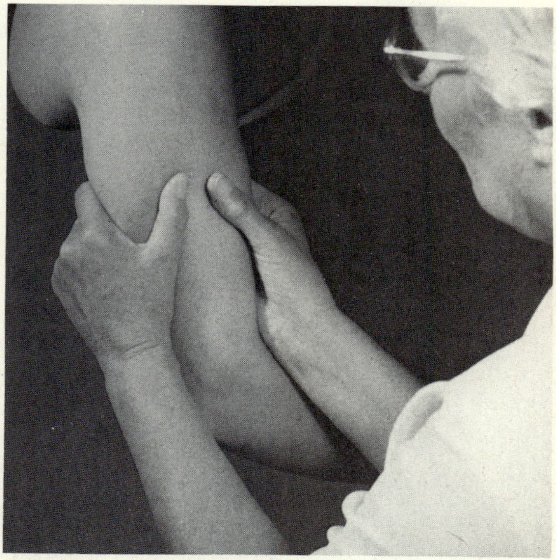

Abb. 57 Einhandknetungen gleichzeitig an zwei Muskelgruppen des Oberarms

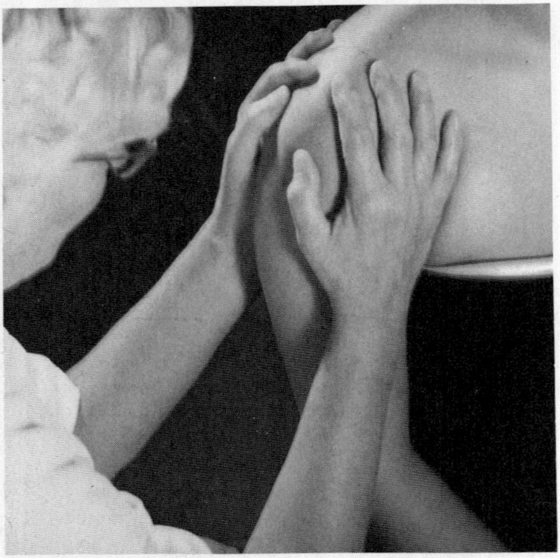

Abb. 58 Ballenzirkelungen mit beiden Händen am M. deltoideus

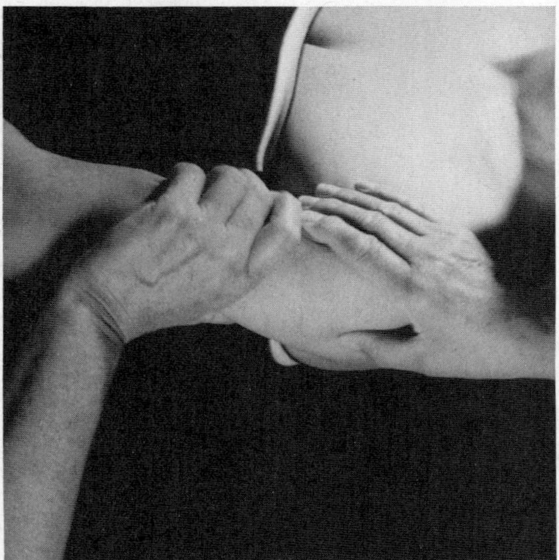

Abb. 59 Zweihandknetungen am M. deltoideus

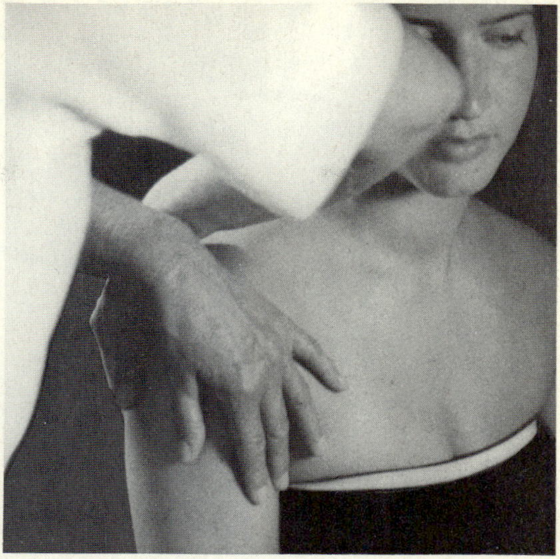

Abb. 60 Ausstreichung des M. deltoideus. Die gekreuzten Arme ziehen die Hände aufwärts

Beinmassagen

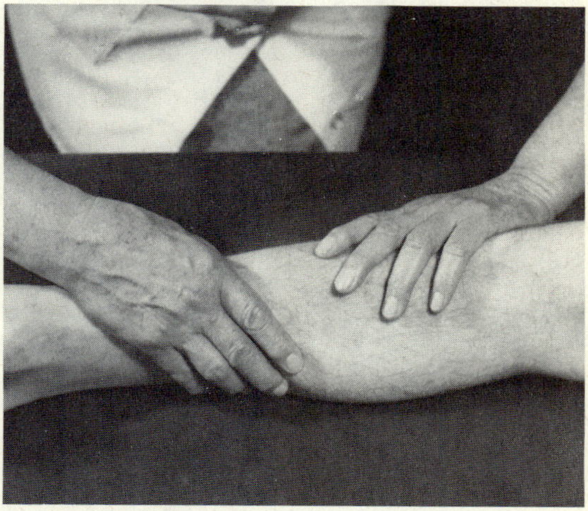

Abb. 61 Unterschenkel: Ausstreichungen mit Betonung nach proximal. Ausstreichung Hand über Hand erste Phase

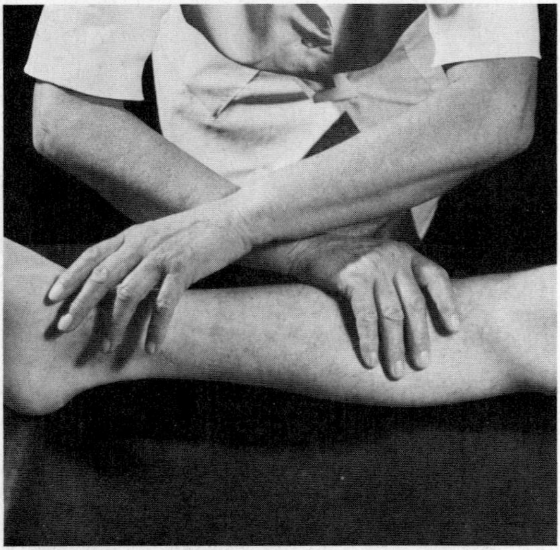

Abb. 62 Zweite Phase

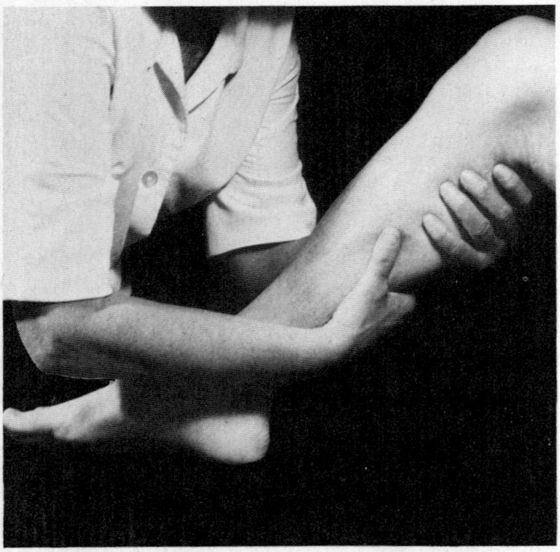

Abb. 63 Am aufgestellten Bein Ausstreichungen aufwärts an der Rückseite des Unterschenkels

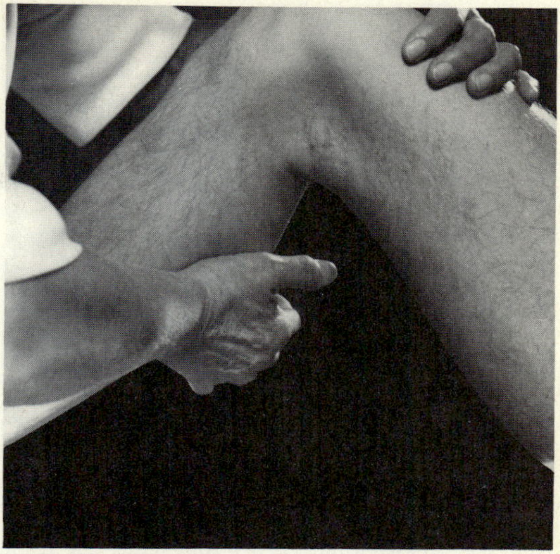

Abb. 64 Lockerung der Wadenmuskulatur. Man läßt den Muskel durch leichte Schläge mittels der Hohlhand schwingen

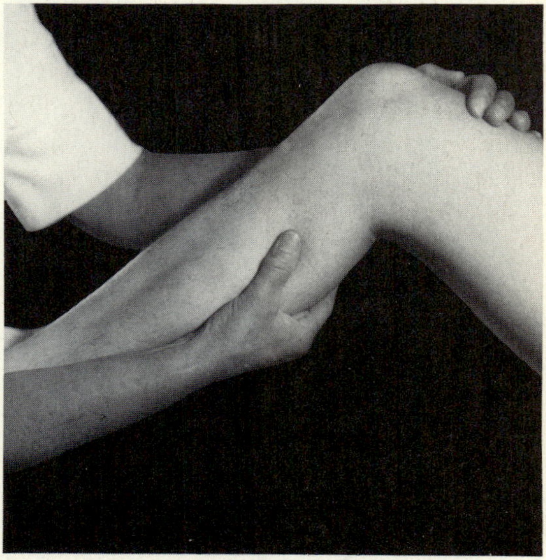

Abb. 65 Einhandknetung der Wadenmuskulatur

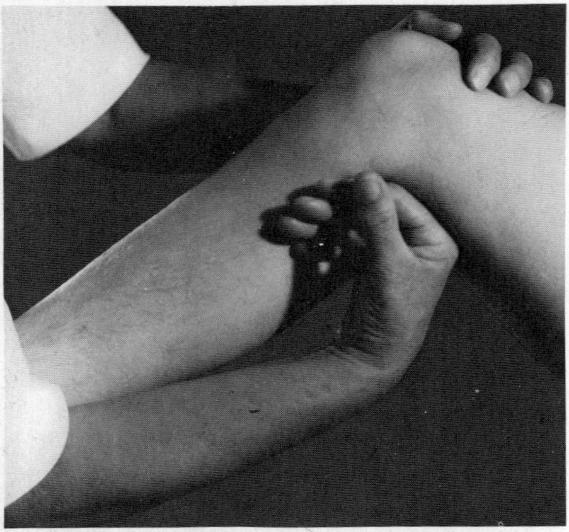

Abb. 66 Ausstreichungen der Kniekehle. Die Hand rollt nach oben ab

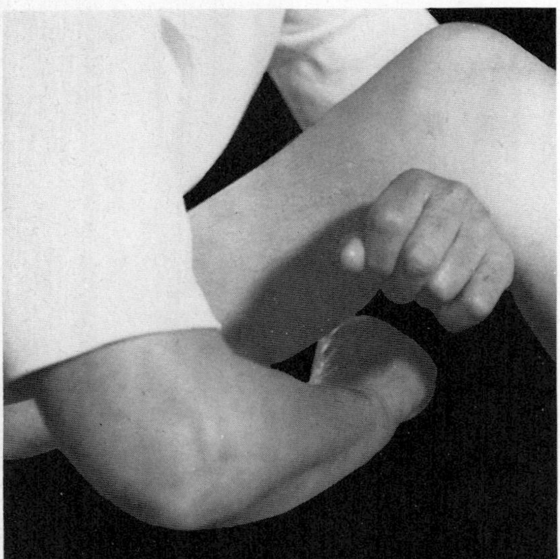

Abb. 67 Abrollen mit den Handgelenken aufwärts

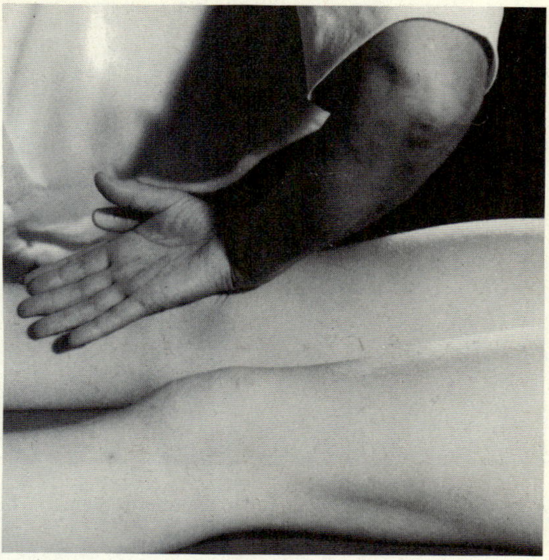

Abb. 68 Ausstreichen über der Patelle mit Handrücken aufwärts

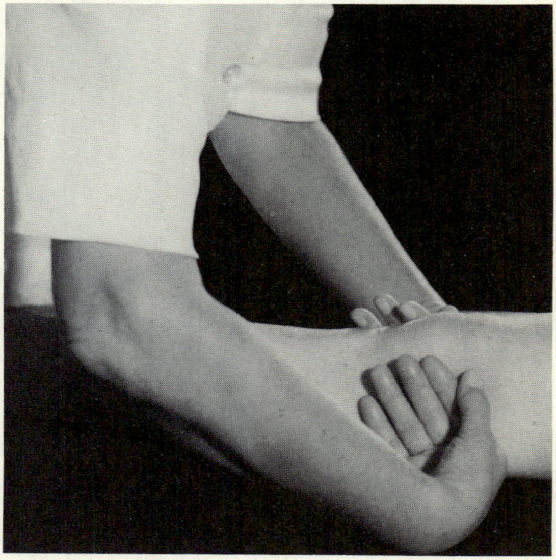

Abb. 69 Kräftiges Abrollen mit Hand- und Fingerrücken nach seitlich außen

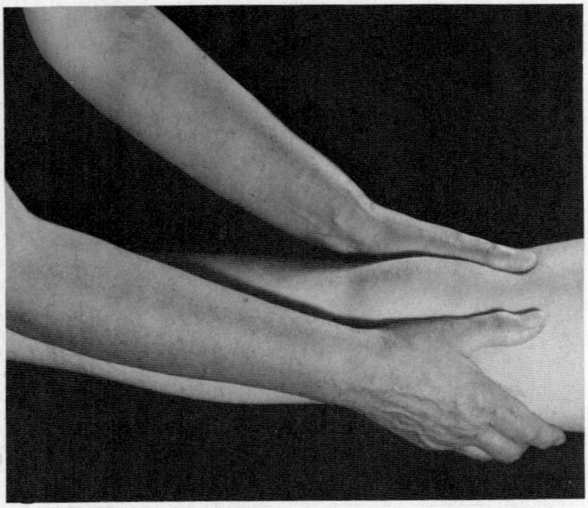

Abb. 70 Ausstreichen mit den Daumenballen um die Kondylen

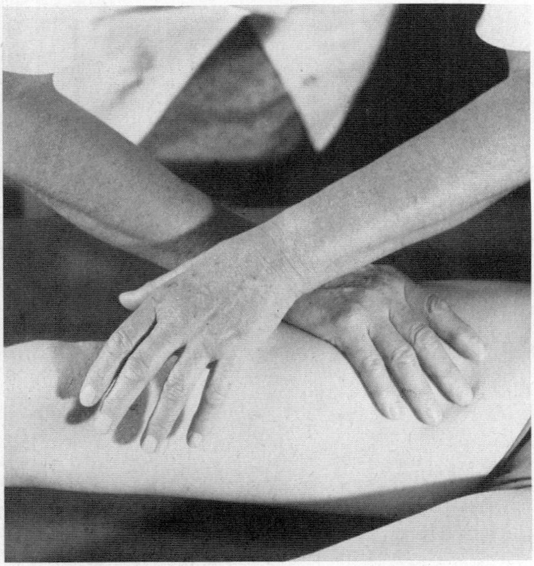

Abb. 71 Massage des Oberschenkels: Hand-über-Hand-Ausstreichungen aufwärts

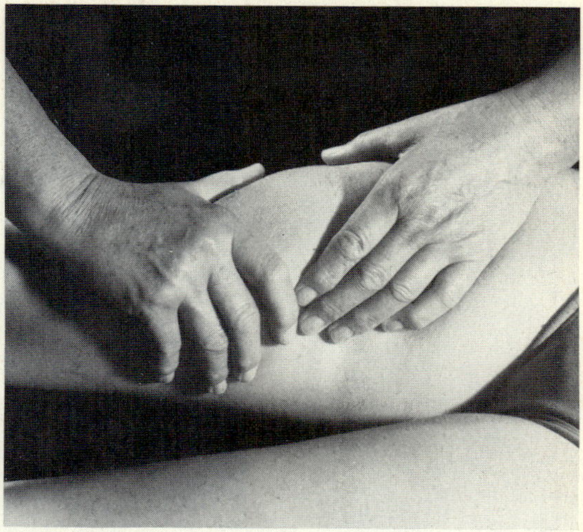

Abb. 72 Zweihandknetung am M. quadriceps femoris

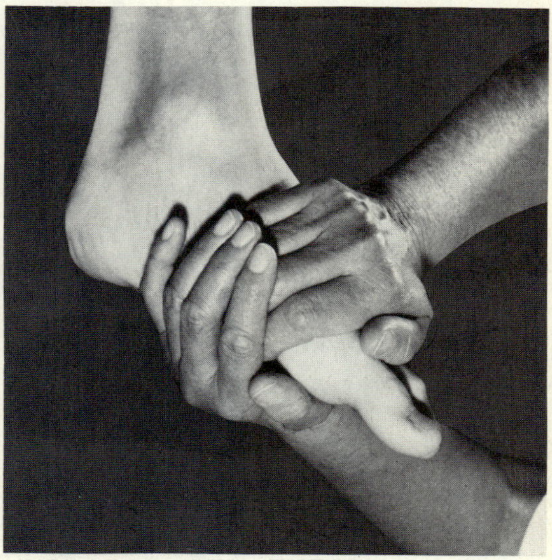

Abb. 73 Ballenzirkelung an Fußrücken und Fußsohle

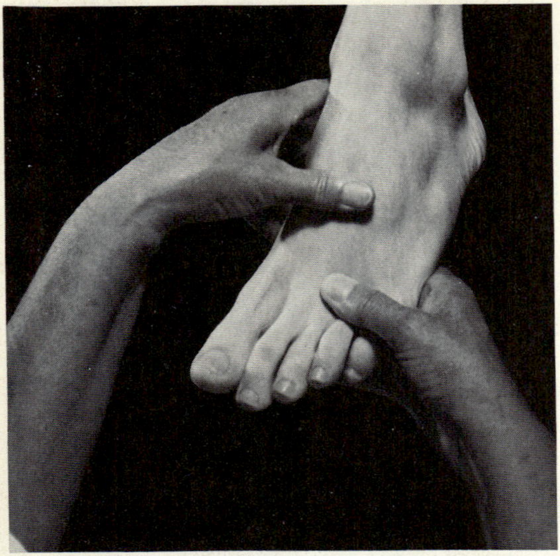

Abb. 74 Flache Daumenzirkelung über den Fußrücken

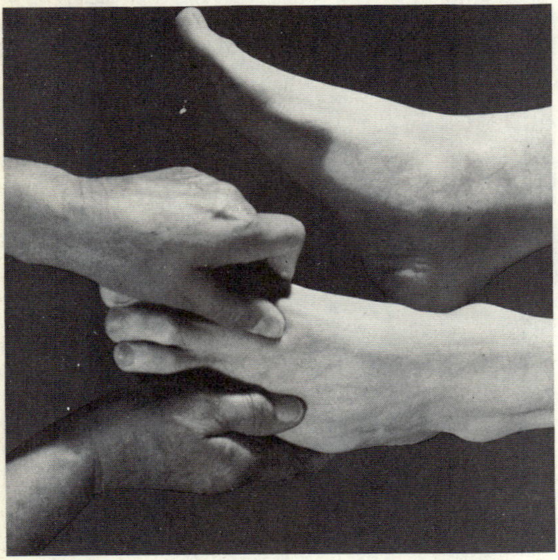

Abb. 75 Ausstreichung der Weichteile zwischen den Metatarsalia

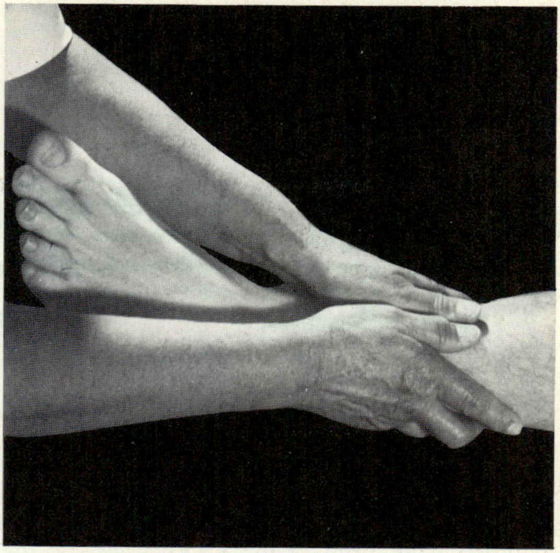

Abb. 76 Ausstreichung um die Malleolen

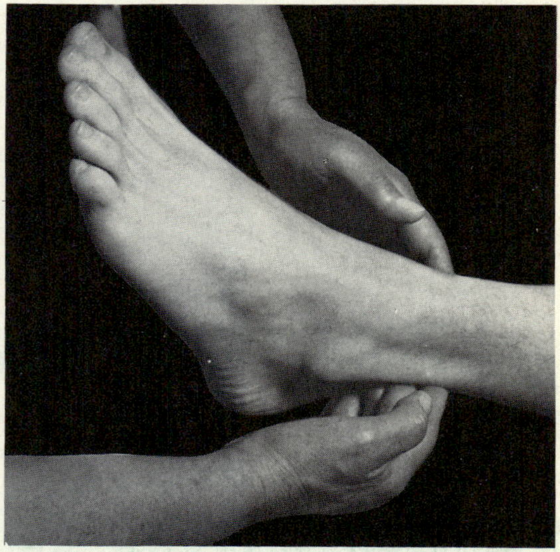

Abb. 77 Zweihändige Fingerzirkelungen an der Achillessehne

Periostbehandlung (Abb. 78–110)

Einleitung

Die Technik der manuellen Periostbehandlung besteht in einer punktförmigen, rhythmischen Druckbehandlung, die auf dem Periost geeigneter Knochenflächen ausgeführt wird. Sie wirkt unmittelbar am Ort ihrer Anwendung als nutritiver Reiz und kann zur Beeinflussung von Erkrankungen am Periost, am Knochen und an Gelenken eingesetzt werden. Darüber hinaus übt sie sowohl auf dem Wege nutritiver Reflexe als auch über andere reflektorische Mechanismen einen Einfluß auf das physiologische und krankhafte Geschehen der unmittelbaren Umgebung samt ihrer nahe und ferner gelegenen Organe aus. Zudem hat sie ihre Wirkungsbreite innerhalb des ontogenetisch präformierten Körpersegments. Sie unterscheidet sich von der „Zirkelung" der Massage dadurch, daß man bei der Periostbehandlung gerade das Gewebe, das sonst gezirkelt wird, zur Seite schiebt, damit eine möglichst dünne Gewebsschicht über dem Knochen liegt. Man wählt Knochenpunkte, die nicht dick von der Muskulatur eingepackt sind. Die Periostbehandlung vermeidet die Umgebung von Nervenaustrittsstellen, da es hier zu Irritationen kommen kann.

Bei der Periostbehandlung werden die Gewebsschichten zwischen behandelndem Finger und dem Knochen scheinbar mitbehandelt. Bei richtiger Technik ist der Effekt im Zwischengewebe jedoch völlig belanglos, er entspricht nicht einmal dem einer leichten Zirkelung. Der geschulte Behandler weiß zu erkennen, ob er am Knochen oder im darüberliegenden Gewebe arbeitet, denn die behandelnde Hand spürt nur am Knochen und nicht im Gewebe den Gegendruck. Auch der Patient lernt zu unterscheiden, ob er einen periostalen oder einen Gewebsschmerz empfindet. Lokal trifft die Periostbehandlung als adäquater Reiz das Periost und den Knochen, der für die Beanspruchung auf Druck und Zug eingerichtet ist. Nach der Lehre von der funktionellen Anpassung antwortet jedes Gewebe auf die ihm gemäße Beanspruchung mit einer Verstärkung seiner spezifischen Leistung. An Knochenhaut und Knochen ist dies gleichbedeutend mit einer lebhaften Knochenumbildung im Sinne osteoplastischer Vorgänge. Die Fähigkeit des Knochengewebes hierzu ist bis ins hohe Alter nachweisbar. Wir können mit dieser Behandlungsmethode gezielt auf die örtliche Beschaffenheit des Knochens Einfluß nehmen, was z. B. bei den zur Atrophie neigenden Prozessen verschiedenster Genese eine außerordentliche Hilfe ist. Weiter können wir über die starke sensible Besetzung und vegetative Anschaltung der Knochenhaut dosierte Reize ins vegetative System schicken, die in segmentaler

Ausbreitung und in spinodienzephaler Anschaltung eine Fülle von Steuerungsmechanismen in Gang setzen. Die klinische Erfahrung, daß eine hyperalgetische Zone der Körperoberfläche und des Periosts, die eine Ausstrahlung krankhaften Geschehens tieferliegender Organe darstellt, durch die Periostbehandlung unempfindlich gemacht werden kann, besagt, daß bei kontinuierlicher Anwendung eine reflektorische Beeinflussung auch des betreffenden Organs im Sinne eines Ausgleichs krankhafter Impulse stattgefunden hat.

Die experimentell nachweisbare Blockade bzw. Löschung eines Primärschmerzes durch einen Zweitschmerz (Periostschmerz) in der Nachbarschaft führt offenbar zu einer Ableitung oder Zerstreuung der primären Störimpulse, so daß ein pathologisch aufgeheizter Schwingungskreis zwischen krankem Organ und der Körperoberfläche in sich zusammenfällt. Damit bleibt der Selbstheilungstendenz des Organismus mehr Spielraum zur diffusen Verteilung pathischer Impulse, was die Erholungsfähigkeit erleichtert. Die Periostbehandlung kann ein solcher Zweitschmerz sein, den man neben ein reflektorisch bedingtes schmerzhaftes Areal an der Knochenhaut setzt.

Es ist aber auch daran zu denken, daß die willkürlich gegebenen Impulse eher anfachend auf die Steuerung in zugehörigen Schaltstellen wirken und so als „unspezifische" Reiztherapie zu gelten haben.

Während sich das Phänomen der „Blockade" vorwiegend bei akuten Schmerzzuständen als Modell eignet, werden alle chronischen Prozesse mit der Tendenz zur Dystrophie in allen Gewebsschichten der anregenden, trophisch wirksamen Reizserie bedürfen. Mit ihr ist es dann möglich, die Dystrophie zu beseitigen, wie die Erfahrungen beim Sudeckschen Krankheitsbild zeigen.

Wirkungsphysiologie der Periostbehandlung

Das Periost ist eine fasrige Bindegewebshülle, die den Knochen umgibt. Auf eine äußere dicke Schutzschicht aus kollagenen und elastischen Fasern folgt das Kambium, angereichert mit Osteoblasten, Gefäßen, Nerven, Vater-Pacini-Körperchen sowie den Sharpey-Fasern, die das Periost mit dem Knochen verbinden.

Bei der Periostbehandlung erfolgt eine genaue lokalisierte und dosierte Irritation aller Elemente, die an der Bildung der Kambiumschicht beteiligt sind. Jede Periostbehandlung ist lokal mit einem hell-durchdringend bohrenden Schmerz verbunden, der aber bei entsprechender Dosierung nicht als unangenehm empfunden wird. Desgleichen kommt es reaktiv zu einer Hyperämisierung und damit zu einer Rötung und Schwellung. Die Osteoblastenirritation führt zur verstärkten Tätigkeit und damit zur Knochenapposition. Das Periost gehört nach *Roux* zu den Geweben mit aktiver Funktion. Der Knochen ist deshalb eines der plastischsten Gewebe des menschlichen Organismus. Klinisch ist dies z. B. an der Ausweitung des Thorax beim Aortenaneurysma festzustellen; ebenfalls an den Umbauvorgängen bei statischer Fehlbelastung und schließlich auch bei der Frakturenheilung.

Die lokalen Wirkungen der Periostbehandlung sind nicht von den ferngeleiteten zu trennen. Zur Erklärung dieser Wirkungsweisen kann man den Segmentbegriff heranziehen. So läßt sich experimentell nachweisen, daß Periostbehandlungen im Magensegment (TH 6–8)

a) die Azidität erhöhen und die Sekretion steigern können,

b) den Tonus heraufsetzen und durch Anregung der Peristaltik die Breiausschüttung aus dem Magen beschleunigen,

c) im Bereich der Gallenblase ebenfalls den Tonus erhöhen und einen Entleerungsreiz provozieren.

Behandelt man im Herzsegment, so zeigen etwa 80 % der Probanden eine Pulsverlangsamung; pathologische EKG-Veränderungen wie gesenkte ST-Strecken und abgeflachte Nachschwankungen normalisieren sich.

Zusammenfassung zur Wirkung einer Periostbehandlung.

1. Ein Primärschmerz wird durch einen dosiert gesetzten Sekundärschmerz gelindert.
2. Am Ort der Anwendung wirkt sie als nutritiver, bei längerer Serie auch als formativer Reiz.
3. Es lassen sich reflektorische Fernwirkungen über die präformierten Körpersegmente auf das physiologische und pathische Geschehen besonders der Eingeweide in den großen Körperhöhlen erreichen.

Energetik

Die Periostbehandlung ist praktisch überall und zu jeder Zeit durchführbar. Man kann sehr gezielt arbeiten, die Dosierung läßt sich fein abstimmen. Der Einsatz und die Wirkung einer Periostbehandlung stehen in einem optimalen Verhältnis zueinander.

Technik der Periostbehandlung

Man kann überall arbeiten, wo man am Knochen eine Haltefläche findet und wo es gelingt, die darüber liegenden Gewebe zur Seite zu schieben, so daß sich die eng umschriebene Knochenstelle im rechten Winkel, oder fast im rechten Winkel, treffen läßt.

An folgenden Knochenflächen wird *nicht* behandelt:

a) Processus spinosus der Wirbelsäule, mit Ausnahme der seitlichen Flächen der Crista sacralis mediana.

b) Schädel, ausgenommen linea nuchae superior des Os occipitale, die knöcherne Bekleidung der Nasennebenhöhlen und die Umgebung der Kiefergelenke (Cave Nervenaustrittspunkte).

c) Patella (setzt unfixiert dem Druck keinen Widerstand).

d) Klavikula (bietet keine Behandlungsflächen).

Man führt die Periostbehandlung aus:

1. mit den Knöcheln der Zeige- oder Mittelfinger (Phalanx proximalis),
2. mit den Kuppen der Mittelfinger (der Zeigefinger kann zur Verstärkung des Drucks auf den Mittelfinger gelegt werden),
3. mit den Kuppen der Daumen.

In der Ausführung der Periostbehandlung sollen rechte und linke Hand geübt sein, wobei die nichtarbeitende Hand das Handgelenk oder die Fingergrundgelenke der arbeitenden Hand stützen kann.

Die zur Behandlung geeigneten Punkte finden sich beim Abtasten des betreffenden Knochens leicht. Einen besonders schmerzhaften Punkt wird man zuerst nicht behandeln. Heftige Behandlungsschmerzen zwingen dazu, neben der empfindlichen Stelle zu arbeiten; von hier aus kann man dem Schmerz allmählich näher rücken. Bei der Auswahl der Punkte geht man nicht nur vom Schmerz, sondern auch von den trophischen Befunden (Unebenheiten, Rarefizierungen, Auflagerungen, Eindellungen und dem Grad der Härte) aus.

Unter „Periostblock" versteht man einerseits die allmähliche Schmerzbefreiung und trophische Kräftigung eines größeren zusammenhängenden Knochenbezirks, z. B. „Kreuzbeinblock", „Sternalblock", „Schulterblattblock". Man geht in der Behandlung von den am wenigsten schmerzenden Stellen aus und macht in einer Reihe von Sitzungen die stärker schmerzenden Punkte unempfindlich, bis der ganze Knochenkomplex trophisch gleichmäßig hart und schmerzfrei ist. Andererseits besagt die Bezeichnung „Block", daß die irradierenden, segmental ausstrahlenden Schmerzen und Mißempfindungen „blockiert" werden. Eine massive Periostbehandlung, z. B. am Kreuzbein bei einer Ischialgie, läßt die Schmerzen zunächst für Stunden und nach mehreren Behandlungen ganz abklingen.

Der Behandler muß warme und trockene Hände haben. Er darf nicht nur mit der Kraft seiner Hände arbeiten, sondern er nütze auch sein Körpergewicht in der Phase des zunehmenden Drucks aus. In der Phase des nachlassenden Drucks muß der Kontakt mit der behandelten Stelle gewahrt bleiben, der Behandelnde darf also nicht zu nahe am Patienten sitzen oder stehen. Wenn der Druck nicht rechtwinklig oder beinahe rechtwinklig die Körperstelle trifft, besteht die Gefahr des Abgleitens.

Bei der Fingerkuppentechnik dürfen die Fingergelenke und das Handgelenk nicht durchgedrückt werden, sondern müssen leicht gebeugt sein; nur so kann die Kraft aus dem ganzen Körper übertragen werden. Die Fingerkuppen und Fingerknöchel können dadurch besser tasten und eine Überdehnung des Bandapparates beim Behandler läßt sich vermeiden. Arbeitet man mit den Fingerknöcheln, stehen Ellbogen-, Hand- und Fingergrundgelenke achsengerecht; nur so wird die Körperkraft optimal genutzt. Auch setzt der Behandler die Fingerknöchel nicht spitz, sondern so flach an, daß zwar die ganze mediale Phalanx aufliegt, der Druck aber allein durch die Trochlea der proximalen Phalanx ausgeübt wird. Der Druck muß zunächst vorsichtig dosiert sein und soll allmählich an Stärke zunehmen, bis der Widerstand des Knochens fühlbar ist. Man steigert dabei so, daß der Patient den auftretenden Schmerz noch gerade als wohltuend empfindet. Nun setzt eine kleine, kaum wahrnehmbare, langsame Kreisbewegung ein, die in der Phase des nachlassenden Druckes zurückgenommen wird (keine bohrende Bewegung). Der Druck wird intervallmäßig intensiviert. Man richtet sich nach der Atmung des Patienten: verstärkter Druck in der Exspirationsphase und in der Atempause, Nachlassen in der Inspirationsphase, damit der Patient frei durchatmet und es zu keiner Unterbrechung des normalen Atemablaufs kommt.

Zum Abschluß jeder Periostbehandlung verstreicht man das über dem Periostpunkt liegende Gewebe mit kräftigen hin- und hergleitenden Bewegungen. Dieses Durcharbeiten ist kein „Zirkeln", sondern eine große Bewegung, die über den behandelnden Knochenpunkt hinausgreift und ca. 10 bis 15 Sek. durchgeführt wird.

Eine Behandlung dauert ca. 20 bis 30 Min.; auch wesentlich kürzere Zeiten von 10 bis 15 Min. sind möglich und wirkungsvoll. Hier liegt unter anderem die große klinische Bedeutung der Periostbehandlung. Im Regelfall behandelt man einen Punkt etwa 3 bis 5 Minuten. Manchmal muß man die Punkte schneller wechseln, da der Schmerz dem Patienten an derselben Stelle zu unangenehm wird. Im Laufe der Behandlung kann man dann zu den Anfangspunkten zurückkehren.

Während der einzelnen Behandlung werden die bearbeiteten Bezirke durch eine geringgradige Periostitis empfindlich. Nach etwa 8 bis 14 Std. klingen die erhöhte Empfindlichkeit und die Lokalreaktion ab. Bei der nächsten Behandlung, etwa nach 48 Std., ist der Punkt schon unempfindlicher. Schließlich wird er nach einer Reihe von Behandlungen völlig schmerzfrei; das Knochengewebe fühlt sich härter und widerstandsfähiger an. In einem Segmentbereich führt man höchstens alle 48 Std. eine Behandlung durch.

Topographie der Periostpunkte

Wirbelsäule und Rippen

An der Halswirbelsäule kann man an die Processus articulares herangehen; man trifft sie durch vorsichtiges Palpieren ventral vom oberen Abschnitt des M. trapezius. Voraussetzung ist eine entspannte Muskulatur. Die Behandlung darf nur vorsichtig erfolgen, denn die Schmerzhaftigkeit kann hier groß sein. Am zweckmäßigsten benutzt man hier die Kuppe des Mittelfingers, weil sie das feinere Tastgefühl besitzt. Bei der Behandlung der Brustwirbelsäule setzt man die einzelnen Punkte entweder unmittelbar neben dem Processus spinosus an, oder man arbeitet an den Rippen in der Gegend des Angulus costae. Die lange Rückenmuskulatur läßt sich an der oberen Brustwirbelsäule nach lateral, an der unteren Brustwirbelsäule nach medial hin wegschieben.

Die Lendenwirbelsäule behandelt man ebenfalls an den Querfortsätzen der Wirbelkörper, die sich durch Tasten am seitlichen Rand des M. erector spinae treffen lassen. Hier empfiehlt sich, mit dem Zeigefingerknöchel bei supinierter Hand zu arbeiten. Bei gleicher Handhaltung, mit einer entsprechenden Drehung der Hand nach kranial oder kaudal, erreicht man den Rand der untersten Rippe nahe der Wirbelsäule oder die Crista iliaca. Sitzt man seitlich vom Patienten, kann man an den gleichen Punkten auch mit der Kuppe des Daumens ansetzen.

Schädel

Im Bereich des Kopfes arbeitet man an der Linea nuchae superior, an den Kiefergelenken und im Bereich der Nasennebenhöhlen.

Gelenke

An einachsigen Gelenken benutzt man die Knochenflächen oberhalb und unterhalb des Gelenkspaltes. An den Zehengrundgelenken kann man dorsal und plantar arbeiten, seitlich an den Mittelfußknochen. Um auf die übrigen Gelenke des Fußes einzuwirken, behandelt man folgende Stellen:

a) mediales Keilbein
b) die Tuberositas des Kahnbeins
c) medial und lateral am Kalkaneus
d) Malleolus medialis und lateralis.

Auch am Kniegelenk setzt man seitlich oberhalb und unterhalb des Gelenkspaltes an:

a) an den medialen und lateralen Epikondylen des Femur
b) am Fibulaköpfchen und am Kondylus der Tibia.

Das Hüftgelenk ist von folgenden Knochenstellen aus zu behandeln:

a) von allen Seiten gegen den Trochanter major
b) von einzelnen Punkten am Ramus superior ossis pubis.

An den Fingergelenken behandelt man seitlich, oberhalb und unterhalb der Gelenkspalten. Die Punkte für das Handgelenk sucht man dorsal an Korpus und Basis der Metakarpalia I/V, am Os pisiforme und am distalen Abschnitt von Ulna und Radius.

Das Ellbogengelenk läßt sich erreichen:

a) an den Epikondylen des Humerus
b) am proximalen Abschnitt der Ulna und des Olekranon.

Behandlung des Schultergelenks:

a) am Processus coracoideus
b) an den Seitenrändern und auf der Fläche des Akromions
c) am lateralen Ende der Spina scapulae (auf der Spina kann man nicht direkt arbeiten, sondern muß von oben oder von seitlich unten ansetzen)
d) am kranialen Abschnitt des äußeren Schulterblattrandes
e) am Tuberculum majus und minus des Humerus.

Gliedmaßen

Ansatzflächen an der Tibia finden sich nur an der Facies medialis. Hier genügt ein geringer Druck, weil die Schmerzempfindlichkeit groß ist.

Die Fibula erreicht man am proximalen Abschnitt am und unterhalb des Kaput (cave N. fibularis).

Am Femurschaft gibt es beim normal ernährten Patienten keine geeignete Knochenfläche, ansonsten s. Absatz Gelenke. Den Radius behandelt man im unteren Drittel dorsal und volar, die Ulna im Verlauf des Schaftes dorsal und volar. Ansatzpunkte auf dem Humerus findet man vom Epicondylus lateralis aufwärts bis zum Ansatzpunkt M. deltoideus.

Periostbehandlung im Bereich des Herzens

Bei der Periostbehandlung im Bereich des Herzens arbeitet man an der linken Brustkorbseite ventral, lateral und dorsal. Ventral und lateral auf allen zu den Herzsegmenten gehörigen Rippen und Rippenansatzstellen am Sternum, dorsal am unteren Teil der Skapula und an den Rippen. Man orientiert sich dabei an den Headschen

Maximalpunkten. Bei jeder Behandlung am Brustkorb ist besonders auf die Atmung zu achten. Die Behandlung an den Rippen erfolgt am oberen oder unteren Rand und nicht auf der Wölbung.

Periostbehandlung der Atmungsorgane

Bei Erkrankungen der Atmungsorgane setzt man Periostpunkte je nach ärztlicher Verordnung auf dem Sternum, an den Sternumrändern, an allen Rippen (dorsal, ventral, lateral) und auf dem Schulterblatt. Zu den wichtigsten Behandlungspunkten am Brustkorb gehören die vom Schulterblatt gedeckten Rippen. Sie werden durch Hochziehen und durch betontes Vorziehen der Schulterblätter zugänglich.

Periostbehandlung im Bereich des Magens und Zwölffingerdarms

Man arbeitet im epigastrischen Winkel auf den oberen oder unteren Rippenkanten. Läßt es der Spannungszustand der Bauchdecke zu, greift der behandelnde Finger um den Rippenrand und gibt dabei den Druck von innen nach außen; außerdem setzt man einige Punkte an den Rippenknorpeln der 6. bis 9. Rippe. Die scharfe Rippenbogenkante darf nicht behandelt werden. Findet man bei Patienten den Boasschen Druckpunkt, dann wird im Bereich dieses Schmerzpunktes auf den betreffenden Rippen nahe der Wirbelsäule behandelt. Die Behandlung der Schmerzpunkte auf den Rippen beiderseits der Wirbelsäule ist sehr wirksam.

Periostbehandlung im Bereich des Leber-Gallenweg-Systems

An der rechten unteren Brustkorbseite, ventral, lateral und bis zur Wirbelsäule liegt eine Vielzahl von Punkten; auch an der rechten Skapula finden sich oft stark schmerzempfindliche Stellen. Die Auswahl der zu behandelnden Punkte richtet sich nach der Schmerzangabe des Patienten und nach trophischen Veränderungen (besonders bei chronischen Verlaufsformen).

Periostbehandlung im Bereich der Nieren und der Harnwege

Die zugeordneten Punkte sucht man am Ansatz der untersten Rippe nahe der Wirbelsäule, an den Querfortsätzen des II. und III. Lendenwirbels und am Darmbeinkamm nahe der Wirbelsäule.

Periostbehandlung im Bereich des Beckens

Die seitlichen Partien des Os sacrum bieten geeignete Flächen; im Allgemeinen kann hier kräftig gearbeitet werden. Am Darmbeinkamm kann man an fast allen Stellen Punkte setzen; wegen des kräftigen Fett- und Muskelgewebes ist eine Behandlung der Beckenschaufel unmöglich.

Indikationsgebiete der Periostbehandlung

Periostbehandlung zur Schmerzstillung

Auffälligste Wirkung der Periostbehandlung ist die Schmerzstillung, die sich mit dieser Methode rascher und nachhaltiger als mit anderen physikalischen Behandlungsweisen erzielen läßt.

Schmerzstillende Wirkung bei Magen- und Duodenalulkus

Etwa dreiviertel aller Patienten mit Magen- oder Duodenalulkus klagen über Schmerzen. Viele werden allein durch eine Krankenhausaufnahme (Milieuwechsel) schmerzfrei. Bei den übrigen Patienten erzielt man mit einer täglich am unteren Rippenbogen durchgeführten Periostbehandlung nach 4 bis 6 Sitzungen dauernde Schmerzfreiheit.

Der Behandler findet beim Palpieren des Rippenbogens ohne Schwierigkeit die druckschmerzhaften Stellen, die den Maximalpunkten der Headschen Zonen entsprechen. Die Behandlung beginnt an diesen Punkten bzw. zunächst in der unmittelbaren Umgebung, wenn der Schmerz zu stark ist. Schon im Verlauf der ersten Sitzungen kehrt man zu den schmerzhaften umgangenen Stellen zurück.

Bei der Periostbehandlung des akuten Ulkusschmerzes setzt die Fingerkuppe direkt auf der schmerzhaften Stelle auf. Ein zarter Druck bei minimal kreisender Bewegung ruft einen geringen Schmerz hervor, den der Patient leicht erträgt. Er spürt schon nach einigen Minuten, daß sein tieferliegender Ulkusschmerz sich lindert und etwa 10 Min. nach der Behandlung nachläßt. Diese Wirkung hält zunächst etwa einen Tag an.

Der Patient wird nun durch täglich 1 bis 2 Periostbehandlungen, unter stetem Wechsel der Punkte, schmerzfrei gehalten, bis sich nach wenigen Tagen ein Dauererfolg zeigt. Aus dieser symptomatischen Behandlung kann eine konditionale werden, wenn eine Veränderung der segmentalen Trophik beabsichtigt ist. Sie wird nach dorsal erweitert und in einer längeren Serie verordnet, nun mit dem Ziel, die Knochenstruktur zu festigen. Wie eine chronische Irritation vom

Organ her die Trophik des ganzen Segments verändert, so läßt sich rückläufig die vegetative Tragfähigkeit der zugeordneten Organsysteme erhöhen, wenn der dystrophische Knochen wieder stabilisiert ist.

Schmerzstillende Wirkung bei Angina pectoris

Vom leichtesten anginösen Anfall, etwa bei einer rein funktionellen Angina pectoris, bis zur echten Stenokardie reagiert das pektanginöse Symptom außerordentlich gut auf die Periostbehandlung.

Man läßt den stärksten Schmerz vom Patienten lokalisieren; trotz der Ausstrahlungsphänomene gelingt ihm das meist gut. Hier beginnt die Behandlung, gleichgültig, ob es sich um die Ansätze der Rippen am Sternum oder um seitliche Rippenpartien handelt. Der durch die Druckbewegung hervorgerufene Schmerz darf für eine kurze Zeit – etwa 2 bis 5 Min. – dem anginösen Schmerz ähnlich sein. Wenn nach dem ersten Punkt die Fingerkuppe zurückgezogen und die behandelte Stelle kräftig verstrichen wird, merkt der Patient bereits eine Erleichterung. Genauso behandelt man den nächsten schmerzhaften Punkt; nach 5 bis 6 Stellen klingt der Anfall meist ab. Durch weitere Behandlung läßt sich völlige Beschwerdefreiheit erzielen. Bei der Nachbehandlung von Herzinfarkten hat sich die Periostbehandlung gut bewährt: Beseitigung der Restsymptome, Steigerung der Belastbarkeit, Besserung der segmentalen Trophik und der koronaren Durchblutung sind einkalkulierbare Wirkungen.

Schmerzstillende Wirkung bei der Kolik der Gallenwege

Die schmerzstillende Wirkung der Periostbehandlung bei mechanischen Hindernissen in den Gallenwegen ist nicht so sicher wie z. B. die bei einem pektanginösen Anfall. Aber man darf damit rechnen, daß ein Schmerzanfall bei Stauungsgallenblase in wenigen Minuten kupiert ist. Steinkoliken können durch Periostbehandlung ähnlich beeinflußt werden wie durch Spasmolytika und heiße Kompressen; der Erfolg liegt also zwischen vollständiger Kupierung, Schmerzlinderung und nur geringer Beeinflußbarkeit. Periostbehandlung ist indiziert wenn auch Spasmolytika angezeigt sind. Man behandelt die Schmerzpunkte so lange, bis der Patient eine allgemeine Linderung verspürt; bleibt ein Druckgefühl zurück, werden 2 bis 3 Punkte im Segment hinzugenommen.

Prophylaktische Anwendung

Im schmerzfreien Intervall durchgeführte Periostbehandlungen können beim Magenulkus, bei der Angina pectoris und bei der Kolik der Gallenwege das Wiederauftreten der Schmerzattacken verhindern, sie lassen sich also prophylaktisch einsetzen. Hierbei passe man sich mit der Dosierung der Anfallhäufigkeit an.

Trophische Effekte der Periostbehandlung

Eine weitere Wirkung der Periostbehandlung läßt sich am Knochen selbst und am behandelten Segment beobachten.

a) So ist z. B. das Magen- und das Duodenalulkus als pathologisches Geschehen gekoppelt an die Trophik des gesamten Segments, besonders seiner knöchernen Anteile. Einem atrophischen Magen entspricht ein atrophischer Abschnitt im knöchernen Anteil des Segments, man findet federnde Erweichung und atrophische Aussparungen der segmentalen Knochenabschnitte.

Den Mechanismus der Frakturheilung, bei der das Periost Kallus bildet und überflüssigen Kallus abträgt, ahmt man bei der Periostbehandlung nach und nutzt ihn zur Beeinflussung einer gestörten Knochentrophik. Der Knochen wird unter Periostbehandlung so hart und kräftig, daß jede Unebenheit und jede federnde Erweichung verschwinden. Dazu sind im Durchschnitt 15 bis 30 Behandlungen notwendig.

b) Ähnliche trophische Zusammenhänge liegen auch bei den chronischen Cholezystopathien vor. Auch hier kann man über die akuten Schmerzustände hinaus durch Verbesserung der Knochentrophik in die pathogenetischen Abläufe an der Gallenblase eingreifen.

c) Die trophischen Störungen an den Rippen, die sich im Verlauf einer sklerotischen Erkrankung der Koronarien einstellen, lassen sich durch eine Serie von Periostbehandlungen günstig beeinflussen.

Resorptive Wirkung der Periostbehandlung

Postpneumonische Infiltrate, Restzustände nach Pleuritiden und Schwartenbildungen stellen eine weitere Indikation für die Periostbehandlung dar; sie unterstützt die Resorption und lindert die Schmerzen. Es wird solange behandelt, bis der Patient frei durchatmen kann und das Röntgenbild eine restlose Resorption des Ergusses bzw. die Aufhellung des pneumonischen Infiltrats bestätigt. Gleichzeitig stabilisiert sich der Knochen und das Periost wird unempfindlich. Bei Atelektasen und beim Emphysem kann ebenfalls die manuelle Druckbehandlung durchgeführt werden.

Periostbehandlung im rheumatischen Formenkreis

Sie darf hier nur nach der vollständigen Sanierung angewandt werden; akut entzündliche Gewebe und frische periarthrale Schwellungen müssen sich erst zurückbilden. Hartnäckige, nicht mehr akute Schwellungen behandelt man zunächst aus genügendem Abstand und arbeitet sich langsam an sie heran. Auch neurale Lokalisation des Rheumatismus und die rheumatischen Periostitiden werden von der knöchernen Umgebung aus behandelt.

Leitlinien

1. Beim akuten Gelenkrheumatismus und beim rheumatischen Fieber bestehen keine Indikationen; das gleiche gilt
2. bei frischen periarthralen Schwellungen.
3. Sie ist dagegen indiziert bei der rheumatischen Periostitis.
4. Zur Schmerzstillung bei der Übungstherapie wendet man die Periostbehandlung an, um den schmerzfreien Raum eines Gelenkes zu erweitern.
5. Eine Linderung der Beschwerden erreicht man beim schmerzenden Senk- und Plattfuß, beim schmerzhaften Kalkaneussporn und bei der Arthrosis deformans.
6. Rheumatische Sakralgien sprechen auf die Behandlung gut an.
7. Neuralgie und Neuritis sind bei schmerzpunktentferntem Ansatz Indikationen (man arbeitet 2 bis 6 cm vom Nervenaustrittspunkt entfernt).

Periostbehandlung beim Sudeck-Syndrom

Das Sudeck-Syndrom kann als ein Beispiel für die vielfältige Indikation der Periostbehandlung in Chirurgie und Orthopädie dienen. Der Wirkungsmechanismus der Periostbehandlung zeigt sich in der Beseitigung der Maximalpunkte am Periost, wodurch die Irritation durch die primären Faktoren nachläßt. Unter primären Faktoren versteht man z. B. ein peripheres Trauma, das eine vegetative Gesamtumschaltung bedingt, worauf ein irritiertes Zentrum im peripheren vegetativen System eine entzündliche Reaktion auslöst. Mit dem „Zweitschmerz" der Periostbehandlung werden die zentripetal und zentrifugal gerichteten Fehlabläufe, die zur Dystrophie geführt haben, innerhalb eines „Störungsfeldes" unterbrochen. Angesichts ihrer trophikanregenden Wirkung kann man mit der Periostbehandlung schon relativ früh, etwa bei der Rückbildung der fast immer zu beobachtenden wurzelnahen „weichen" Schwellung, beginnen und so die Phase der Übungsbehandlung eher erreichen.

Eine wochen- oder monatelang bestehende Sudecksche Knochenatrophie läßt sich innerhalb von 4 Wochen ausschließlich durch Periostbehandlung derart beeinflussen, daß „verstärkte Knochen- und Bälkchenzeichnung durch eine umfangreiche Kalksalzeinlagerung festzustellen ist".

Dadurch hat sich häufig nach 8 Wochen die Knochenstruktur bereits normalisiert. Ebenso läßt sich feststellen, daß die Periostbehandlung auch nach Frakturen eine besonders kallusanregende Wirkung besitzt.

Weitere Indikationen

Mit den genannten Indikationen sind die Möglichkeiten der Periostbehandlung nicht erschöpft. In letzter Zeit wird sie z. B. mehr und mehr zur Unterstützung der „Schleimhauttherapie" herangezogen, und bei chronisch-atrophischen Katarrhformen setzt man Serien von Behandlungen an den erreichbaren Knochenflächen im Bereich der Nase und der Nebenhöhlen an. Auch über die zervikalen Segmente II bis IV, läßt sich die Sekretion oft durch Behandlung an den Gelenkfortsätzen günstig beeinflussen.

Chronische Kopfschmerzen, Migräne, Ohrensausen und Schwindel behandelt man mit Erfolg von der Linea nuchae und von den Zervikalsegmenten her.

Die Periostbehandlung findet ein breites Anwendungsgebiet z. B. beim intermittierenden Hinken, bei allen peripheren Durchblutungsstörungen funktioneller oder organischer Genese. Man setzt die Periostpunkte im Segment und lokal in der Zone der größten Schmerzhaftigkeit. So erweitert z. B. eine Behandlung an der Tibia oder Fibula die Gehstrecke beträchtlich, offenbar werden durch den Reiz Kollateralen eröffnet und die Durchblutung vergrößert. Das in der Regel von hartnäckigen Dystrophien begleitete Ulcus cruris varicosum rezidiviert nur dann nicht, wenn die umgebenden Gewebspartien geschmeidig und gut durchblutet sind. Alle Verhärtungen aus vorangegangenen trombophlebitischen Schüben im Abflußgebiet verschlechtern die Prognose. Neben Zirkelungen und Einfettungen hat die Periostbehandlung wegen ihrer trophischen Wirkung einen festen Platz in der Therapie eingenommen.

Periostbehandlungen dürfen nicht durchgeführt werden bei:

a) Knochentuberkulose
b) Osteomylitis
c) primären Knochentumoren oder bei Knochenmetastasen.
d) Osteoporose stellt eine relative Gegenindikation dar.

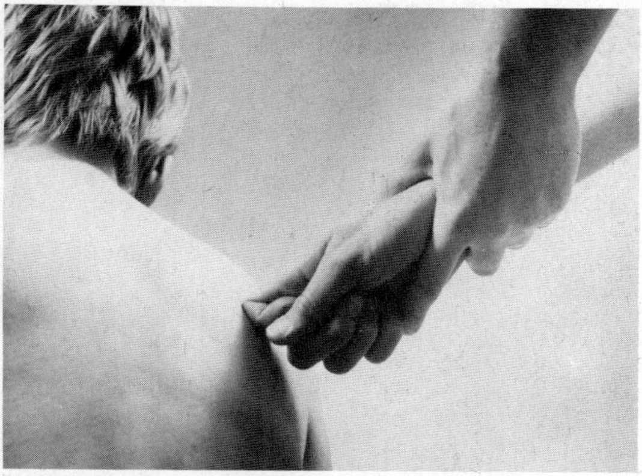

Abb. 78 Periostbehandlung mit dem Knöchel des Zeigefingers. Die Trochlea der proximalen Phalanx ist auf der Fläche des Schulterblattes angesetzt, und zwar so, daß die ganze mittlere Phalanx aufliegt, der Druck aber allein von der Trochlea ausgeübt wird

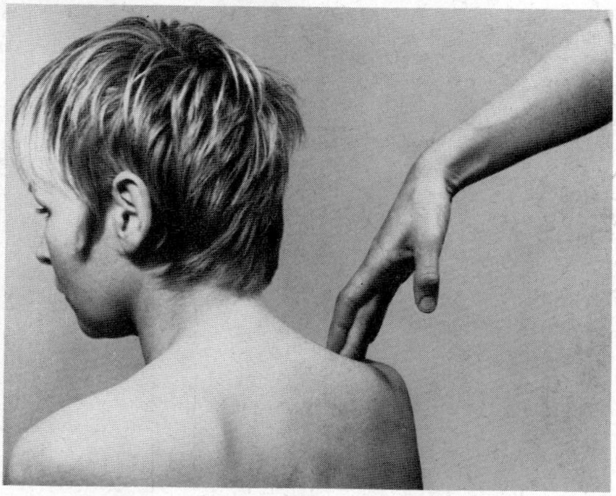

Abb. 79 Periostbehandlung mit der Kuppe des Mittelfingers, der Druck setzt am oberen Schulterblattrand an. gezeigt wird der richtige Abstand vom Patienten, um die Kraft zum Ansatz aus dem ganzen Körper zu entwickeln

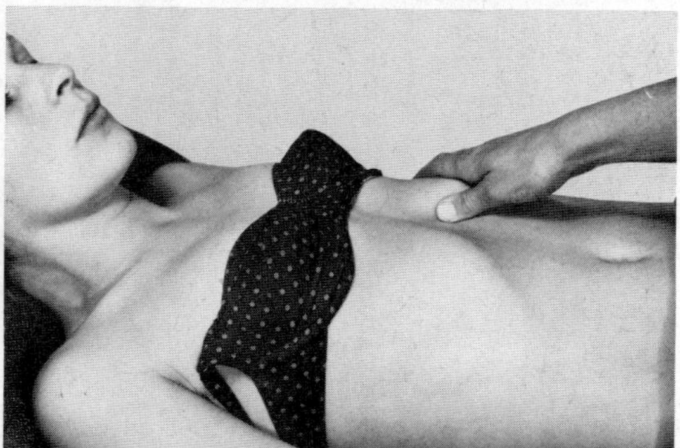

Abb. 80 Periostbehandlung am linken Rippenbogen mit dem Daumen der rechten Hand. Der Druck wird gegen den Rand des Rippenbogens seitlich nach außen gegeben. Die übrigen Finger stützen ab

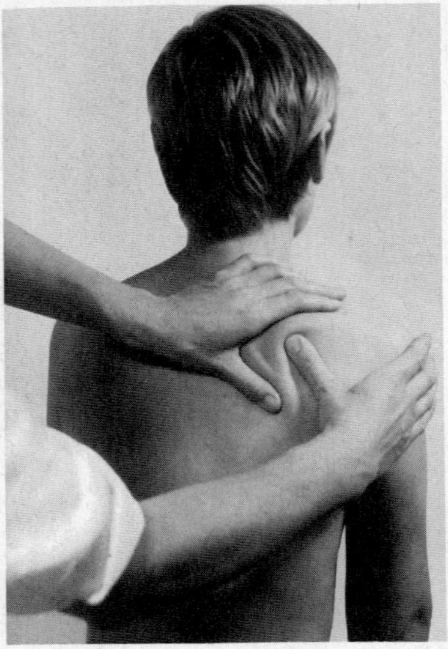

Abb. 81 Ausstreichen eines Periostpunktes nach der Behandlung

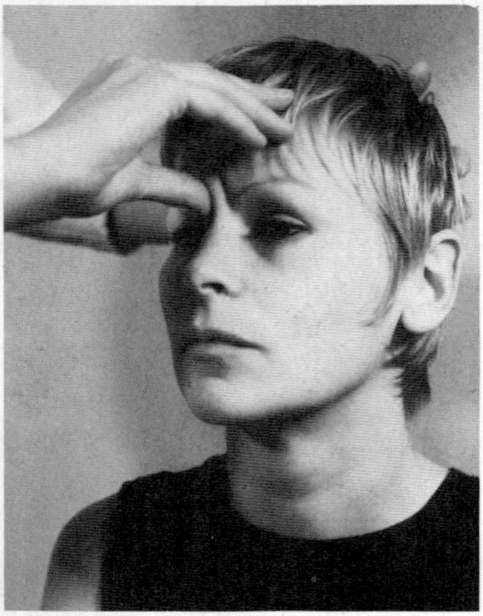

Abb. 82 Periostbehandlung mit der Daumenkuppe am Übergang von Stirnbein zum Nasenbein. Die anderen Finger stützen auf der Stirn ab. Die linke Hand fixiert den Kopf leicht von hinten

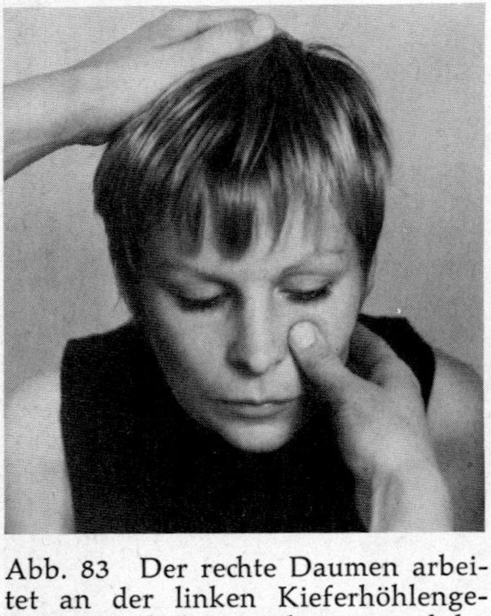

Abb. 83 Der rechte Daumen arbeitet an der linken Kieferhöhlengegend. Die linke Hand stützt auf der entgegenliegenden Kopfseite leicht ab

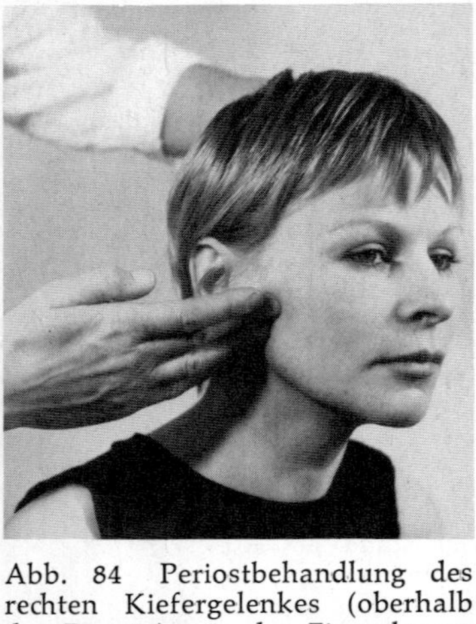

Abb. 84 Periostbehandlung des rechten Kiefergelenkes (oberhalb der Parotis) mit der Fingerkuppe des Mittelfingers

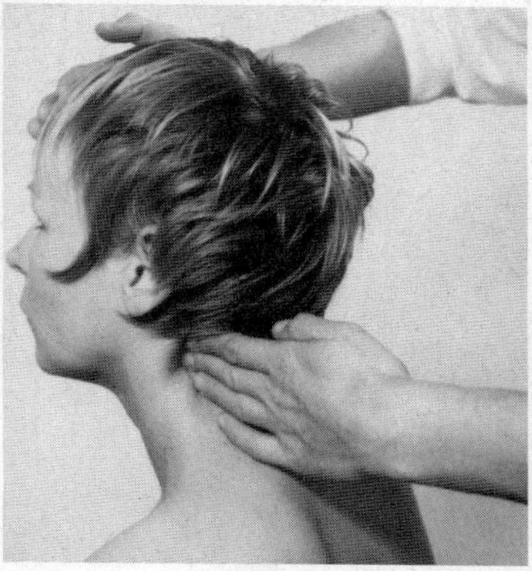

Abb. 85 Periostbehandlung der HWS-Gelenkfortsätze. Der Mittelfinger liegt mit leichtem Druck auf den Processus condylaris. Die rechte Hand gibt dem Kopf eine leichte Abstützung

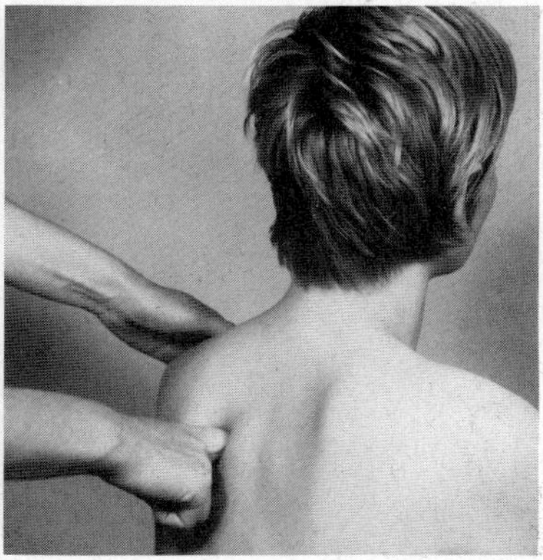

Abb. 86 Periostbehandlung an den Rippen zwischen Schulterblatt und Wirbelsäule mit den Zeigefingerknöcheln

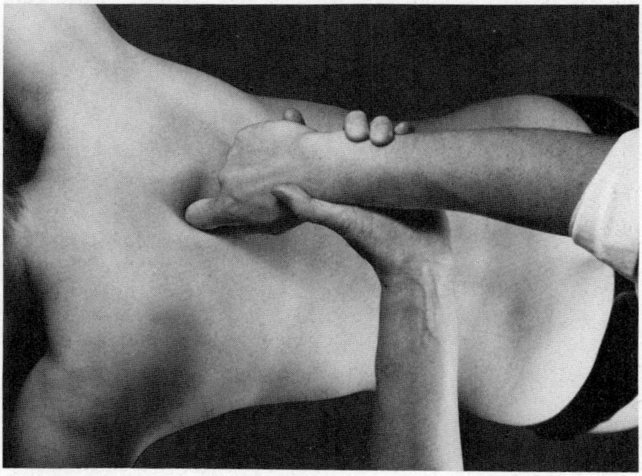

Abb. 87 Behandlung wie bei Abb. 86. Der Patient befindet sich in Bauchlage. Die linke Hand stützt am Handgelenk ab

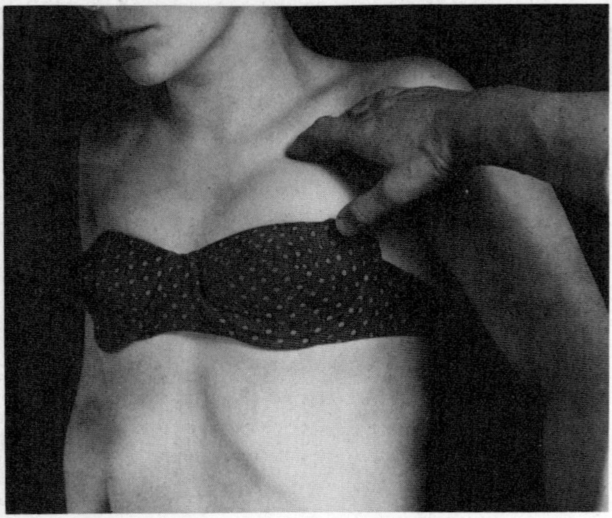

Abb. 88 Behandlung der ersten Rippe unterhalb der Klavikula mit der Mittelfingerkuppe

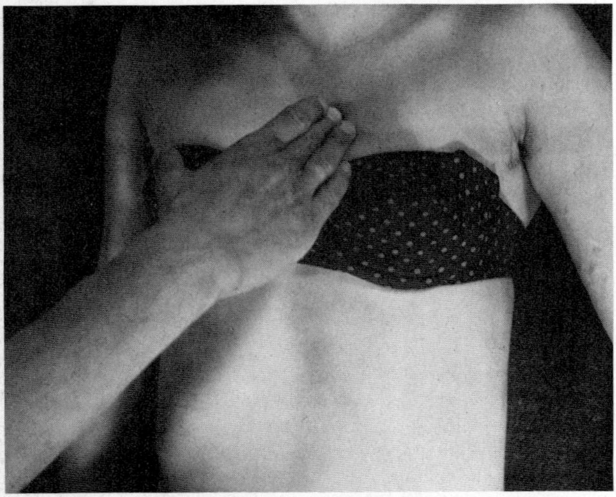

Abb. 89 Behandlung am Ansatz der ersten Rippe am Sternum. Die Mittelfingerkuppe arbeitet etwas nach kranial-medial

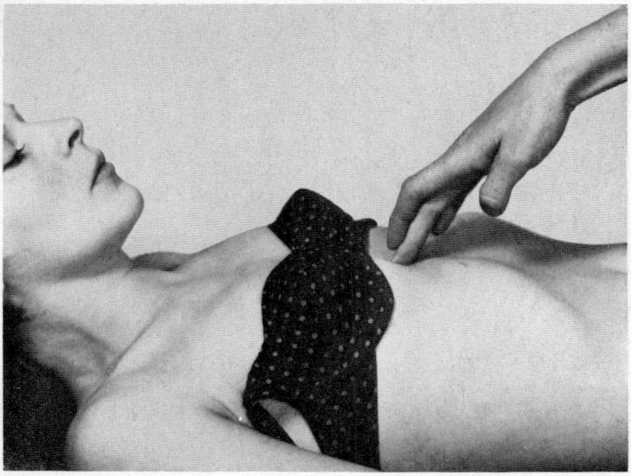

Abb. 90 Periostbehandlung mit der Mittelfingerkuppe auf dem Rippenansatz am Brustbein. Wenn die Fingerkuppe der Knochenwölbung nicht aufliegt, wird der Druck etwas schräg nach oben durchgeführt. So bekommt der Finger einen sicheren Halt und kann nicht in einen Zwischenrippenraum abgleiten

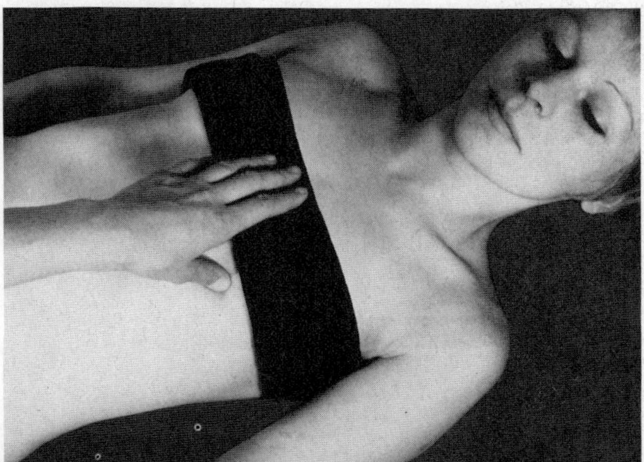

Abb. 91 Periostbehandlung mit dem Daumen an der 5. Rippe

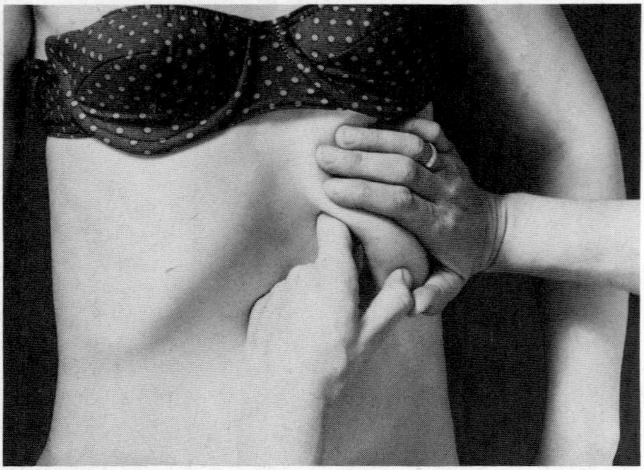

Abb. 92 Periostbehandlung am linken Rippenbogen mit der Trochlea des Zeigefingers der linken Hand. Der Daumen stützt ab. Die rechte Hand liegt flach den unteren Rippen an und gibt Widerstand. Der Druck wird nach oben und außen gegeben

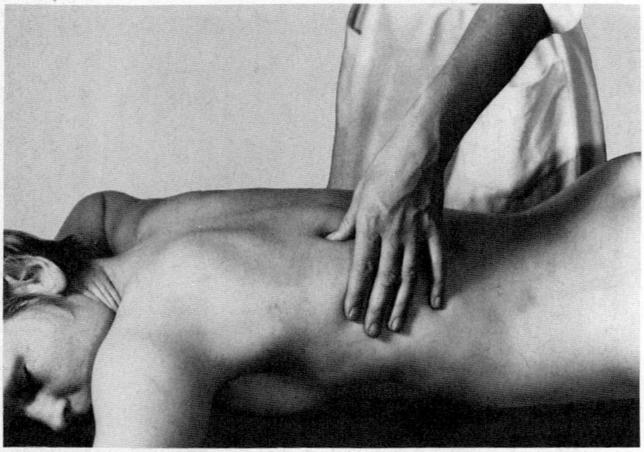

Abb. 93 Periostbehandlung der unteren Rippen in Bauchlage. Es wird mit der Daumenkuppe gearbeitet, die übrigen Finger stützen sich seitlich am Thoraxrand leicht ab

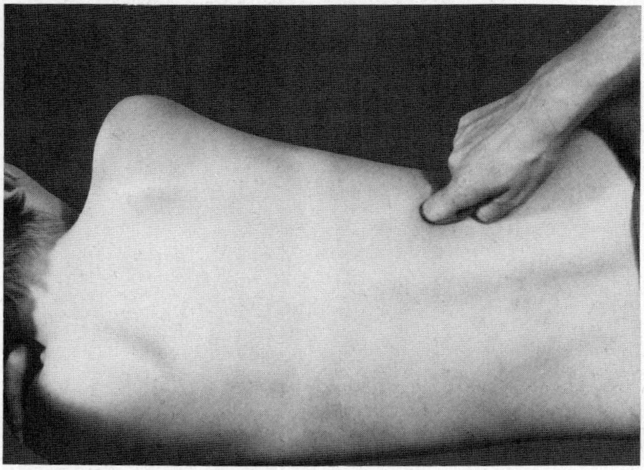

Abb. 94 Periostbehandlung der 10. Rippe rechts dorsal in Seitlage

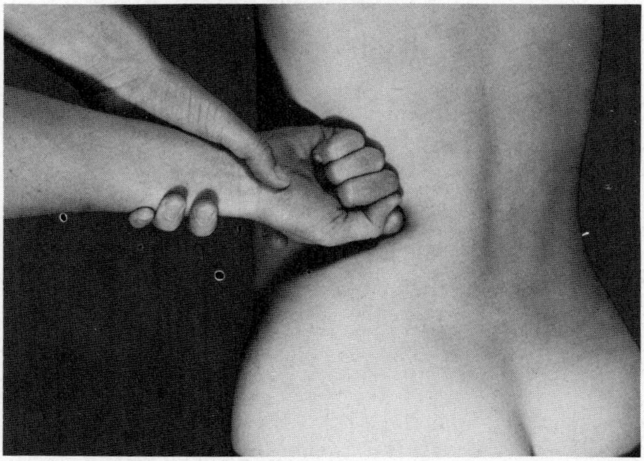

Abb. 95 Periostbehandlung der LWS-Querfortsätze. Die rechte Hand steht in äußerster Supinationsstellung. Man arbeitet mit der gleichen Knochenfläche wie bei der sonst üblichen Pronationsstellung. Der kräftige Muskelbauch muß von lateral her umgangen werden

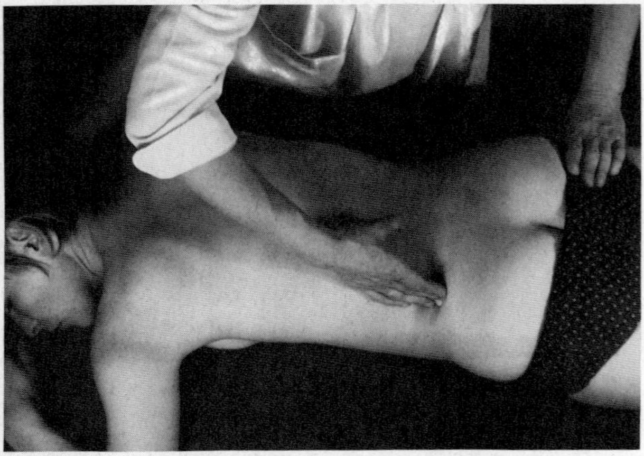

Abb. 96 Periostbehandlung des linken Beckenkamms mit der Kuppe des Mittelfingers

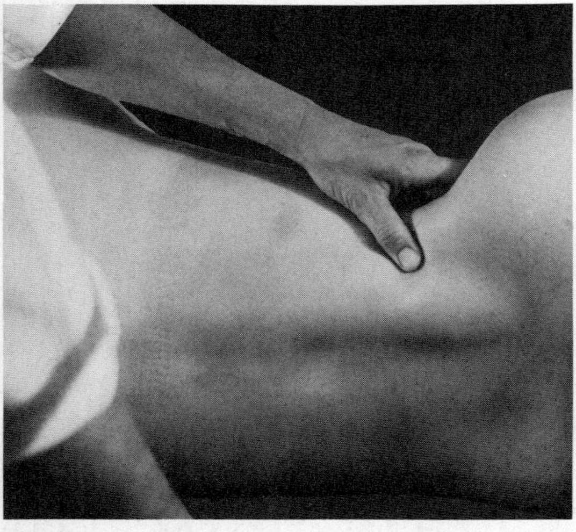

Abb. 97 Behandlung am rechten Beckenkamm mit dem Daumen in Seitlage. Die übrigen Finger stützen sich am vorderen Beckenrand ab

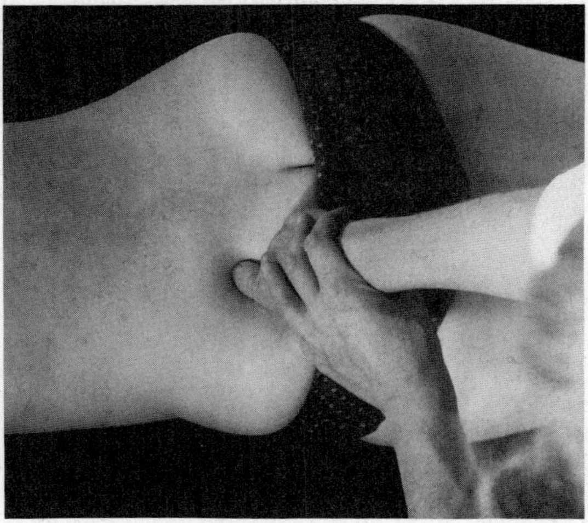

Abb. 98 Behandlung am linken Iliosakralgelenk mit der Trochlea des Zeigefingers. Die andere Hand umgreift das Handgelenk, um Halt zu geben

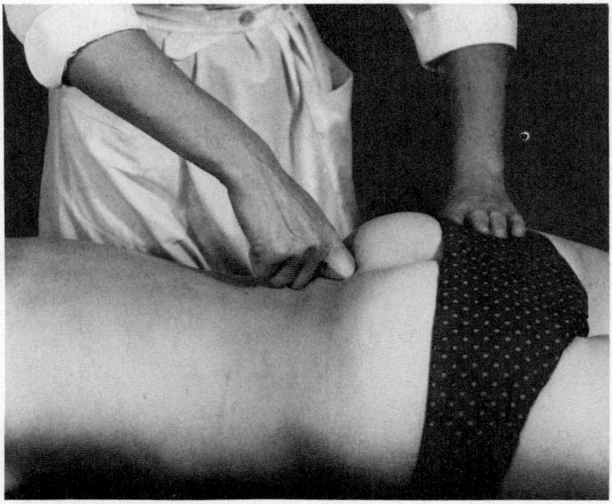

Abb. 99 Behandlung am Kreuzbein

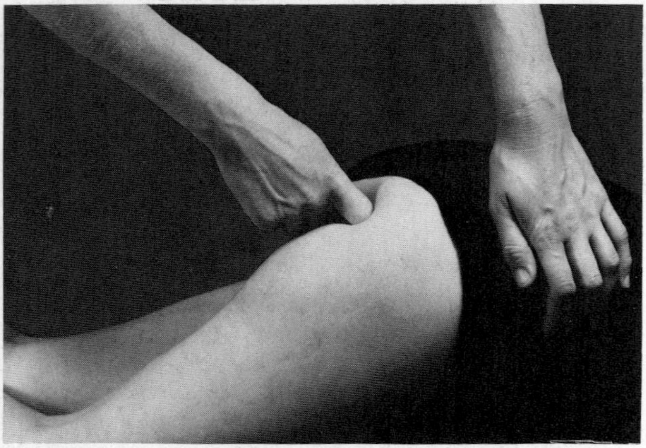

Abb. 100 Behandlung am Os ischii. Der Patient befindet sich in halber Seitenlage, Knie- und Hüftgelenk sind leicht angewinkelt, die andere Hand fixiert am Beckenkamm

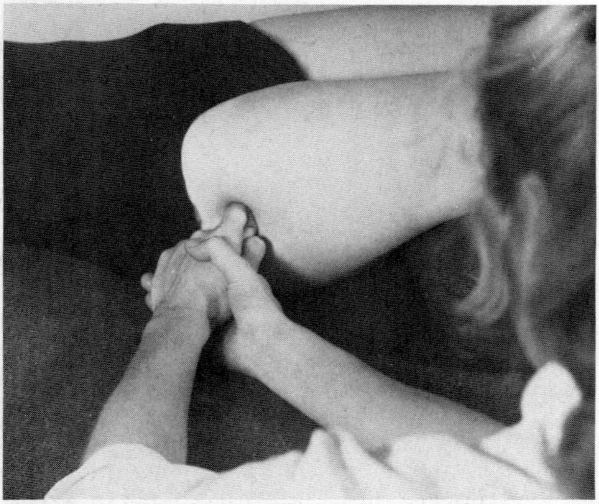

Abb. 101 Periostbehandlung des rechten Trochanter major in Rückenlage mit dem Zeigefinger. Die andere Hand fixiert in den Fingergrundgelenken

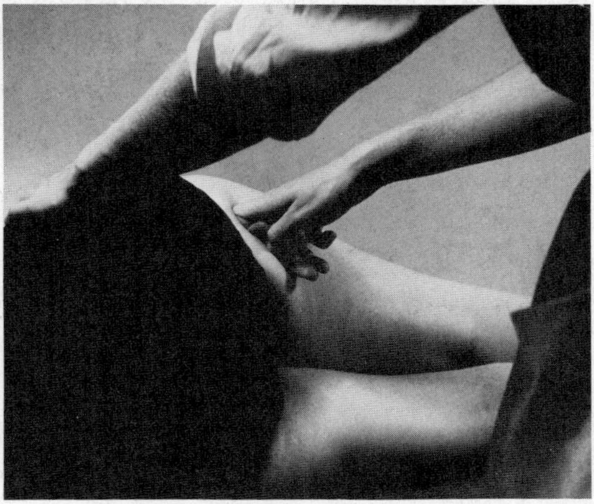

Abb. 102 Periostbehandlung am dorsalen Abschnitt des Trochanter major in Seitenlage. Das Bein ist im Knie- und Hüftgelenk leicht gebeugt. Die andere Hand fixiert das Becken

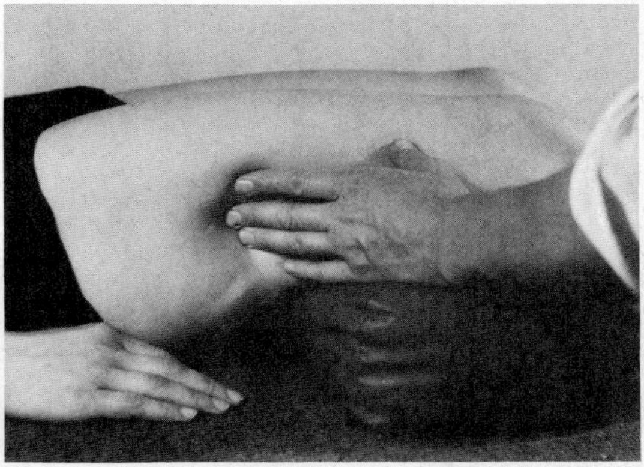

Abb. 103 Periostbehandlung am oberen Femur mit dem Mittelfinger. Bei starker Weichteilauflage arbeitet man nur in Trochanternähe

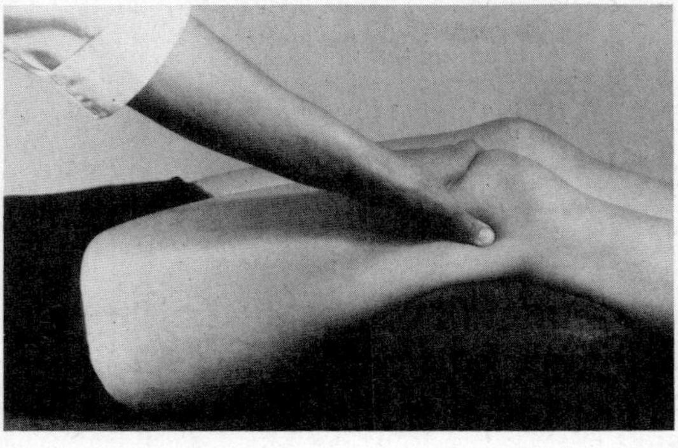

Abb. 104 Behandlung am Kniegelenk

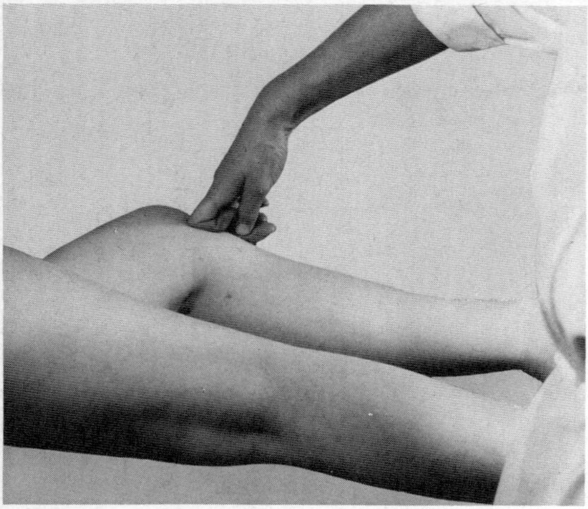

Abb. 105 Behandlung am Tibiakopf

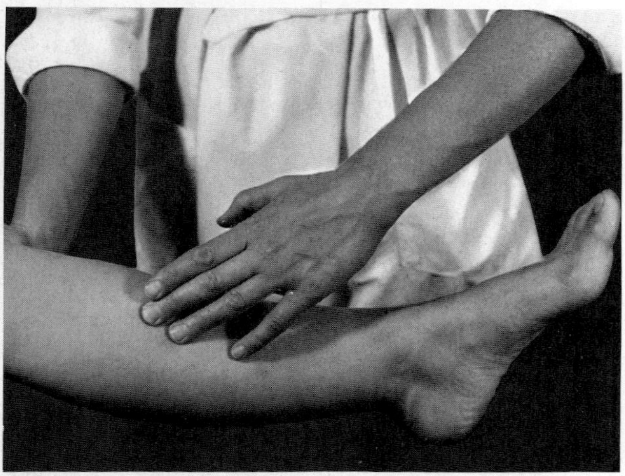

Abb. 106 Periostbehandlung an der Tibia (nicht Vorderkante). Das Bein ist etwas im Kniegelenk gebeugt und leicht nach außen rotiert. Die andere Hand fixiert das Bein kurz unterhalb des Kniegelenkes

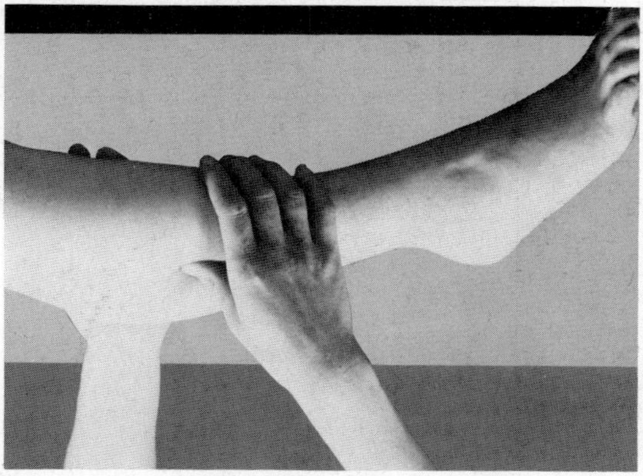

Abb. 107 Periostbehandlung an der Fibula. Das Bein ist etwas einwärts rotiert und im Kniegelenk leicht gebeugt. Die Daumenkuppe sucht geeignete Fläche, die übrigen Finger stützen ab. Die andere Hand fixiert das Bein auf der Gegenseite unterhalb des Kniegelenkes

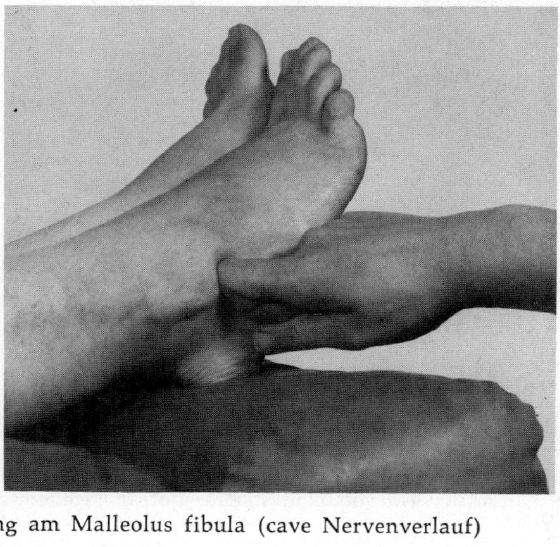

Abb. 108 Behandlung am Malleolus fibula (cave Nervenverlauf)

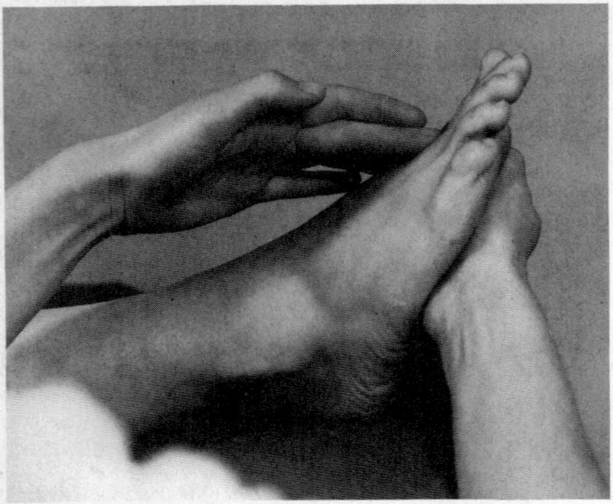

Abb. 109 Periostbehandlung am Metatarsale II mit der Zeigefingerkuppe. Die andere Hand hält den Fuß

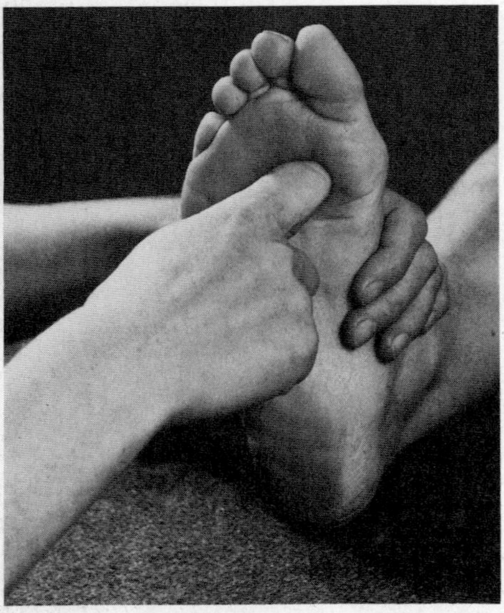

Abb. 110 Periostbehandlung am distalen Köpfchen des Metatarsale I. Der Druck wird von plantar nach dorsal gegeben, die linke Hand fixiert den Fuß

Kolonbehandlung (Abb. 111–117)

Definition

Die Kolonbehandlung ist eine manuelle, analwärts gerichtete Druck- und Gleitbewegung auf dem Kolon, die an fünf bestimmten, weitgehend fixierten Punkten des Abdomens durchgeführt wird. Sie dient der Schaffung ausgeglichener, normaler Tonus- und Turgorverhältnisse im Bauchraum mit Wirkung auf den Kreislauf, das Lymphgefäßsystem und auf das vegetative Nervensystem.

Allgemeines

Die Kolonbehandlung wurde aus dem Bedürfnis entwickelt, eine wirksame Methode zur Beeinflussung des Darms von außen her zu erhalten, da bestimmte funktionelle Wirkungen weder medikamentös noch mit der bisher üblichen Massagetechnik erzielt werden konnten.

Wir gingen von der Beobachtung aus, daß sich bei Palpation des Abdomens Veränderungen der Peristaltik feststellen lassen. Weiterhin hat die Erfahrung gezeigt, daß eine ungezielte Massage des Abdomens unphysiologische Wirkungen auslöst; an Dünndarmschlingen kann in aboraler Richtung nicht mit Sicherheit gearbeitet werden, da die Gefahr der Peristaltikhemmung sowie ihrer Umkehr besteht. Somit kommt für eine manuelle Behandlung im abdominellen Bereich nur das Kolon in Frage; es stellt sich in seiner gesamten Länge einem unmittelbaren Zugriff dar. Selbst bei Variabilität der Lage sind doch bestimmte Punkte anatomisch fixiert. Außerdem ist das Kolon ein Projektionsfeld für mannigfache Tonusänderungen des gesamten Bauchraums. Es lassen sich mit einiger Erfahrung eine ganze Anzahl von Kriterien der Magen-Darm-Pathologie aus dem „abdominellen Befund" ableiten, der im wesentlichen am Zustand des Kolons tastbar ist.

Die Kolonbehandlung dient nicht dem rein mechanischen Effekt des Kottransports und der sich anschließenden Stuhlentleerung. Zwar kommt diese Wirkung tatsächlich oft zustande, aber nicht als Ergebnis eines mechanischen Transportes, sondern weil jene große Kolonbewegung induziert wird, die zum normalen Stuhlgang notwendig ist. Es ist das eigentliche Ziel dieser Methode, Tonusabweichungen wie Spasmus, Atonie und Meteorismus zu normalisieren. Eng verknüpft mit der Motilität ist die Sekretion, so daß diesbezügliche Störungen im übrigen Magen-Darm-Kanal reflektorisch ebenfalls ausgeglichen werden. Es ist von Wichtigkeit, daß die Reichweite dieser Methode nicht auf das Kolon allein beschränkt bleibt. Sie wirkt über die viszero-viszeralen Kurzreflexe auf den gesamten Magen-Darm-Trakt einschließlich seiner Anhangsgebilde. Beim Ulcus duodeni z. B., das einen Spasmus irgendwo im Kolon auslösen und fixieren kann, lassen sich durch Lösung dieses Krampfes mit der manuellen Behandlung der Tonus und die Symptomatik im erkrankten Zwölffingerdarm beeinflussen.

In der Therapie der Gallenwegserkrankungen ist die Kolonbehandlung nicht mehr zu entbehren. Die unmittelbaren Beziehungen zwischen Dystonien der Gallenblase und spastisch-meteoristischen Kolonpartien im aufsteigenden Ast sind aus der täglichen Beobachtung geläufig. Eine dort angesetzte Kolonbehandlung hat auch prompte Wirkung auf das Hohlorgansystem der Gallenwege.

Darüber hinaus erstreckt sich die Wirkung der Kolonbehandlung auch auf Funktionskreise außerhalb des Abdomens. Enge Beziehung besteht zur Atmung, da man sich bei der Kolonbehandlung den durch die Atmung bedingten intraabdominellen Druckschwankungen anpaßt. Durch eine ruhige und rhythmische Kolonbehandlung kann eine gestörte Atmung günstig beeinflußt werden, auch wird eine allgemeine vegetative Glättung erreicht. Für die Regulation des gesamten Kreislaufs ist die Kreislaufprovinz Abdomen von entscheidender Bedeutung. Vom Hochdruck abdomineller Genese bis zur Dekompensation muß man dieses Strömungsgebiet in die Therapie einbeziehen. Hier hilft die Kolonbehandlung besonders eindrucksvoll.

Wirkungsweise

Die Voraussetzung für die Bewegungsvorgänge des Dickdarms ist ein bestimmter Tonus der Darmwand; er ist der Motilität übergeordnet. Es gibt optimale Tonusgrößen zur Erzeugung einer normalen Darmmotilität. Der Tonus des Darms ist ein Kriterium seiner Funktionstüchtigkeit. Extreme Tonuswerte verlangsamen bzw. unterbinden die Motilität. Tonuszustände lassen sich palpatorisch feststellen; therapeutisches Ziel der Kolonbehandlung ist es, ausgeglichene Tonus- und Turgorverhältnisse über die viszero-viszeralen Reflexe im Bauchraum zu schaffen, durch sie soll sich nach einer Serie von Behandlungen ein normaler „abdomineller Befund" einstellen. Dies ist nach unseren Erfahrungen durchaus mit einer Kolonbehandlung bzw. mit einer Serie von Kolonbehandlungen zu erreichen. Am besten reagieren meteoristische und spastische Kolonabschnitte, atonische Kolonpunkte erfordern eine längere Behandlungsdauer.

Auf die Herzfrequenz wirkt sich die Behandlung derart aus, daß es zu einer Mittellage der Pulsfrequenz kommt. Erhöhte Pulswerte sinken ab, erniedrigte zeigen eine Tendenz zur schnelleren Frequenz.

Bei labilen Hochdruckformen ist nach einer Serie von Kolonbehandlungen eine Normalisierung des Blutdrucks zu erreichen. Nachkontrollen haben gezeigt, daß sich der Blutdruck lange Zeit in physiologischen Grenzen hält.

Wie im Experiment nachgewiesen werden konnte, erfolgt nach einer Kolonbehandlung eine Vermehrung der Magensaftsekretion mit einer Erhöhung der Säureausschüttung. Ebenfalls ließ sich eine lebhaftere Motilität des Magens nachweisen. Desgleichen konnten vermehrte Tonusschwankungen im Rektum registriert werden. Die manuell erzielbare Änderung des Tonus läßt den Schluß zu, daß damit die Selbststeuerungstendenz des Organismus gestützt wird. Es wird Hilfe gegeben, einen ihm eigenen Spannungszustand und dessen rhythmische Schwankungen um eine Mittellage zu erhalten bzw. wieder herzustellen. Je nach Ausgangslage kann es die Lösung eines Spasmus oder der Aufbau des Tonus sein. Mit der wiedergewonnenen Eutonisierung verhalten sich eine Reihe von Regelkreisen – die mehr oder weniger enge Kopplungen zur primär beeinflußten Region haben – zwangsläufig anders. Es ist daher verständlich, daß die verschiedensten vegetativen Leistungen durch eine so „unspezifische" Methode, wie sie die Kolonbehandlung darstellt, mitgestaltet werden können (Motilität, Sekretion, Durchblutung, Turgor, Trophik usw.).

Allgemeine Voraussetzungen

Eine wichtige Voraussetzung zur Durchführung der Kolonbehandlung ist der praktisch vor jeder Behandlung zu erhebende „abdominelle" Befund. Hierzu gehören Anamnese, Inspektions- und Palpationsbefund (Tab. 4).

Der normale Inspektionsbefund zeigt eine glatte Bauchhaut ohne Marmorierung, Striae, Faltenbildung und ohne stärkere Venenzeichnung. Das Niveau des Bauches liegt in Höhe des Thorax, auch etwas darunter oder darüber. Bei muskulösen Patienten können sich die Intersectiones tendineae abzeichnen, während sie bei mäßiger Adipositas schon nicht mehr nachweisbar sind. Eine leichte seitliche Ausladung zwischen dem unteren Rand des Rippenbogens und der Crista iliaca ist physiologisch.

Zur Palpation denken wir uns den Bauch in vier Quadranten geteilt. Sie werden durch ein fiktives Kreuz gebildet, dessen Schnittpunkt am Nabel liegt. Die Palpation führen wir mit den flach aufgelegten

Tabelle 4. Abdomineller Befund

Anamnese:

Abd.-Tbc	Abd.-Ca.	Abd.-Op.	Lebererkrg.	Partus	Menstruation

Inspektion:

Haltung der Wirbelsäule:

Bauch: eingezogen | vorgewölbt | Thoraxniveau | seitl. ausladend

Bauchhaut: Striae | Venenzeichnung | entz. Veränderungen

Nabel: normal | verstrichen | vorgewölbt

Narben:

Rippenbogenwinkel: spitz | rechtwinklig | stumpf

Abstand Rippenbogen zur Spina iliaca auterior superior:

Bauchbrüche:

Palpation:

Bauchdecke

Haut und Unterhaut: adipös | normal | atrophisch

Hautfalte: bleibt stehen | verstreicht

Narben: reizlos | derb | hochempfindlich

M. rectus abdominis:	Entspannung	schlaff	straff
	Anspannung	schlaff	straff
seitl. Bauchmuskulatur:	Entspannung	schlaff	straff
	Anspannung	schlaff	straff

Bauchraum: Leber:

Milz:

Blase:

Dünndarmkonvolut:

Kolon:

	normal	spastisch	atonisch	meteoristisch	druckempf.
Aszendens:					
Deszendens:					
Sigmoid:					

Fingerspitzen durch, weil in ihnen die größte Tastempfindlichkeit der Hand liegt. Man palpiert vorsichtig, um selbst feine Veränderungen feststellen zu können. Vorsichtige Palpation verhindert bei empfindlichen Patienten eine reflektorische Abwehrspannung, die eine genaue Befunderhebung erschwert.

Durch kurzes Verschieben der Haut zur Unterhaut bzw. zur Muskulatur mit den flach aufgelegten Fingerspitzen sowie durch Abheben einer Hautfalte gewinnt man einen Eindruck ihres Turgors und Tonus innerhalb der einzelnen Quadranten. Weiterhin lassen sich durch vorsichtiges Bestreichen der Haut Sensibilitätsstörungen feststellen. Palpiert man in die Tiefe, läßt sich die Bauchdeckenmuskulatur beurteilen; Myogelosen, örtliche Verspannungen bis zur Muskelhärte der peritonäalen Reizung wird man nicht verfehlen. Man prüfe auch immer die Festigkeit der Sehnenplatte des Rektus durch langsames Anheben des Oberkörpers. Bei tieferer Palpation mit den flach aufliegenden Fingerspitzen gelangt man auf den Kolonrahmen oder das mittelständige, ungeordnete, nicht differenzierbare Dünndarmkonvolut. Auch hier interessieren vor allem die Tonusverhältnisse, die Füllung des Darms, das Auftreten von Plätschergeräuschen und der Gasgehalt. Bei der Bestimmung der Milz- und Lebergröße sowie bei der Feststellung der Gasfüllung des Darms hilft häufig die Perkussion weiter.

Man untersucht am entkleideten und liegenden Patienten. Er soll völlig entspannt sein, der Kopf ruht leicht erhöht auf einem Kopfpolster, die Arme liegen längs des Körpers, die Knie sind angezogen. Der Behandlungsraum und auch die Hände des Untersuchers müssen warm sein.

Technische Voraussetzungen

Vor einer Kolonbehandlung soll der Darm entleert werden; evtl. muß ein Bleibeklistier oder ein Einlauf die Entleerung herbeiführen. Es kann auch erforderlich sein, den Patienten einige Tage fasten zu lassen, um mit dieser Vorbehandlung eindeutige Ausgangsverhältnisse zu schaffen. Man beginnt eine Behandlung frühestens 1 Std. nach einer größeren Mahlzeit. Auf nüchternen Magen zu behandeln, ist wegen der reflektorischen Anregung der Magensekretorik nicht angezeigt. Der Patient entleert vor der Behandlung die Blase.

Die Behandlung erfolgt in Rückenlage. Beengende Kleidungsstücke legt der Patient vorher ab und entkleidet sich so weit, daß das Abdomen dem Behandler zugänglich ist; damit der Patient nicht auskühlt, kann man ihn zudecken und ihn dann unter der Decke behandeln. Hüft- und Kniegelenke sind leicht gebeugt, die richtige

Stellung der Beine unterstützt man durch eine unter die Knie geschobene zusammengerollte Decke. Der Kopf liegt auf einem flachen Polster, der Rücken in seiner ganzen Länge flach und entspannt auf der Unterlage, die Arme in natürlicher Haltung parallel zum Rumpf. Der Patient soll entspannen, er darf nicht durch eine unruhige Umgebung oder durch Unterhaltung abgelenkt werden. Die Liegestatt, eine gut gepolsterte Massagebank oder das Bett, sollte dem Behandler, der auf einem nicht zu niedrigen Hocker seitlich vom Patienten sitzt (je nach den einzelnen Behandlungspunkten), von beiden Seiten zugänglich sein. Die Bettkante empfiehlt sich nicht als Sitzgelegenheit, da der Abstand zum Patienten zu gering ist; hieraus resultieren eine verkrampfte Arm- und Körperhaltung des Behandlers, worunter Rhythmus und gleichmäßiger Verlauf der Kolonbehandlung leiden. Auch subjektiv empfindet der Patient ein kurzen Abstand als unangenehm und beengend. Die Hände des Behandlers müssen trocken und warm, die Nägel kurz geschnitten sein, damit keine Kratzer oder Nägelmale auf der Bauchhaut des Patienten zurückbleiben.

Zur Lokalisation der Kolonpunkte

Die Kolonbehandlung wird an fünf bestimmten Punkten durchgeführt. An diesen Stellen ist das Kolon durch das relativ kurze Mesokolon weitgehend fixiert und liegt dem unmittelbaren Zugriff auf weite Strecken offen. Hier ist gewährleistet, daß keine anderen abdominalen Organe behandelt werden, zudem findet sich hier ein einigermaßen festes Widerlager, auf dem sich die manuelle Kolonbehandlung ausführen läßt (Abb. 111).

Punkt 1: Zökalpunkt. Der Zökalpunkt liegt unmittelbar aboral der Zökalklappe am Kolon. Äußerlich ist er durch seine Nähe zum „McBurney-Punkt" charakterisiert. Um diese Stelle zu finden, tastet der Behandler vom vorderen Darmbeinstachel rechts nach medial zum Nabel und trifft dann auf den Blindsack, der in seiner Massivität kaum zu verfehlen ist. Mitunter bei der Palpation auftretende Plätschergeräusche sind auf die noch mangelhafte Eindickung des Darminhalts zu beziehen. Schwierigkeiten können sich hier bei adipösen Patienten ergeben. Häufig wird der Zökalpunkt zu weit lateral gesucht, da die Bauchdecken solcher Patienten nach beiden Seiten breit ausladen. Sind die Bauchdecken noch relativ straff und ist der Innentonus kräftig, so wird man den vorderen Darmbeinstachel als Anhaltspunkt nehmen und erreicht medial das Zökum. Sind aber die Bauchdecken beim adipösen Patienten schlaff und ist der Innentonus herabgesetzt (nach Schwangerschaften, nach Dekompensationen, bei schneller Gewichtsabnahme usw.), so rutscht der Darm in die seitlich ausladenden Partien, und das Zökum liegt dann etwas oberhalb des vorderen Darmbeinstachels. Als Widerlager, auf dem die Kolonbehandlung ausgeführt wird, dienen der M. iliacus und der Psoas. Eine Beteiligung anderer abdominaler Organe ist an diesem Punkt kaum zu befürchten.

Punkt 2: Aszendenspunkt. Zwischen dem vorderen Darmbeinstachel und dem rechten Rippenbogen außerhalb der Medioklavikularlinie liegt der Aszendenspunkt. Das Colon ascendens behandelt man, bevor es nach dorsal steigend unter dem rechten Rippenbogen verschwindet. An der Flexura coli dextra schlägt der Dickdarm zum Colon transversum um. Beachten muß man hier, daß das Transversum bei schlanken Patienten – auch in Rückenlage – ziemlich tief und seitlich treten kann und ein Stück parallel dem Aszendens etwas medial davon nach kaudal verläuft. Der laterale Anteil ist dann das Aszendens, und nur dieser Teil darf behandelt werden. Bei Adipositas verläuft der Dickdarmabschnitt des 2. Punktes meist in den seitlich ausladenden Partien, so daß die mediale Begrenzung dann die vordere Axillarlinie sein kann. Als Unterlage dienen hier der M. quadratus lumborum, der M. transversus abdominis und wiederum der Psoas. Sucht man den Punkt zu weit medial, gerät man in die Nieren-Ureter-Gegend, wo möglicherweise das absteigende Transversum behandelt wird, und damit die Gefahr besteht, daß man der Peristaltik entgegenarbeitet. Übelkeit, Brechreiz und Unruhe können die Folgen sein.

Punkt 3: Lienaler Punkt. Korrespondierend zum 2. Punkt befindet sich der 3. Punkt auf der linken Körperseite. Das Transversum steigt steil hoch bis unter das linke Zwerchfell, nach einem scharfen Knick läuft es dann gestreckt und kaudalwärts ins Becken. Transversum und Deszendens verlaufen auf einer längeren Strecke ziemlich dicht parallel. Da das Deszendens mehr dorsal liegt, ist der Darmabschnitt, den man unterhalb des Rippenbogens unmittelbar tastet, häufig erst das aufsteigende Transversum. Sehr selten kann es hier zu einer Torquierung des Kolons kommen, so daß dann das Deszendens nicht nur dorsal, sondern auch medial vom Transversum verläuft; dies ist zu berücksichtigen. Bezüglich der Veränderungen bei Adipositas liegen die Verhältnisse hier ähnlich wie beim 2. Punkt.

Punkt 4: Deszendenspunkt. Bei diesem Punkt geht man vom linken vorderen Darmbeinstachel aus; medial, etwas aufwärts in Richtung zum Nabel tastend, kann man diesen Darmabschnitt relativ leicht finden. Das Kolon erscheint hier meist strangförmig. Es liegt nahe der Oberfläche, so daß es beim mageren Patienten schon an einer leichten Vorwölbung der Bauchdecke zu erkennen ist. Die Widerlagen bilden der M. iliacus und der Psoas der linken Seite. Bei Adipösen gilt hier das gleiche wie bei Punkt 1.

Punkt 5: Sigmapunkt. Etwas kaudal von Punkt 4 ist der 5. Punkt festgelegt. Falls man sich vom Punkt 4 auf dem Kolon nicht abwärts tasten will, muß man ihn oberhalb des Lig. inguinale etwas medial suchen. Zu beachten ist, daß sich der Darm hier dorsalwärts wendet. Seine Projektion auf die Bauchdecke ist also recht kurz, und man muß etwas mehr in die Tiefe gehen, um ihn in seiner ganzen Länge zu behandeln.

Wegen der unmittelbaren Nachbarschaft der Adnex, der Blase und des Ureters sollte man hier vorsichtig und mit nicht zu starkem Druck arbeiten.

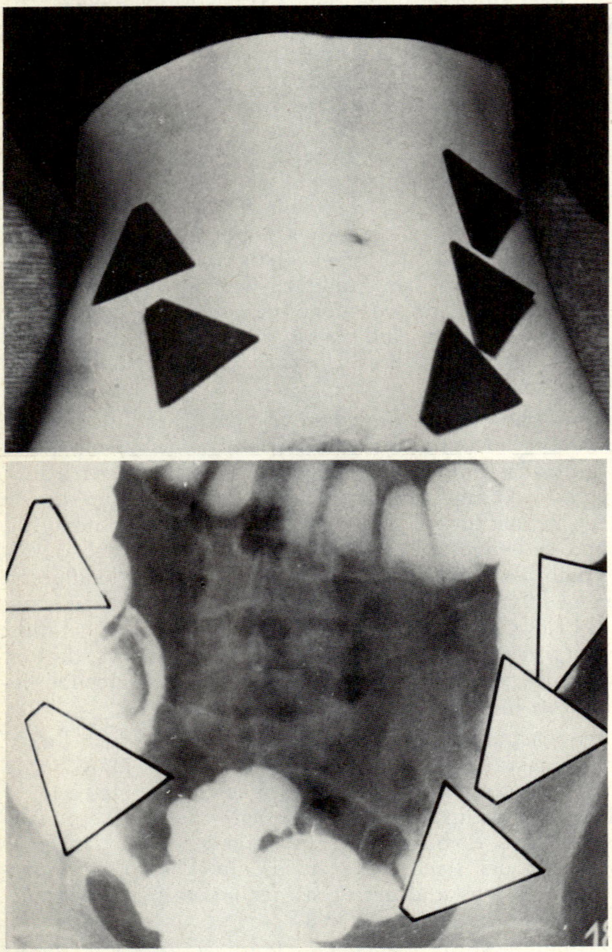

Abb. 111 a u. b Zur Lokalisation der Kolonpunkte

Behandlung

Vor der Kolonbehandlung müssen die zuvor beschriebenen technischen Vorbereitungen erfüllt sein.

Der Behandler inspiziert das Abdomen und verschafft sich durch die Palpation eine Übersicht über Turgor und Tonus. Besondere Aufmerksamkeit widmet er den Stellen des Kolons, die behandelt werden müssen. Gelingt es ihm nicht, diese Punkte einwandfrei zu lokalisieren, so darf er sie nicht behandeln. In keinem Fall ist es erlaubt, ungenau und diffus in der mutmaßlichen Gegend dieser Punkte zu arbeiten.

Die Kolonbehandlung erfordert vom Behandler Erfahrung, Übung und Fingerspitzengefühl; sie als Laie zu betreiben und sie autodidaktisch zu erlernen, ist nicht zulässig. Zur Ausübung sind nur Masseure und Krankengymnasten zugelassen, die sich einer entsprechenden Ausbildung mit Erfolg unterzogen haben. Unter diesen Voraussetzungen und bei richtiger ärztlicher Indikationsstellung ist die Kolonbehandlung völlig ungefährlich und gut wirksam.

Die Behandlung wird am Zökalpunkt begonnen. Sie läßt sich mit der rechten Hand, bei entsprechender Veranlagung und Übung auch linkshändig ausführen. Unsere Ausbildung strebt an, die Behandler möglichst beide Hände gleich gut gebrauchen zu lassen.

Zunächst legt man die gestreckte Hand mit den locker aneinanderliegenden Fingern und etwas abgespreiztem Daumen in spitzem Winkel auf die Stelle des Abdomens, deren Punkt behandelt werden soll. Die Endglieder der Finger schaffen dabei einen engen Kontakt mit der Haut. Die Fingerspitzen bewegen sich in Richtung des Darms aboral und bleiben bei der Tour führend, die Behandlung erfolgt also schiebend. Den Vorzug der schiebenden Behandlung sehen wir in der großen taktilen Sensibilität der Fingerkuppen. Bei ziehender Bewegung, wobei die Handwurzel in Richtung der Tour führt, ist das Tastempfinden nicht so groß.

Die Bewegung darf nicht aus dem Handgelenk erfolgen, sondern soll aus dem Schultergürtel kommen; sie kann sich mit einer leicht schwingenden Bewegung des Oberkörpers verbinden. Die Behandlung wird fließend leicht und im Atemrhythmus des Patienten ausgeführt. Die Hand wird im Handgelenk fixiert und in Verlängerung des Unterarmes gehalten, während der Arm im Ellbogengelenk leicht angewinkelt ist. Die Endglieder der Finger ziehen die Bauchhaut ganz oberflächlich und locker ein wenig zurück, um den nötigen Spielraum für die Tour zu erhalten; die am Darm zu behandelnde Fläche wird dadurch größer, die Bauchhaut nicht so sehr gespannt und gezerrt. Die Hand gleitet im spitzen Winkel unter entsprechendem Druck aboral schräg nach unten, um den Kontakt mit dem Darm zu gewinnen. Durch den schrägen Ansatz vermeidet man, daß der Darminhalt in umgekehrter Richtung verschoben, d. h. eine Gegenperistaltik ausgelöst wird. Die Hand ist bemüht, sich mit einer seitlich einschneidenden Bewegung der Rundung des Darms anzupassen. Bei dieser Bewegung nutzt man die Exspiration aus, da in dieser Phase der intraabdominelle Druck langsam absinkt und der Widerstand dadurch immer kleiner wird. Die Hand behält unter Tiefertreten und Vorwärtsgleiten diese Bewegung so lange bei, wie dies ohne allzu große Spannung der Haut möglich ist. Am Ende der Tour ruht sie aus, ohne im Druck nachzulassen. Man nutzt dabei die natürliche Atempause, die am Ende jeder Exspiration eintritt. In der Inspirationsphase läßt sich die Hand von dem wachsenden intraabdominellen Druck schräg aufwärts wieder zum Ausgangspunkt zurücktragen, ohne aber den Kontakt mit dem Kolon zu verlieren. Hier zeigt sich wiederum der Vorteil der sog. schiebenden Bewegung. Bei der rückläufigen Tour darf der Kontakt mit dem Darm nicht verlorengehen; zudem soll der Druck so niedrig gehalten sein, daß sich kein Behandlungseffekt ergibt, der einer normalen Peristaltik entgegenwirkt.

Der Druck, den die Hand ausübt, ist abhängig von der Beschaffenheit des Darmtonus. Den atonischen Darm darf man kräftiger, den spastischen Darm muß man vorsichtiger behandeln, da zu starker Druck heftige Schmerzen hervorrufen kann. Falls zu Beginn eine schonende Behandlung geboten ist, darf sich der Druck im Verlauf der Behandlung verstärken. Da sich der Tonus des Darms unter der Behandlung ändern kann, wird sich der Behandler den jeweiligen Erfordernissen anpassen müssen. Das subjektive Befinden des Patienten ist bei der Intensität der Behandlung unbedingt zu berücksichtigen. Treten Blähungen auf, die man an Form und Tonus des Kolons unschwer erkennt, so schiebt man sie vorsichtig vor der Hand her, was von einem kollernden Geräusch begleitet ist. Sie durchlaufen dann das ganze Kolon bis zur Ampulle und imponieren als Stuhlgang bzw. Flatus. Man unterrichtet den Patienten vorher entsprechend und sagt ihm, daß er den Flatus ruhig passieren lassen könne.

Es wurde schon erwähnt, daß die Änderungen des intraabdominellen Drucks während der Atmung in die Behandlung einbezogen werden. Zwanglos ergibt sich daraus, daß der Rhythmus der Kolonbehandlung dem Rhythmus der Atmung synchron läuft. Es entfallen also auf die Minute ca. 16 bis 18 Behandlungsimpulse.

Während der Behandlung setzt beim Patienten mehrmals eine reflektorische Tiefatmung ein, die als Zeichen der Entspannung gedeutet werden darf. Man führt die Behandlung fort, wenn die Tiefatmung abgeklungen ist.

Die Behandlung des einzelnen Punktes beträgt ungefähr 5 Min. Wenn alle Punkte behandelt sind, schließt man — um eine gleichmäßige Durchblutung der Bauchdecke herzustellen — halbkreisartige

Streichungen an. Dabei liegt die rechte Hand flach oberhalb des Nabels und die linke unter ihm bzw. umgekehrt. Beide Hände führen halbkreisförmige Ausstreichungen im Uhrzeigersinn aus, bis sie zum Ausgangspunkt der anderen Hand gelangen. Diesen Vorgang wiederholt man ungefähr 5- bis 10mal. Sind die Bauchdecken sehr atrophisch und im Turgor schlaff, empfiehlt sich das Einölen mit einem gut resorbierbaren pflanzlichen oder tierischen Öl. Dieses Hilfsmittel hat sich bewährt. Bei längerer Anwendung beobachtet man eine Kräftigung der Bauchdecke, die sich allein aus dem mechanischen Behandlugseffekt nicht erklären läßt.

Die Dauer einer Kolonbehandlung einschließlich der Abschlußausstreichungen beträgt ungefähr 25 bis 30 Min. Bei Klinikaufenthalt werden täglich 1 bis 2 Behandlungen angesetzt. Ambulant behandelt man 3mal wöchentlich, 2 Behandlungen in der Woche sollten gewährleistet sein. Die Gesamtzahl der Behandlungen zur Wiederherstellung normaler Turgor- und Tonusverhältnisse schwankt zwischen 10 bis 30, in Sonderfällen können es noch mehr sein.

Der Behandler berücksichtigt bei den einzelnen Punkten jeweils die günstigste Stellung zum Patienten. Steht die Massagebank frei im Raum, sitzt er an der rechten Seite des Patienten, ungefähr in Oberschenkelhöhe. Seine Vorderseite ist dem Gesicht des Patienten zugewandt. So läßt sich der *Zökalpunkt* leicht mit der rechten Hand, wie schon vorher beschrieben, feststellen (Abb. 112).

Beim *2. Punkt* verändert sich die Stellung des Behandlers nicht. Die Tour muß hier etwas kürzer gewählt werden, da der Abstand zwischen Spina iliaca anterior superior und Rippenbogen kurz sein kann. Am Ende der Tour muß man etwas tiefer eindringen, um den Kontakt mit dem Darm nicht zu verlieren, denn es ist zu berücksichtigen, daß das Kolon hier nach dorsal ausweicht (Abb. 113).

Beim *3. Punkt* empfiehlt es sich, daß der Behandler zur linken Seite des Patienten überwechselt und sich ungefähr in Brusthöhe setzt, seine rechte Seite dem Patienten zugewandt (Abb. 114 u. 115). Von hier aus kann er mühelos Punkt 3, Punkt 4 und Punkt 5 behandeln. Da das Deszendens am Punkt 3 von dorsal-kranial nach ventral-kaudal verläuft, muß man am Anfang der Tour recht tief eingehen und sie ungefähr in gleicher Höhe durchziehen. Bei Punkt 4 liegt der Darm ziemlich oberflächlich unter der Bauchdecke, so daß wir an dieser Stelle zumeist mit einem leichten Druck auskommen. Im Gegensatz dazu muß die Tour am Ende des 5. Punktes wieder deutlich in die Tiefe gehen, da das Sigmoid nach dorsal umschlägt.

Ist die Liege nur von einer Seite zugänglich, ergeben sich zwei Möglichkeiten: sitzt der Behandler rechts, so kann die Behandlung bei Punkt 1 und 2, wie schon beschrieben, durchgeführt werden, arbeitet er an Punkt 3 bis 5 weiter mit der rechten Hand, muß er sie so führen, daß die Handwurzel in Richtung der Behandlungsbewegung weist. Bei Punkt 3 und 4 bereitet dies kaum Schwierigkeiten

(Abb. 116). Der 5. Punkt aber erfordert besondere Sorgfalt, da am Ende der Tour die Hand verhältnismäßig tief eindringt und man dabei leicht die Bauchhaut kneift und zerrt (Abb. 117).

Ist nur die linke Bettseite zugänglich, so sitzt der Behandler in Höhe der Knie des Patienten. Er arbeitet an Punkt 1 und 2 mit der linken Hand. Ab Punkt 3 sitzt er in Thoraxhöhe des Patienten und behandelt diese Punkte mit der rechten Hand.

Die *häufigsten Fehler technischer Art,* die den Erfolg der Kolonbehandlung gefährden, sollen erwähnt bzw. zusammengefaßt werden.

Bei der Lagerung darf der Patient die Beine nicht zu stark beugen; das Kreuz soll nicht hohl liegen weil dadurch die Bauchdecken nicht entspannt sind.

Dem Behandler wird geraten, die empfohlenen Sitzpositionen beizubehalten. Es soll vermieden werden, daß er über die Hand arbeitet, dadurch leicht ermüdet und seine Tastsicherheit verliert. Die Finger müssen Kontakt mit der Bauchhaut beibehalten und sollen nicht gespreizt sein.

Arbeiten mit der sogenannten „Krallenhand" ist zu vermeiden. „Nägelmale" dürfen nicht auftreten. Der Patient soll keinen Schmerz verspüren, sonst spannt er die Bauchdecken und es wird eine allgemeine Entspannung verhindert.

Eine kräftige Rötung der Haut an den Behandlungspunkten darf nicht auftreten, sie ist ein Zeichen dafür, daß die Hand des Behandlers den Kontakt mit der Bauchhaut immer wieder verloren hat und er den Punkt erneut suchen mußte.

Eine „schaufelnde" Behandlung, bei der die Finger nur eine kurze Strecke Kontakt mit dem Kolon haben, ist nicht effektiv. Man kontrolliere immer wieder, daß der Kontakt der Hand zur Haut und zum Kolon besteht und daß in Richtung der Peristaltik gearbeitet wird.

Bei einem spastischen Strangkolon ist es nicht angebracht, die Spasmen mit Gewalt zu lösen oder zu verteilen, der Patient würde mit heftigen Schmerzen reagieren. Der Punkt wird ausgelassen und der nächste behandelt. Über den viszero-viszeralen Reflex lösen sich die Spasmen mitunter schon nach einer Sitzung bzw. nach einer Serie von Behandlungen von selbst und sind dann palpatorisch nicht mehr nachweisbar.

Die Kolonbehandlung als vegetativ glättende Behandlung erfordert eine Anpassung an den normalen vegetativen Rhythmus, insbesondere an die Atmung. Ist die Atmung beschleunigt, arbeitet man so, daß auf je zwei Atemzüge nur eine Tour kommt. Man beobachtet, daß sich die Atmung beruhigt, die Kolonbehandlung kann dann wieder im normalen Rhythmus ablaufen. Narben bilden ansich keine Kontraindikation zur Behandlung; sind sie aber frisch und nicht völlig reizlos, übergeht man die Punkte.

Unterhaltungen während der Behandlung verändern den Atemrhythmus und den normalen Duktus; dadurch bleibt die entspannende Wirkung einer Kolonbehandlung aus.

Bei einer Kolonbehandlung dürfen n i e m a l s Schmerzen auftreten. Sie muß vom Patienten als angenehm und beruhigend empfunden werden.

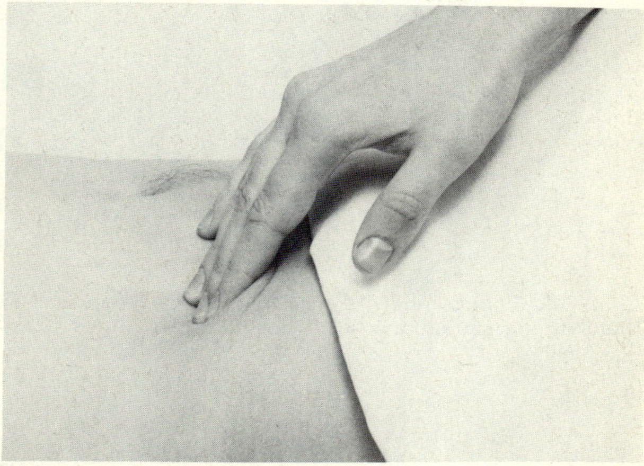

Abb. 112 Beginn der Kolonbehandlung am Iliozökalpunkt. Mitnahme einer kleinen Hautfalte, um die Tour zu verlängern

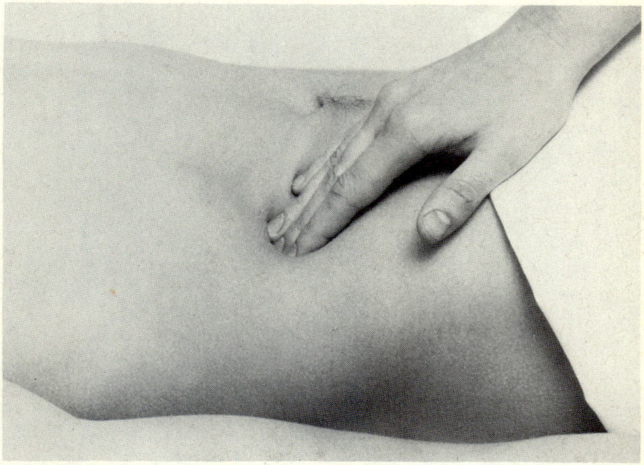

Abb. 113 Ende der Tour beim zweiten Punkt. Man führt die Behandlung nach kranial-dorsal und leicht lateral bis an den Rippenbogen

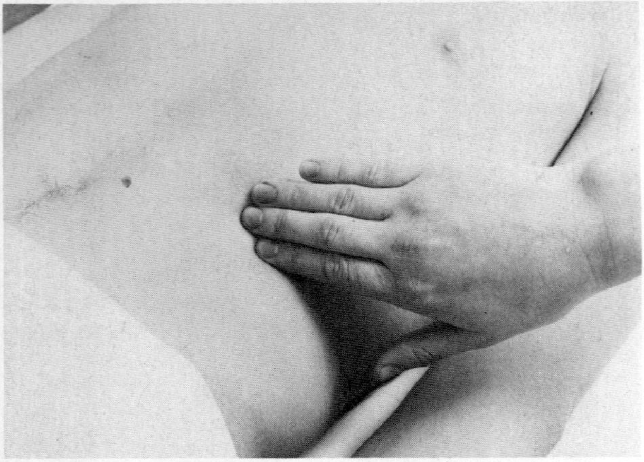

Abb. 114 Punkt drei wird hier in der „schaufelnden" Technik gezeigt. Handhaltung am Anfang der Behandlung

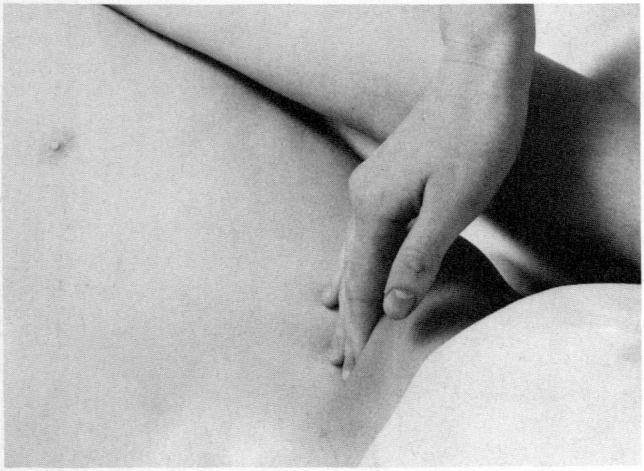

Abb. 115 Handhaltung am Ende der Behandlung am Punkt drei

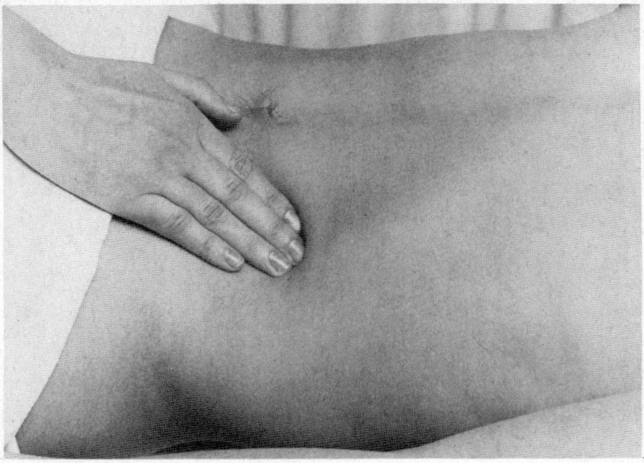

Abb. 116 a u. b a) Behandlung des vierten Punktes. Der Behandler sitzt an der rechten Seite des Patienten. Die Tour wird gezogen, d. h. das Handgelenk führt. Anfang der Behandlung

b) Ende der Behandlung

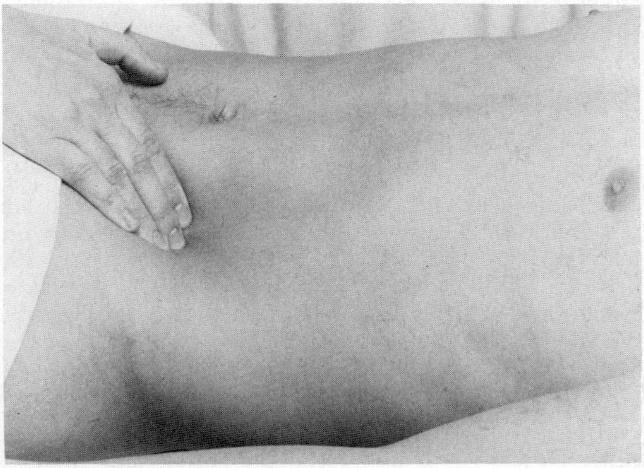

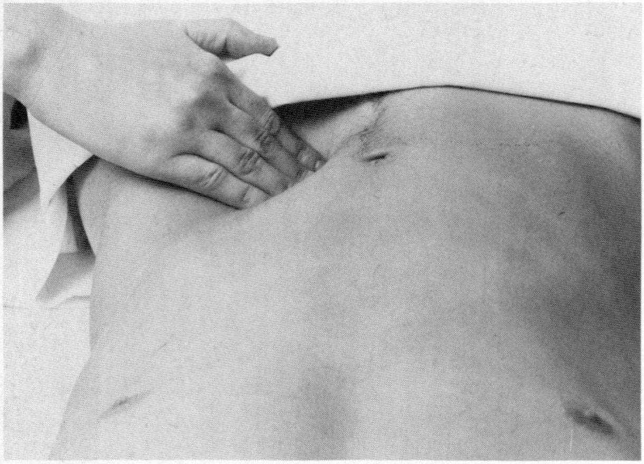

Abb. 117 Ende der Tour bei Punkt fünf. Die Richtung ist dorsal-medial

Atypische Formen der Kolonbehandlung

Bestimmte ärztliche Befunde und Untersuchungen des Abdomens können Abweichungen von der typischen Kolonbehandlung erfordern, die sich aus topographischen Gegebenheiten und medizinischer Indikation ableiten. Der Arzt muß die atypische Kolonbehandlung jeweils in allen Einzelheiten – besondere Auswahl der Punkte, geänderte Reihenfolge, veränderte Lage der einzelnen Punkte, verschiedene Formen der Behandlungstour, differierende Intensität – angeben und beschreiben, sowie seine Anweisungen am jeweiligen abdominellen Befund immer wieder kontrollieren.

Atypische Formen der Kolonbehandlung aus topographischer Indikation.

Beim adipösen Bauch gibt es den straffen oder den schlaffen adipösen Bauch. Beim ersteren sind das Colon ascendens und descendens nach medial verdrängt; das Fett schiebt gewissermaßen das Kolon nach ventral und medial. Man muß deshalb die Punkte mehr medial zu der oben definierten Lokalisation suchen. Der Druck der einzelnen Behandlungstour darf intensiviert werden, da das zwischenliegende Fettlager Widerstand bietet.

Wesentlich anders können die Bedingungen beim schlaffen adipösen und beim rekompensierten Bauch sein: Nachlassender intraabdomineller Druck macht die Bauchdecke schlaff, ihr Tonus läßt nach. Die entsprechenden Kolonteile rutschen in die seitlich ausladenden Partien des Bauches. Die Punkte 2 und 3 liegen wesentlich weiter lateral. Auch sind die Punkte 1 und 4 häufig etwas höher zu suchen. Die einzelne Tour verläuft bei Punkt 1 von medial mehr nach lateral; bei Punkt 4 von weiter lateral nach medial, sie ist also nicht so steil.

Der tief hinunterreichende Thorax des Asthenikers läßt bei einigen Patienten nur eine Spanne von drei Querfingern zwischen Rippenbogen und dem vorderen Darmbeinstachel frei. Während die Punkte 1, 4 und 5 frei zugänglich sind, kann man bei 2 und 3 aus Raummangel die übliche Tour kaum durchführen. Meist hat man gerade noch Platz genug, fast senkrecht in die Tiefe gehend, eine sehr kurze Strecke zu bearbeiten. Der Darminhalt darf nicht mit bohrender Bewegung verschoben werden, weil sonst Antiperistaltik bzw. lokaler Spasmus provoziert werden. Schonender ist es in diesem Fall, die Handhaltung zu wechseln. Die Hand des Behandlers liegt jetzt senkrecht zum Darm, die Längsfläche des Zeigefingers führt die Tour in mehr schaufelnder Bewegung. Dadurch unterbleibt der bohrende Effekt und die Kontaktfläche zwischen Darm und Hand ist größer.

Verkrümmungen der Brustwirbelsäule und der Lendenwirbelsäule können Lageveränderungen des Kolonrahmens bedingen. Der Rippenbogen kann z. B. einseitig oder doppelseitig auf dem vorderen Darmbeinkamm reiten. Dadurch entfallen die Punkte 2, 3 und evtl. auch 4 für eine Behandlung. Lageverschiebungen der 5 Kolonpunkte sowie Überlagerungen durch das mobile Transversum und die Leber sind bei diesen Patienten häufig anzutreffen. Nur eine subtile Palpationstechnik kann hier die Verhältnisse klären.

Lageanomalien des Kolons ohne äußere Ursache sind relativ häufig. Sie betreffen vorwiegend das Transversum. Das Querkolon überlagert das Aszendens und das Deszendens an den Stellen, bevor es unter dem Rippenbogen verschwindet bzw. kurz nachdem es wieder hervortritt. Beim Aszendens ist dieser Abschnitt kürzer, während er am Deszendens länger sein kann. Da das Deszendens von kranialdorsal kaudalwärts langsam ansteigt, erscheint möglicherweise das aufsteigende Transversum als Deszendensteil. Deshalb braucht auf die Kolonbehandlung der Punkte 2 und 3 nicht verzichtet zu werden. Man tastet sich von lateral kommend an sie heran, schiebt das Transversum beiseite und beginnt die Behandlung mit einer mit mehr von lateral angreifenden Tour.

Nach Operationen am Abdomen beginnt man mit einer Kolonbehandlung frühestens nach zwei Monaten. Heilte die Wunde nicht p. p. oder traten Komplikationen auf, so kann sich das Intervall noch verlängern.

An sich stellen Narben nach abdominellen Operationen keine Gegenindikation für eine typische Kolonbehandlung dar. Während einer Behandlung kann an Narben ein zerrender Schmerz auftreten und eine gewisse Berührungsempfindlichkeit bestehen. Palpiert man diese Partien gründlich, so findet man das darunterliegende Kolon verändert. Entweder ist es spastisch oder es zeigt eine Atonie. Bei Narben nach Appendektomie und Cholezystektomie können die Punkte 1 und 2 so empfindlich sein, daß die Behandlung erst bei Punkt 3 beginnt. Über die viszero-viszeralen Reflexe gelingt es, den Kolontonus im Bereich der Narben zu normalisieren. Durch leichtes Walken und Kneten der Narbenpartien erzielt man eine Lockerung und kann später die Kolonbehandlung ohne Beschwerden durchführen. Gerade bei solchen Patienten sollte man sich bemühen, unter Einsatz aller konservativen Therapiemöglichkeiten zu einer Regelung des abdominellen Befundes zu gelangen. Die „Verwachsungsbeschwerden" sind eine Crus medicorum. Ihre operative Beseitigung gelingt meistens nicht.

Atypische Kolonbehandlungen können aus medizinischer Indikation erforderlich sein.

Als erstes seien hier die bewegliche Niere und die Hufeisenniere genannt. Die bewegliche Niere, falls sie im Behandlungsgebiet liegt, läßt sich leicht fortschieben und man behandelt dann in typischer Weise. Bei der Hufeisenniere kann der obere Pol weitgehend lateral verlagert sein. Man nimmt den Kontakt mit dem Kolon mehr von lateral auf und benutzt die seitlichen Partien der Bauchmuskulatur als Widerlager. Unbedingt ist die Massage der Niere und des Harnleiters zu vermeiden.

Bei Lebererkrankungen, die mit einer Vergrößerung des Organs einhergehen und bei Stauungsleber kann die Leber den Bauchraum bis zum vorderen Darmbeinstachel ausfüllen, so daß der Punkt 2 nicht behandelt werden kann. Auch Punkt 1 ist meist so gebläht, daß eine Therapie kaum möglich ist. So arbeitet man erst ab Punkt 3 und geht später auf Punkt 1 über. Punkt 2 wird in solchen Fällen (auch bei Restzuständen nach Hepatitiden) für längere Zeit (1 Jahr) nicht behandelt. Ist ein Milztumor nachweisbar, läßt man die Punkte 3 und 4 aus.

Bei der schweren Enteroptose liegt häufig das gesamte Kolon ungeordnet im kleinen Becken. Auch hier hilft nur subtile Palpationsdiagnostik bei der Frage weiter, ob eine Kolonbehandlung möglich ist. Nach entzündlichen Erkrankungen der Adnexe kann es zu Verwachsungen mit dem Kolon kommen. Da der Palpationsbefund allein kein Urteil zuläßt, muß die gynäkologische Untersuchung entscheiden, ob eine Kolonbehandlung durchführbar ist. Meist sind die Zökalgegend und/oder das Sigma verbacken und verzogen. Behandelt man diese Punkte streng schematisch, klagen die Patienten über Schmerzen. Die Behandlung muß dann abgebrochen werden. Es empfiehlt sich Punkt 1 etwas mehr kranial zu verlagern und Punkt 5 wegfallen zu lassen. Man nimmt die Tour nicht zu lang und führt sie anfangs mehr oberflächlich. So gelingt es, die Blähungen, die an diesen Adhäsionsstellen haften, kaudalwärts zu verschieben. Sind diese Blähungen beseitigt, fühlt sich der Patient erleichtert. Häufig finden sich beim Durchtasten des Kolonrahmens stark spastische und druckschmerzhafte Abschnitte. Das Kolon ist eng, im Extrem nur bleistiftdick, manchmal auch knollig. Die Schmerzen sind meist bei der Behandlung so stark, daß der Patient die Bauchdecken spannt und unruhig wird. Gelingt es nicht, durch ganz oberflächliche, mehr streichende Bewegungen die Verkrampfungen zu lösen, ist es besser, zunächst weniger spastische Punkte zu behandeln. Zum Abschluß der Behandlung geht man noch einmal zu den spastischen Punkten zurück und findet häufig einen normalen Kolonabschnitt vor, der nur noch leicht schmerzempfindlich ist. Die verkrampften Partien können an verschiedenen Darmabschnitten auftreten. So findet man sie einmal am Aszendens, ein andermal am Deszendens. Erst eine Normalisierung des Tonus im ganzen Darm sichert den Behandlungserfolg.

Bei Hepatopathien und Cholezystopathien – gleichgültig welcher Genese – ist immer eine deutliche Blähung mit einer Atonie des Aszendens nachweisbar. Für eine Kolonbehandlung eignen sich diese Partien anfangs nicht, da es dabei zu unangenehmen Sensationen kommt. Man beginnt daher die Behandlung erst bei Punkt 3. Nach einigen Sitzungen hat sich meist der abdominelle Befund soweit normalisiert, daß Punkt 1 behandelbar ist. Den 2. Punkt läßt man während der Erkrankung aus.

Gegenindikationen der Kolonbehandlung

Alle entzündlichen Prozesse an Bauchhaut, -decke und abdominalen Organen im akuten oder subakuten Stadium eignen sich nicht für eine Kolonbehandlung. Ebenfalls darf bei einer tuberkulösen Erkrankung im Abdominalbereich und bei bösartigen Tumoren nicht manuell behandelt werden.

Während der Menstruation sowie drei Tage davor und drei Tage danach wird nicht behandelt. Auch während der Gravidität verbietet sich eine Kolonbehandlung.

Sie ist ebenfalls kontraindiziert, wenn die entsprechenden Kolonpunkte palpatorisch nicht einwandfrei festzulegen sind.

Bindegewebsmassage (Abb. 118–120)

(Dicke, Teirich-Leube, Kohlrausch)

Während einer eigenen schweren Erkrankung hat Frau *E. Dicke* um 1930 die „spezifische Technik des ziehenden Streichens im Bindegewebe" entwickelt. Etwa zur gleichen Zeit wurde man in der Krankengymnastik auf nervös-reflektorisch bedingte Spannungszustände im

Bindegewebe bei inneren Erkrankungen aufmerksam. Aufgrund dieser Beobachtungen hat Frau *H. Teirich-Leube* schon vor ihrer Begegnung mit *E. Dicke* die Methode der „flächigen Bindegewebsmassage" erarbeitet. Die systematische Entwicklung der Bindegewebsmassage und der Bindegewebszonen begann dann 1938 durch *Dicke, Teirich-Leube* und *Kohlrausch* an der Universitätsklinik Freiburg.

Daß sich Störungen und Erkrankungen innerer Organe, Gefäße und Nerven auf bestimmte Gebiete der Haut, Unterhaut und des Bewegungsapparates projizieren können, ist klinisch bekannt und erklärt sich aus der segmentalen Gliederung des Organismus (viszerogene Reflexe).

Hautzonen (Headsche-Zonen). Bestimmte Hautgebiete zeigen bei Organerkrankungen eine gesteigerte Berührungs- und Temperaturempfindlichkeit, die sich bis zu heftigen Schmerzen steigern kann. Innerhalb solcher Zonen finden sich besonders empfindliche Stellen, die sog. Maximalpunkte. Nach Abklingen der viszeralen Störung bilden sich diese Zonen spontan zurück (Abb. 118).

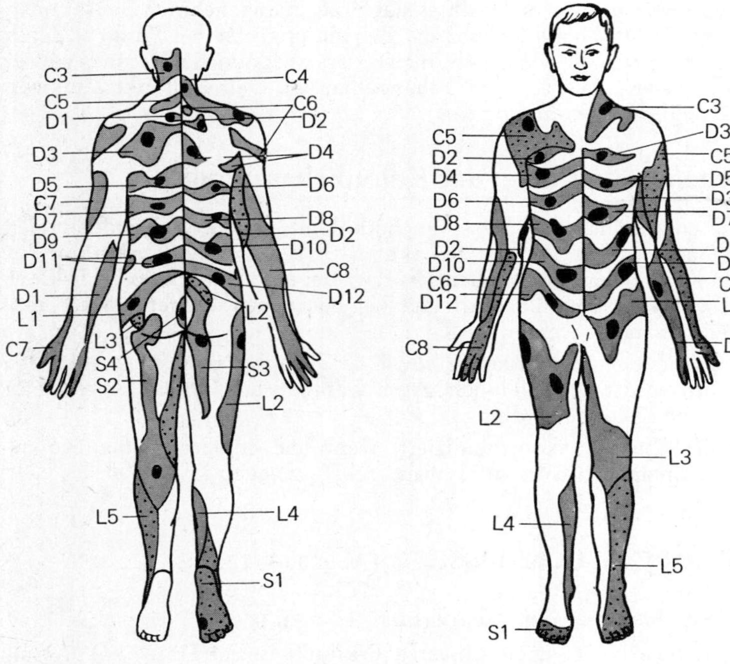

Abb. 118 Segmentäre Innervation der Haut mit Maximalpunkten der oberflächlichen Hyperalgesie nach HEAD. (Aus: DENNIG, H.: Lehrbuch der inneren Medizin, Bd. II, 3. Aufl. Thieme, Stuttgart 1954).

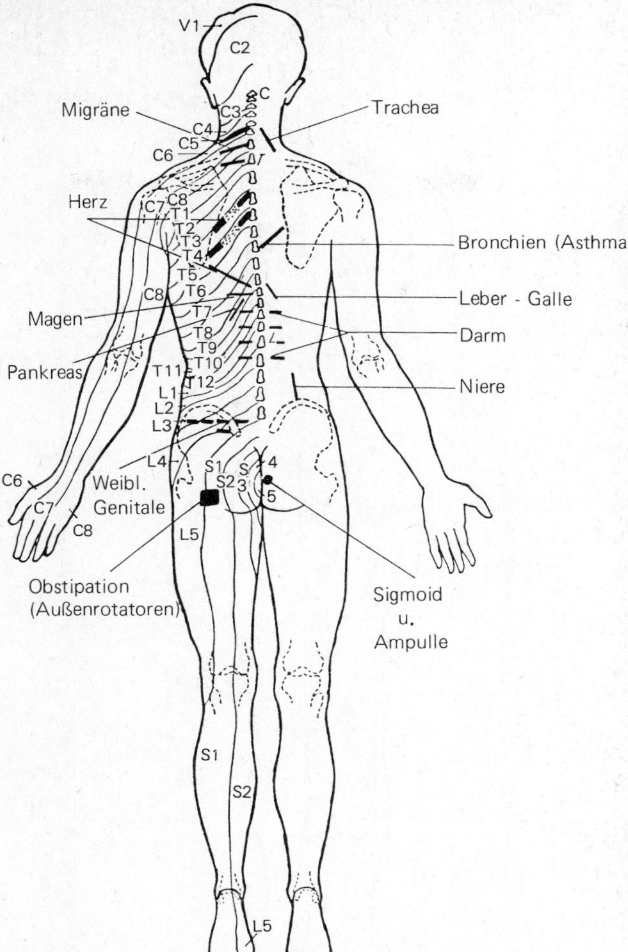

Abb. 119 Muskuläre Maximalzonen nach KOLHLRAUSCH. (Aus: KOHLRAUSCH, H. W.: Reflexzonenmassage in Muskulatur und Bindegewebe, Bd. II, 2. Auflage Hippokrates-Verlag, Stuttgart 1959).

a) *Herz:* auf der linken Seite *vorn* in den Mm. intercostales des 3. und 4. Interkostalraums und in den Mm. pectoralis major und minor, *hinten* in Fasergruppen des M. rhomboideus.

Magen, auf der linken Seite *vorn* in den Mm. intercostales des 7. Interkostalraums, im M. obliquus externus abdominis im äußeren Rand des M. rectus abdominis im oberen Abschnitt, *hinten* in Fasergruppen des M. erector trunci in Höhe des 9. Dornfortsatzes.

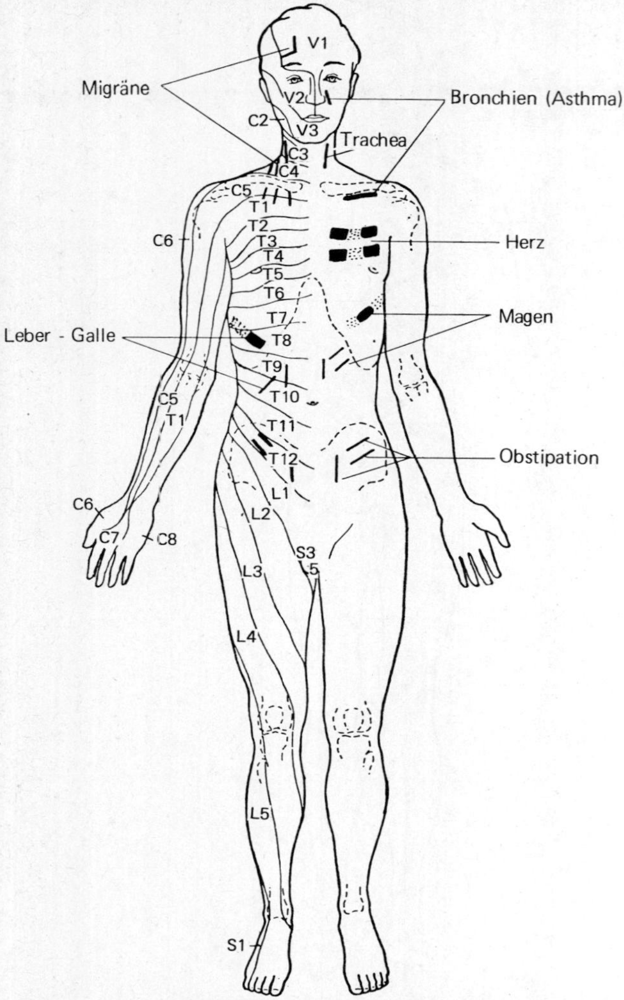

b) *Pankreas:* auf der linken Seite *hinten* in den Mm. intercostales im 9. Interkostalraum.

Leber-Gallensystem: auf der rechten Seite *vorn* in Fasergruppen des M. obliquus externus abdominis und internus und im oberen Abschnitt des M. rectus abdominis, *hinten* in Fasergruppen des M. erector trunci in Höhe des 8. Dornfortsatzes.

Darm: vorn in Fasergruppen des oberen Abschnittes des M. rectus abdominis und des M. psoas, *hinten* in Fasergruppen der Fascia thoracolumbalis sowie im M. transversus abdominis.

Muskelzonen. Über den spinoviszeralen Reflex kann es bei inneren Erkrankungen zu einer tetaniformen Dauerspannung der Muskulatur im entsprechenden Segment kommen (Mackenzie'sche Muskelzone). Einige Zeit nach dem Abklingen der inneren Erkrankung lassen sich diese Zonen noch palpatorisch nachweisen. Aber auch aus einer Fehlhaltung und durch Überlastung resultieren Gebiete verspannter Muskulatur (Abb. 119).

Bindegewebszonen. Die Bindegewebszonen, die man bei der praktischen Durchführung der Bindegewebsmassage beobachtete und in der wissenschaftlichen Ausarbeitung der Methode genau erarbeitete, erklären sich ebenfalls aus den nervös-reflektorischen Projektionen im Segmentbereich. Es finden sich hier Verbackungen – „Spannungen" – in den Verschiebeschichten der Haut: einmal zwischen Haut und Unterhaut (oberflächliche Verschiebeschicht) und weiterhin zwischen Unterhaut und Körperfaszie (tiefe Verschiebeschicht). Auch im Bindegewebe eines betroffenen Gewebeabschnitts liegen „Maximalpunkte".

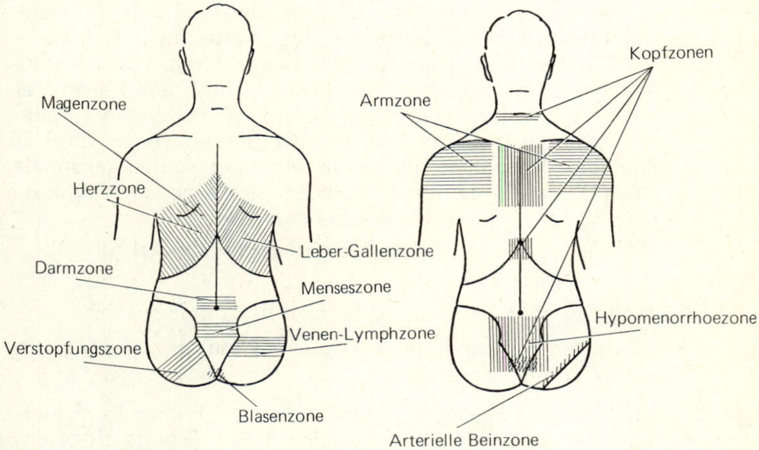

Abb. 120 Schema der sichtbaren Bindegewebszonen

Veränderungen in der oberflächlichen Verschiebeschicht lassen sich vor allem bei akuten Zuständen nachweisen und können nach Abklingen der Erkrankung völlig verschwinden. Bleiben Störungen zurück, so wechselt die Bindegewebszone in die tiefe Verschiebeschicht.

Bei chronischen Erkrankungen liegen Bindegewebszonen von vornherein in der tiefen Verschiebeschicht. Man kann sie dort tasten und auch aufgrund von Veränderung der Konturen sehen. Flächige und bandförmige „Einziehungen" erklären sich aus einer Spannungserhöhung in der Subkutis mit gleichzeitiger Verminderung der Gewebsflüssigkeit, während die sie umgebenden Gewebsverdickungen (Quellungen) eine Spannungsverminderung mit einer Flüssigkeitsansammlung aufweisen. Läßt die Verspannung im Bereich der Bindegewebszone nach, verringern sich die Einziehungen und Quellungen. Bindegewebszonen in der tiefen Verschiebeschicht beobachtet man auch, ohne daß eine Krankheit vorausging. Sie können dann als „Ausdruck der vegetativen Funktion" gewertet werden und geben einen Hinweis auf evtl. Störungen der im Segment liegenden Organe, Gefäße und Nerven (Abb. 120).

Die Bindegewebsmassage kann in flächiger Technik (*Teirich-Leube*) oder in Strichtechnik (*Dicke*) ausgeführt werden, man erreicht in beiden Fällen die verschiedenen Verschiebeschichten der Unterhaut und das interstitielle Bindegewebe. E. Dicke beschreibt ihre Methode so: „Die diagnostische und therapeutische Technik der Bindegewebsmassage ist durch eine Verschiebung der Haut gegen ihre Unterlage gekennzeichnet. Es wird dadurch ein Zugreiz auf das subkutane und interstitielle Bindegewebe bewirkt. Die Ausführung der Bindegewebsmassage erfolgt fast durchweg mit dem Mittelfinger und nachfolgendem 4. Finger. Um den erforderlichen Zugreiz auf das Gewebe auszuüben, bedarf es einer gewissen Haftung der Finger auf der Haut. Jeder darüber hinausgehende Druck ist widersinnig, denn er vermindert nur den auf das Bindegewebe auszuübenden Zug! Je nach der Stellung der Finger, ob sie flacher oder steiler gegen die Körperoberfläche aufgesetzt werden, ergibt sich eine oberflächliche oder tiefer gelegene Wirkung im bearbeiteten Gewebe."

Teirich-Leube charakterisiert beide Behandlungsmethoden folgendermaßen:

1. die flächige Massage kann als „Massage *des* Bindegewebes",
2. die Methode der Strichtechnik nach *Dicke* kann als „Massage *im* Bindegewebe" gesehen werden.

Die flächige Bindegewebsmassage sucht also unmittelbar im Unterhautgewebe Spannungen zu lösen und den Turgor/Tonus zu beeinflussen; nervös-reflektorische Impulse begleiten immer das Wirkungsgeschehen.

Die „Strichtechnik" ist hingegen in ihrer Wirkung ausschließlich auf das vegetative Nervensystem gerichtet. Sie greift beim Arbeitsgang lediglich im Unterhautgewebe an.

Beide Methoden ergänzen sich. Bei erhöhten Tonuszuständen im Unterhautgewebe ist zunächst die flächige Bindegewebsmassage angezeigt, weil sie die Voraussetzung für die Strichtechnik schafft. Unter der Behandlung treten typische Reaktionen auf: ein Schneide- und

Ritzgefühl kann im Bereich der Bindegewebszonen als richtige nervös-reflektorische Schaltung gewertet werden. Dagegen deuten ein „dumpfes Druckgefühl", ein „Mischgefühl" (Kombination von „Schneiden" und „Druck"), sowie Irritationen an fernliegenden Bezirken und Organen auf Fehlschaltungen hin. Hautreaktionen äußern sich zunächst als Hautrötung, später evtl. als Quaddel.

Spontane Schweißbildung, lokal oder diffus, und das Auftreten oder Verschwinden von Beschwerden (Herzklopfen, Unruhe, periphere Durchblutung) während der Behandlung sind Ausdruck der neuralen Reaktion.

1 bis 2 Std. nach einer Behandlung setzt ein parasympathischer Tonusumschlag ein, den der Patient z. B. als Müdigkeit empfindet.

Die Stärke dieser Reaktionen wird letztlich durch die Intensität der Spannung in den Bindegewebszonen bestimmt.

Der Bindegewebsmassage geht ein Gewebebefund am sitzenden Patienten voraus, den man nach Sicht- und nach Tastbefund unterteilt. Die Behandlung kann sowohl im Sitzen als auch im Liegen durchgeführt werden. Sie dauert anfangs bis zu 40 Min. und 20 bis 30 Min. in späteren Sitzungen.

Die Bindegewebsmassage ist eine Allgemeinbehandlung (keine begrenzte Segmentbehandlung), da die Bindegewebszonen nicht nur mit dem jeweiligen inneren Organ, sondern auch untereinander in nervös-reflektorischer Beziehung stehen.

Gewebstherapie

Ziel aller physiotherapeutischen Maßnahmen ist die Einwirkung auf das Gewebe. Sowohl Hydrotherapie und Massagen (einschl. der Periost- und Kolonbehandlung) als auch die Bewegungstherapie sind geeignet, trophische Impulse zu setzen. Besonders von der Heliotherapie ist bekannt, daß sie im Verlauf einer Bestrahlungsserie Gewebskräftigung und Straffung in erstaunlichem Maße hervorzubringen vermag. Dennoch scheint es aus didaktischen und sachlichen Gründen angebracht, in diesem Kapitel einige Anwendungen aus der Physiotherapie zu schildern, deren Wirkungsbreite sich besonders deutlich auf die lokale Umstimmung, Entlastung, Anregung von Heilungsvorgängen, Gewebsregeneration und Trophik erstreckt, und sie unter dem Begriff der Gewebstherapie zusammenzufassen.

Blutegeltherapie

Das Heparin wird in der Halsdrüse des Blutegels produziert. Durch den Biß des Egels wird es lokal inkorporiert. Es wirkt:

– durch die Unterbindung der Thrombin- und Thromboplastinbilddung gerinnungshemmend,
– leicht fibrinolytisch durch Aktivierung von Plasmin und Plasminogen, entzündungshemmend infolge Inhibierung der am Entzündungsablauf beteiligten Enzyme – insbesondere der Hyaluronidase,
– durch Beeinflussung der Struktur, Viskosität, Permeabilität und des Wasserbindungsvermögens aktivierend auf den Bindegewebsstoffwechsel.

Durch den entzündungshemmenden Effekt und durch eine leichte Dilatation der peripheren Gefäße wirkt es weiterhin durchblutungsfördernd, antiexsudativ und resorptionbeschleunigend.

Untersuchungen von *Heidenhain* wiesen auch eine Beschleunigung des Lymphstroms nach, wodurch eine Druckentlastung und Toxinausschwemmung zustandekommt.

Indikationen

1. Die Blutegeltherapie ist indiziert bei allen entzündlichen Anschoppungen (Furunkel, Karbunkel, Panaritien, Zellgewebsentzündungen usw.). Es wird eine Verkürzung des entzündlichen Prozesses erzielt, eine raschere Resorption des perifokalen Ödems sowie eine zunehmende Phagozytose durch die Anregung der Abwehrvorgänge im Organismus. Hauptanwendungsgebiet bei entzündlichen Prozessen ist die Thrombophlebitis. Neben der Abkürzung des Entzündungsprozesses, einer Verbesserung der Strömungsverhältnisse und der damit verbundenen Normalisierung des Gewebsbefundes ist hier die örtlich antikoagulierende und antithrombische Wirkung von besonderem therapeutischem Wert. Sie verhindert eine erneute Thrombenbildung.

2. Die Blutegelapplikation im Segmentbereich des Herzens führt oft zu langanhaltender Schmerzlinderung und gehört in manchen Kliniken zur Routinebehandlung (*Hochrein*).

3. Nach *Bottenberg* ist die Blutegeltherapie auch erfolgreich bei allen Krankheitserscheinungen nichtentzündlicher Natur, deren wesentliche Merkmale auf aktiver Anschoppung und passiver Stauung beruhen.

4. Wir haben besonders bei der Behandlung periarthraler Schwellungen der akuten und chronischen Polyarthritis rheumatica die Erfahrung gemacht, daß das entzündete Gewebe abschwillt und mit der gleichzeitigen Verminderung der Schmerzen auch die eingeschränkten Bewegungen der Gelenke, soweit sie nicht durch Narbenkontrakturen bedingt sind, gebessert werden.

Die besten und raschesten Erfolge erzielten wir bei den frischen entzündlichen Vorgängen der akuten Polyarthritis und der akuten Exazerbation der chronischen Prozesse, besonders an den kleinen Finger- und Zehengelenken.

Neben den rheumatischen Erscheinungen an den Gelenken stellten die Folgen des Wirbelsäulenrheumatismus in der Peripherie (Lumbago, Myalgien, Myogelosen, Konsistenz- und Spannungsänderungen des subkutanen Gewebes) eine Indikation für die Blutegelbehandlung dar. Auch bei den Schmerzen einer Lumbago vermag das Ansetzen einiger Blutegel in der Lendengegend häufig sofortige und auch anhaltende Schmerzlinderung und die volle Bewegungsfreiheit herzustellen. Aber nicht nur muskelrheumatische Symptome, auch neuralgische Beschwerden als periphere Auswirkung des Wirbelsäulenrheumatismus können beeinflußt werden. Bei diesen Erscheinungsformen des Wirbelsäulenrheumatismus ist es zweckmäßig, die Ansatzstellen der Blutegel nach der Ausbreitung der befallenen Spinalnervensegmente zu wählen. Es empfiehlt sich, die Egel gleichzeitig über den schmerzenden Muskelbezirk und paravertebral in Höhe des versorgenden Segments anzusetzen.

Gegenindikationen

Gelegentlich auftretende entzündliche Erscheinungen in der Umgebung der Bißstellen können entweder Sekundärinfektionen sein (Kratzeffekte auf Juckreiz), oder aber es handelt sich um allergische Reaktionen. Alle diese Erscheinungen heilen unter einer Wickeltherapie ab.

Nur selten entwickelt sich bei wiederholter Blutegelapplikation eine Allergie, die über örtliche Symptome hinausgeht und eine stärkere Schwellung größerer Körperabschnitte, Temperatursteigerung und Beeinträchtigung des Allgemeinbefindens mit sich bringt. Zwar lassen sich diese Reaktionen medikamentös beherrschen, doch empfiehlt es sich, mit einer erneuten Egeltherapie abzuwarten.

Die Blutegeltherapie führt zu keiner Übertragung pathogener Keime. Bei der ausgeprägten Arteriosklerose und der drohenden Gangrän muß die Blutegelapplikation vorsichtig gehandhabt werden. Eine Anämie mit Hb-Werten unter 10 g % und die Hämophilie stellen absolute Gegenindikationen dar. Außerdem dürfen Blutegel nicht während einer Antikoagulantientherapie angesetzt werden. Vorsicht ist ebenfalls geboten bei Patienten, die Phenylbutazone, Indometazine und Salizylate einnehmen.

Technik

Verwendet werden im allgemeinen die ungarischen Blutegel (Hirudo medicinalis). Die in Frage kommenden Körperpartien müssen vorher mit einer geruchlosen Seife gereinigt und dann mit warmem Wasser kräftig abgespült werden. Desinfektionsmittel und parfümierte Seifen sind zu vermeiden, weil sie die Bißfreudigkeit des Egels beeinträchtigen.

Man nimmt ein Arznei- oder Reagenzglas (letzteres wird zu dreiviertel mit Watte vollgestopft), holt mit einer Pinzette einen Blutegel aus dem Vorratsgefäß und legt ihn in ein solches Glas. Danach wird das Glas auf die vorgesehene Hautstelle gestülpt. Meist beißt der Blutegel innerhalb von 10–20 Sek. an, es tritt dabei ein kurzer stechender Schmerz auf. Sollte der Blutegel sich nicht festsaugen, kann man die Bißfreudigkeit anregen, indem man die Haut einritzt und einen Tropfen Blut austreten läßt. Dieses Verfahren ist auch angebracht, wenn der Blutegel an eine ganz bestimmte Stelle angesetzt werden soll. Außerdem können die Blutegel durch eine kurze Bestrahlung, z.B. mit einer Vitaluxlampe, zum Beißen angeregt werden. Manche Autoren empfehlen ein vorheriges Bestreichen der Haut mit Zuckerwasser. Der Blutegel saugt sich innerhalb von 20 bis 90 Min. voll und kann dabei das 6fache seines Gewichts erreichen (10 bis 15 ml Blut). Nach seiner Sättigung fällt er von selbst ab. Die Nachblutung kann noch mehrere Stunden anhalten und beträgt aus einer Wunde 20 bis 50 ml Blut. Durch eine reichliche Nachblutung wird der therapeutische Effekt der Behandlung noch gesteigert. Meist kommt sie von selbst zum Stillstand. Nur in wenigen Fällen sind Maßnahmen zur Blutstillung notwendig (blutstillende Gaze, Argentumstift). Die blutenden Bißwunden werden mit steriler Gaze und reichlich Zellstoff bedeckt. Anbiß eines Gefäßes ist zwar selten, kommt jedoch gelegentlich vor. Dann ist eine Blutstillung durch Klammer, Umstechung oder Kompressionsverband erforderlich. Im Verlauf oberflächlich gelegener größerer Venen darf kein Egel angesetzt werden.

Die Zahl der angesetzten Blutegel richtet sich nach dem Krankheitsprozeß und dem Allgemeinzustand des Patienten. Sie schwankt im allgemeinen zwischen 2 und 10 Tieren. Bei verschiedenen Erkrankungen, insbesondere bei den periarthralen Schwellungen, bewährt sich das wiederholte Ansetzen einer kleineren Zahl (jeden 2. Tag 2 bis 3 Egel).

Die abgefallenen Egel werden durch Übergießen mit kochendem Wasser abgetötet.

Schröpfkopftherapie

Beim unblutigen Schröpfen (Trockenschröpfung) setzt man Saugglocken auf die unbeschädigte Haut; beim blutigen Schröpfen wird die Haut vorher skarifiziert.

Wirkung

Durch den Unterdruck innerhalb der Schröpfköpfe kommt es zu einer örtlichen Hyperämisierung und je nach Stärke der Saugwirkung zum Blutaustritt aus den Kapillaren, Arteriolen und Venolen. Beim blutigen Schröpfen ist die Wirkung örtlichen Aderlässen gleichzusetzen.

Die beim Schröpfen hervorgerufenen Hautveränderungen bedingen in der Reparationsphase eine langdauernde örtliche Hyperämisierung, womit man eine Steuerung vorhandener Entzündungen und eine Anregung resorptiver Prozesse erreichen kann. Verspannte Gewebe werden aufgelockert und dadurch Druck- und Bewegungsschmerzen gemildert. Ausgelöste kutiviszerale Reflexe beeinflussen die Funktion der inneren Organe besonders im Bereich der korrespondierenden viszeralen Segmentbezirke.

Indikationen

In der Gewebstherapie fallen unter den Indikationsbereich lokale Entzündungen, Spannungs- und Konsistenzveränderungen des Gewebes und hier besonders die periarthralen Schwellungen. Bei der Hypertension und den chronischen Herzleiden mit Dekompensation, bei den Pneumonien, Pleuritiden und Bronchitiden leistet diese Therapie wertvolle Dienste zur Entlastung gestauter Bezirke und zur Anregung der Resorption.

Technik

Trockenschröpfung. Man verwendet Schröpfkopfgläser verschiedener Größen entweder mit festmontierter oder mit anschließbarer Pumpe und Glashahn. Sie haben den Vorteil, daß die Soggröße dosiert werden kann. Die Haftfähigkeit der Gläser läßt sich durch Bestreichen ihrer Ränder mit Vaseline erhöhen.

Blutiges Schröpfen. Zweckmäßigerweise wird der zuvor gereinigte Hautbezirk durch ein kurzdauerndes Ansetzen (2 bis 3 Min.) trokkener Schröpfköpfe vorbereitet. Dann skarifiziert man die Haut mit einem Schnepper, der mit 10 bis 20 kleinen Klingen versehen ist, die durch einen Federmechanismus in die Haut geschnellt werden. Die Tiefe der Schnitte läßt sich durch Verstellen der Messer regulieren. Nach erneutem Ansetzen der Gläser, das bei zunehmender Blutfüllung des Schröpfkopfes wiederholt werden kann, saugt man 10 bis 80 ml Blut ab. Für großflächige Schröpfungen gibt es Gläser, mit denen bis zu 300 ml Blut aufgenommen werden können. Anzahl und Größe der verwendeten Gläser müssen sich nach der Ausdehnung des Krankheitsherdes richten. Die Zahl schwankt im allgemeinen zwischen 2 bis 10 Schröpfköpfen. Die Einwirkungsdauer hängt von der Menge des angesaugten Gewebes oder der Stärke des Blutaustritts ab und beträgt im Durchschnitt 10 bis 20 Min.

Bei akuten Erkrankungen kann man alle 1 bis 2 Tage schröpfen. Bei chronischen Erkrankungen ist die Wirkung am günstigsten, wenn das Ansetzen alle 3 bis 4 Tage wiederholt wird. Das Abnehmen der Gläser erfolgt durch seitliches Eindrücken der Haut. Anschließend legt man einen sterilen Verband an.

Peloide

Unter der Anwendung von Peloiden versteht man die Behandlung mit oberflächenaktiven Stoffen. Man unterscheidet Unterwasserablagerungen bzw. organische Peloide (Torf, Moorerde, Schlamm und Schlick) und Verwitterungstone bzw. mineralische Peloide (Lehm, Löß und Mergel).

Für die Therapie werden die Peloide in fein verteiltem Zustand mit Wasser gemischt und als breiförmige Bäder sowie als Ganz- oder Teilpackungen verabreicht. Durch sie läßt sich die hyperämisierende Behandlung der kleinen Hydrotherapie in manchen Fällen ergänzen.

Wirkung

Die Peloide haben zwar einen unterschiedlichen chemischen Aufbau und eine unterschiedliche Wärmeleit- und Wärmehaltefähigkeit, aber die Differenzen, die bei den thermischen Eigenschaften dieser Substanzen beobachtet wurden, unterscheiden sich kaum in ihrer Wirksamkeit (*Michez*).

Die Sorptionsvorgänge, die Hemmung der Hyaluronidaseaktivität durch Huminsäuren, und die Zusammenhänge zwischen Inhaltstoffen und Wirkung sind noch nicht genügend geklärt.

Nach *Benade* haben die vorwiegend organischen Peloide ein geringeres Wärmeleitvermögen und damit eine höhere Wärmehaltefähigkeit als die mineralischen Peloide. Die Zugabe kleiner Mengen Wasser kann auch bei den organischen Peloiden eine Verringerung der Wärmehaltung durch die Zunahme der Wärmeleitung herbeiführen, während ein erhöhter Wasserzusatz bei den mineralischen Peloiden deren Wärmeleitvermögen erniedrigt und dadurch die Wärmespeicherung erhöht (Tab. 5).

Die Wärmeleitfähigkeit bewirkt eine Hyperämie, und auf dem Weg über die kutaneoviszeralen Reflexe erfolgt eine Lösung von Spasmen der glatten und quergestreiften Muskulatur (Hohlorgane, Gefäße

Tabelle 5. Wärmeleitzahl und Wärmehaltung gebrauchsfertiger Peloide (BENADE)

Substanz	Anwendungs-form	Wassergehalt bei Packungs-konsistenz	Wärmeleit-zahl[2] kcal / cm s. Grad	Wärmehal-tung W s / cm²
Hochmoortorf	Breibad	92	0,00115	850
	Packung	85	102	937
Flachmoortorf	Breibad	90	112	864
	Packung	83	100	944
Gyttja	Breibad	89	122	808
	Packung	83	118	814
Moorerde	Breibad	80	123	759
Schlick	Breibad	62	177	519
	Packung	56	184	489
Kreide	Packung	35	223	359
Eifelfango	Packung	32	256	318
Lehm	Packung	28	292	261

Vergleichende Angaben für Wasser 5° C (konvektionslos gedacht)
Wärmeleitzahl[2] = 0,00135
Wärmehaltung W = 740

usw.). Durch die Bestimmung von Lokalisation und Größe der Kontaktfläche, durch die Konsistenz der Peloide, durch Temperatur, Einwirkungsdauer und Häufigkeit der Anwendung kann der thermische Reiz weitgehend dosiert werden.

Die Eigenschaft der organischen Peloide, durch ihre geringe Wärmeleitfähigkeit die Wärme nur langsam abzugeben, erlaubt eine höhere Badetemperatur als bei Wasserbädern. Nach *Zörkendörfer* darf dieser Umstand aber nicht als therapeutischer Faktor gewertet werden, da durch die langsamere Wärmeabgabe das Wärmeangebot weitgehend wieder ausgeglichen wird. Er weist darauf hin, daß im Peloidbad der Reiz auf die Wärmerezeptoren der Haut gedämpft wird. Die direkte Wärmetiefenwirkung mit ihrem Einfluß auf den Gewebsstoffwechsel und die Lösung von Spasmen der Muskulatur wird dagegen nicht beeinträchtigt. Die Hyperthermie verläuft reizlos und erlaubt die Anwendung hoher Intensitäten. Geht man bis an die subjektive Verträglichkeitsgrenze heran, führen die Peloide zu höheren Gewebstemperaturen als das Wasser, und auch die Wärmetiefenwirkung ist größer, was bei entsprechenden Indikationen genützt werden kann.

Bei der Therapie haben sie in Form von Packungen eine Bedeutung. Neben ihrer thermischen Wirkung spielt ihre Plastizität eine Rolle, da diese eine Anschmiegbarkeit an die entsprechenden Körperteile gewährleistet.

Der thermische Reiz auf das Hautgewebe und die reflektorische Fernwirkung bei den Packungen ist abhängig von der Schichtdicke und der Temperatur. Wir können diese Faktoren nach den Erfordernissen und der subjektiven Verträglichkeit individuell dosieren.

Indikation

Moor- und Schlammbäder werden im allgemeinen nur in Badeorten mit natürlichen Peloidfundstellen durchgeführt, da dazu große Substanzmengen und Einrichtungen zu deren maschineller Aufarbeitung zur Verfügung stehen müssen. Solche Bäder verordnet man bei der chronischen Polyarthritis, bei schweren Arthrosen, Spondylosen, rezidivierenden Ischialgien und anderen Neuritiden, weiter bei der Prostatitis, Adnexitis, Parametritis usw. Eine Gegenindikation besteht bei Erkrankungen des Herzens mit Insuffizienzerscheinungen, Hypertonien, Erschöpfungszuständen und vor allem bei Patienten, die noch nicht saniert sind.

Bei den obengenannten Erkrankungen führen auch Packungen zu sehr guten Erfolgen. Sie haben, wenn man sie in Form von Teilpackungen durchführt, den Vorteil, daß die erwähnten Gegenindikationen dann häufig keinen Hinderungsgrund darstellen. Mit Packungen erzielt man auch gute Heilungstendenzen bei Hauterkrankungen.

Von den Peloiden speichern Lehm und Lößerde am wenigsten Wärme; sie kühlen also am schnellsten ab. Soll es zu einer raschen Wärmeabfuhr bei entzündlichen Prozessen, z. B. akuten Gelenkentzündungen, Thrombophlebitiden, Furunkeln, Panaritien, Abszessen u. a. kommen, so ist die Anwendung dieser Substanzen besonders geeignet. Dabei muß man allerdings beachten, daß die Packung vor der vollkommenen Trocknung erneuert werden muß, weil mit dem Beginn der Trocknung eine reaktive Hyperämie mit starker Wärmebildung einsetzt.

Beim varikösen Ulcus cruris wirken die Lehm- oder Lößauflagen nicht nur kühlend und entzündungshemmend, sondern sie reinigen auch rasch die Geschwürsfläche. Diese Peloide spielen auch in der Hautbehandlung eine wesentliche Rolle. Durch die kühlende, juckreizstillende und entzündungswidrige Beeinflussung wird der Heilungsverlauf ekzematöser Dermatitiden begünstigt. Da diese Erden der Haut auch Fett entziehen, werden sie bei der Behandlung überfetteter Haut (Akne, Seborrhö) angewandt. Es darf aber in diesen Fällen kein wasserundurchlässiges Material (Billrothbatist) zum Einschlagen der Substanzen verwendet werden, sondern die Peloide müssen direkt auf die Haut aufgetragen werden.

Technik der Packungen

Die Peloidpulver erhalten durch den Zusatz einer entsprechenden Menge Wasser und die manuelle oder maschinelle Verrührung und Mischung die richtige breiige Konsistenz. In einem Kessel werden die Peloide durch strömenden Dampf oder im Wasserbad auf die erforderliche Temperatur gebracht. Schichtdicke, Temperatur und Dauer der Ganz- oder Teilpackungen richten sich, wie schon erwähnt, nach der subjektiven Empfindlichkeit und nach der gewünschten Wirkung. Im Durchschnitt haben die Packungen eine Temperatur von 45° C, eine Schicht von 2 bis 3 Fingerdicke und eine Dauer von 40–60 Min. Es empfiehlt sich, in jedem Fall die Temperatur einer Packung am eigenen Handrücken zu prüfen, um Verbrennungen zu vermeiden.

Bei der Ganzpackung trägt man das Peloid direkt auf den Körper auf, während es bei den Teilpackungen häufig auch in Mull oder Leinen eingeschlagen wird. Zur Abdichtung benutzt man ein Gummituch und wickelt den Patienten schließlich in eine Wolldecke.

Der Patient wird aus der Packung herausgewaschen und bleibt zum Nachdünsten noch 1 Std. im Bett liegen.

Einfettungen

Erschlaffung und Atrophie des subkutanen Gewebes aus den verschiedensten Ursachen lassen sich zusätzlich zu den übrigen gewebswirksamen Methoden durch häufiges Einfetten mit pflanzlichen und tierischen Ölen günstig beeinflussen. Besonders im rheumatischen Formenkreis steht man oft einer sehr hartnäckigen und fortschreitenden Atrophie gegenüber. Aber auch Gewebsschwund durch Mangelernährung, marantische Prozesse usw. stellen Indikationen für diese Verordnung dar. Die Einfettung kann der Patient selbst vornehmen, nur beim Einreiben des Rückens ist er auf fremde Hilfe angewiesen. Die Wirkung darf man sich so vorstellen, daß resorbierbare Fettsubstanzen tierischen oder pflanzlichen Ursprungs vorwiegend durch die Talgdrüsenfollikel und die Interzellularspalten in die Unterhaut gelangen und dort zur Straffung des Fasersystems beitragen. Bei Öl-Wasser-Emulsionen werden der Quellungsdruck und die Fähigkeit zur Wasserspeicherung offenbar gesteigert. Dabei läßt sich beobachten, daß die Aufnahmefähigkeit der Haut für die angebotenen Fette im Verlauf einer Serie von Einreibungen zunimmt.

Die Technik der Einfettung ist einfach. Mit großflächigen Ausstreichungen und ohne den sonst bei der Massage üblichen Druck, wird das Fett in die Haut eingerieben. Man kann die Aufnahmefähigkeit der Haut durch eine vorherige Peloidpackung oder durch ein ansteigendes Teilbad steigern, falls die Haut zunächst wenig aufnimmt. Geeignete Fette sind: Frisches Olivenöl, aber auch andere pflanzliche Öle und Öl-Wasser-Emulsionen. Das Ranzigwerden ist unbedingt zu vermeiden, da sonst unangenehme Reizerscheinungen an der Haut auftreten können. Deshalb ist tägliche Entfernung der Reste durch warme bis heiße Waschung nötig. Eine gewisse Konservierung der Fette läßt sich durch Benzoeharz, Latschenkieferöl u. a. ermöglichen. Wird ein Fett schlecht resorbiert, empfiehlt es sich, andere Sorten zu erproben.

Gegenindikationen ergeben sich nur aus entzündlichen Hautveränderungen und nässenden Ekzemen. Zu beachten ist, daß auch vor Sonnenbestrahlung die Fettreste von der Haut entfernt werden müssen, damit keine Verbrennungen auftreten.

Riementherapie (Abb. 121–124)

Einen fast spezifischen Reiz zur Kräftigung der Muskulatur setzt die Riementherapie, die schon im Altertum als Trainingsmethode für Athleten bekannt war. Offenbar bewirkt der Widerstand, den der Riemen dem sich kontrahierenden Muskel bietet, Querschnittszunahme und Wachstum der Muskelfasern. So gelingt es, die Inaktivitätsatrophie rascher zu beseitigen und die Muskulatur allgemein zu kräftigen. Diese Therapie intensiviert nach unserer Erfahrung den Übungswillen des Patienten.

Die Technik ist aus den Abbildungen zu ersehen und bedarf keiner weiteren Erläuterung. Mit einigem Geschick lernen die Patienten bald, den Riemen, der zwar weich und geschmeidig, aber nicht zu nachgiebig sein soll, allein zu handhaben. Im Anfang empfiehlt es sich, den Patienten einige Male unter Anleitung einer Krankengymnastin üben zu lassen (Abb. 121–124).

Kontraindikationen: Varikosität, Ulzerationen, entzündliche Hauterkrankungen.

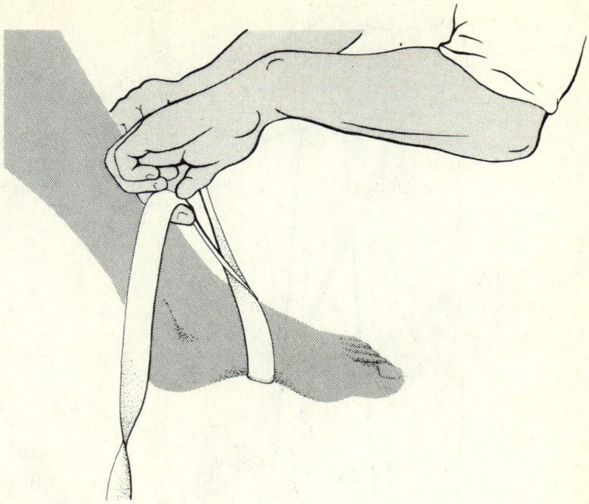

Abb. 121 Kreuzweises Anlegen des Riemens vom Fuß aus zum Oberschenkel

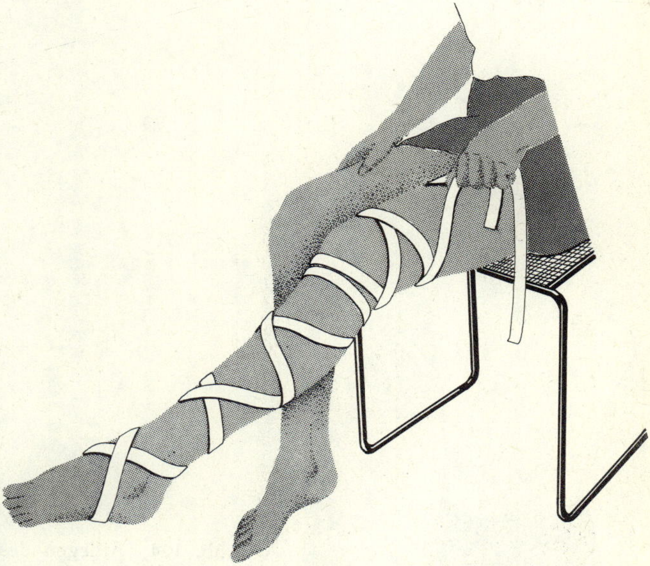

Abb. 122 Die Enden werden vom Patienten gehalten

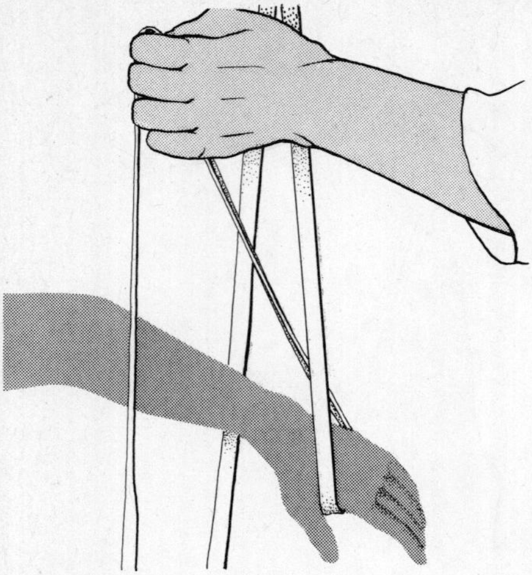

Abb. 123 Anlegen des Riemens von der Handfläche aus

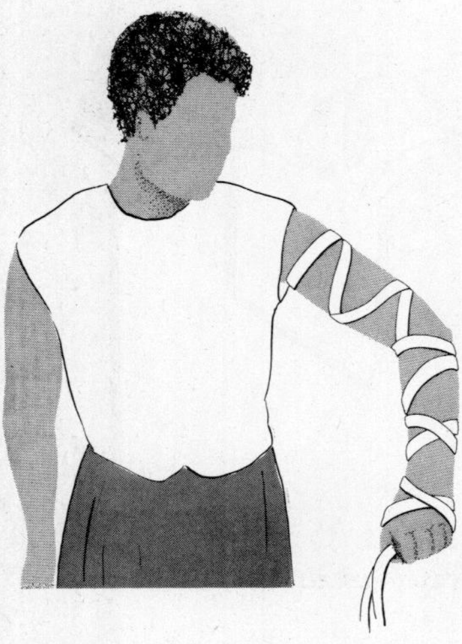

Abb. 124 Anlegen des Riemens vom Oberarm aus, die Enden werden vom Patienten gehalten

Statik

Statik bedeutet in der gymnastischen Terminologie eine Körperhaltung bei richtiger Belastung aller Gelenke. Der aufrecht stehende oder sich bewegende Mensch hält sich mit einem Minimum an Muskelarbeit im Gleichgewicht.

Um mit Kranken arbeiten zu können, muß man wissen, wie die optimale Haltung bei Gesunden aussieht. Jede Krankengymnastik braucht daher als Leitbild den gesunden Menschen. In der Statik gilt das Gesetz, daß ein Körper im Zustand der Ruhe verharrt, wenn die auf ihn einwirkenden Kräfte sich gegenseitig aufheben. Das ist z. B. der Fall, wenn zwei Kräfte gleich groß sind und in einer Linie in entgegengesetzter Richtung wirken: Druck und Gegendruck, Zug und Gegenzug. Wirken aber zwei Kräfte nicht in einer geraden Linie, sondern im Winkel zueinander, so heben sie sich nicht auf. Es bleibt eine Restkraft, die dem Körper einen Bewegungsimpuls verleiht.

Gehen wir von der Haltung des aufrecht stehenden Menschen aus: Hält er sich im Gleichgewicht, d. h. gibt es kein von der Schwerkraft herrührendes Bewegungsmoment, so verharrt er im Zustand der Ruhe. Hierbei ist die Muskelarbeit minimal, da alle Körperteile des stehenden Menschen schwerpunktmäßig übereinander liegen. Ohne unterstützende Muskelarbeit ist eine aufrechte Haltung des Menschen nicht möglich. Dieses Gleichgewicht ist labil, muß durch unwillkürlichen oder willkürlichen Muskeltonus und durch ständige Innervation von Muskelgruppen ausgeglichen werden. Bei ungünstiger Lage der Teilschwerpunkte zueinander sind die unwillkürliche und willkürliche Innervation und die Muskelarbeit deutlich größer. Man sieht z. B. beim Rundrücken starke Verspannungen der langen Rückenstrecker. Solche Muskelverspannungen bleiben niemals isoliert, sondern rufen über weitere Muskelketten Tonusveränderungen bis in die Nacken- und Halsmuskeln und bis in die Unterschenkel hervor. Jede Arbeit an der Muskulatur, z. B. Massage, wird ohne endgültigen Erfolg bleiben, wenn nicht gleichzeitig durch Arbeit an der Haltung die Vorbedingungen für ein Ausschalten unnötiger Muskelarbeit geschaffen werden.

Der Schwerpunkt des menschlichen Körpers liegt im Becken, in der Gegend des Promontoriums. Man kann von hier aus, also von der Beckenhaltung aus, in sinnvoller Weise die aufrechte Haltung entwickeln. Das aufgerichtete Becken (der vordere Beckenrand ist angehoben) soll als knöcherne Schale die Beckenorgane tragen. Dieses Aufrichten des Beckens kann man als Grundhaltung dadurch erreichen, daß man gezielt durch aktive Bewegungsübungen Bauch- und Gesäßmuskeln kräftigt. Es gehört intensives Arbeiten dazu, um ein Gefühl für die Beckenstellung überhaupt zu entwickeln. Nur so kann man diese Grundhaltung erlernen und als selbstverständlich einnehmen.

Die Beckenbewegungen können aus verschiedenen Ausgangsstellungen geübt werden: im Liegen, im Vierfüßlerstand, auf dem Hocker sitzend sowie im Stehen und Gehen. Kommt es zum gekippten Becken (d. h. der vordere Beckenrand sinkt ab), so lasten durch die veränderte Statik die Bauchorgane, besonders die Därme, gegen die Bauchdecken und verstärken somit noch die Beckenkippung.

An der Stellung des Kreuzbeins ist die Haltung des Beckens zur Wirbelsäule abzulesen. Jede Veränderung in der Haltung der Lendenwirbelsäule verändert darum die Beckenstellung und umgekehrt. Bei einer verstärkten Lendenlordose zeigen sich ausgleichende Haltungsänderungen an der ganzen Wirbelsäule, deren physiologische Krümmungen eine Federung ermöglichen und daher erhalten bzw. wiederhergestellt werden müssen. Abgesehen von der mangelhaften Elastizität neigt z. B. ein Flachrücken zu seitlichen Verbiegungen.

Bei einer Vielzahl von Menschen findet man jedoch unphysiologisch starke Krümmungen und dadurch beträchtliche Schwerpunktverschiebungen. Die Hyperlordose der LWS bewirkt als Ausgleich zumeist eine Zunahme der Gegenkrümmung, nämlich der Brustkyphose. Diese wiederum hat eine verstärkte Halslordose zur Folge: der Hals wird nach vorn gedrückt, und der Kopf kann nicht, wie er sollte, nahezu senkrecht auf der Halswirbelsäule ruhen.

Der Schultergürtel hat u. a. die Aufgabe, die Last der Arme aufzunehmen und ihr Gewicht gleichmäßig auf den Brustkorb zu verteilen Bei einem Rundrücken fallen die Arme nach vorn, und diese Gewichtsverschiebung läßt sich nur durch erhöhte Muskelarbeit, besonders der Rückenmuskulatur, ausgleichen. Bei einer aufrechten, gestreckten Haltung bleiben die Arme locker und entspannt. Wird eine Last getragen und diese gleichmäßig auf beide Seiten verteilt, trägt sie der ganze Körper schwerpunktgerecht. Es ist darauf zu achten, daß Ober- und Unterarm achsengerecht zueinander stehen. Als habituelle Armfehlhaltung sieht man die „X-Arme".

Das Becken überträgt das Gewicht des Oberkörpers auf die unteren Extremitäten. Auch hier kommt es durch das gekippte Becken zu einer ungleichmäßigen Belastung, weil die Hüftgelenkspfannen dorsalwärts verlagert werden. Die Fehlbelastung wird wiederum mit Muskelverspannungen ausgeglichen.

Die Last des Körpers soll gleichmäßig auf die Belastungspunkte des Fußes verteilt werden. Ober- und Unterschenkel sollen achsengerecht zueinander stehen. Hier sieht die habituelle Fehlhaltung so aus, daß der Unterschenkel mit auswärts gestellten Füßen stärker nach außen rotiert ist; es kommt zu einem „Einwärtsschielen" der Patellen. Das wiederum hat einen Einfluß auf das Längsgewölbe des Fußes. Belastet man bei dieser Fehlstellung mit gebeugtem Knie den Fuß, so wird der innere Fußrand kräftig hinuntergedrückt. Die Fußbelastung bei richtig gestellten Beinen ergibt dagegen ein Hochziehen des Längsgewölbes. Bei allen Übungen gegen Platt- und Senkfuß ist also die exakte Stellung des ganzen Beins die Voraussetzung für einen Erfolg.

Krankengymnastik

Die Krankengymnastik orientiert sich an geordneten Körperfunktionen, einer anatomisch richtigen Haltung und an den normalen Bewegungsabläufen. Da sich bei einer Bewegung nicht nur eine einzelne Muskelgruppe kontrahiert, sondern sich Kontraktionen über Körperregionen fortpflanzen (bei der Plantarflexion des Fußes z. B. kommt es zur Mitkontraktion der Oberschenkelstrecker, der Streckmuskulatur des Hüftgelenks und der Rückenstrecker), soll die Krankengymnastik prinzipiell nicht ein einzelnes Gelenk, nicht eine bestimmte Muskelgruppe, sondern den ganzen Körper ansprechen. Im Laufe der Behandlung wird sie sich je nach Notwendigkeit zwar auf einzelne Gliedmaßen bzw. Gelenke konzentrieren, ohne jedoch den Bezug zum übrigen Körper zu verlieren.

Allgemeine Regeln für die Krankengymnastik

Jeder krankengymnastische Behandlungsplan hat folgende Gesichtspunkte zu berücksichtigen: Krankheitsbild, Alter, Beruf, Allgemeinzustand und Einstellung des Patienten zur Behandlung.

Modifizierungsmöglichkeiten ergeben sich aus:

- dem Zeitpunkt des Einsatzes der krankengymnastischen Maßnahmen
- der Auswahl der zu übenden Körpergebiete
- der Ausgangslage
- dem Tempo der Bewegungstherapie
- der Belastungsgröße
- der Behandlungdauer.

Prinzipiell läßt sich jede Bewegung, die innerhalb der physiologischen Bewegungsbreite liegt, üben: Wird das erkrankte Körpergebiet skalar beansprucht, kann nicht geschadet werden.

Krankengymnastische Grundtechniken (Abb. 125–202)

Passive Maßnahmen und ihre Wirkungen

Lagerung

Voraussetzung jeder krankengymnastischen Behandlung ist die zweckmäßige und korrekte Lagerung des Patienten. Durch bestimmte Positionen lassen sich außerdem folgende therapeutische Wirkungen erreichen:

1. Entlastung. In Rücken-, Bauch- oder Seitenlage wird der Stützapparat entlastet (flächige Verteilung des Körpergewichts).

Im Vierfüßlerstand schont man die Wirbelsäule, bei Horizontallagerung ist die Herzarbeit am geringsten. Welche Lagerung im Einzelfall notwendig ist, bestimmen das Krankheitsbild und der Zustand des Patienten. So sitzt der Kranke mit einer Herzinsuffizienz zur Entlastung des rechten Herzens aufrecht, der Adipöse vermeidet die Bauchlage usw.

2. Korrektur. Fehlstellungen und Fehlhaltungen (Gelenke, Knochen, Wirbelsäule, Bänder und Muskeln) läßt man durch Dauerlagerung mit Hilfe von Schienen, Sandsäcken, Liegebrettern, Gipsschalen, Spezialbetten usw. korrigieren. Dazu gehört auch die Extension mit Geräten und Gewichten (u. a. Glisson-Schlinge, Perlsches Gerät).

3. Förderung des Blut- und Lymphstroms. Der Rückstrom im venösen Schenkel und im Lymphgebiet wird durch Hochlagerung des betreffenden Körperabschnitts gefördert. Bei arteriellen Durchblutungsstörungen lagert man die Extremität tiefer als Herzniveau; bei einer kombinierten Gefäßerkrankung steht die arterielle Versorgung im Vordergrund. Die Gelenke lagern in leichter Beugestellung, damit auf die großen Gefäße keine Kompression ausgeübt wird. Durch Unterlegen von Klötzen oder mit entsprechenden Hebevorrichtungen lassen sich Kopf- oder Fußende des Bettes anheben. Übergewichtigen Patienten gibt man unter die Matratze eine feste Unterlage (Bretter), um ein Durchhängen zu vermeiden.

4. Atemrichtung und Atemtiefe lassen sich durch entsprechende Lagerungen (Kopftieflage) beeinflussen.

5. Bei bestimmten Krankheitsbildern, Schmerzzuständen und postoperativ können spezielle Lagerungen und besondere technische Hilfsmittel (z. B. Dekubitusmatratze) erforderlich sein.

Passive Bewegungsübungen

Die passive Bewegungsübung ist eine Behandlungsmethode, die der Behandler ohne jede Mitarbeit des Patienten durchführt. Der Patient liegt entspannt; dicht oberhalb eines Gelenks wird mit der einen Hand fixiert, die andere faßt distal vom Gelenk und bewegt es unter leichtem Zug in allen möglichen Bewegungsebenen. Man zielt dabei nicht auf die Volumen-, sondern auf die Längenänderung des betreffenden Muskels bzw. auf das sich Nähern und Entfernen der Muskelansätze.

Die passive Bewegung wirkt entspannend bei erhöhtem Muskeltonus; sie wird daher bei allen spastischen Zuständen der Muskulatur angewendet. Man setzt sie bei Kontrakturen sowie zu ihrer Verhütung ein. Bei Lähmungszuständen dienen sie als Innervationsübungen und in der Atemtherapie erarbeitet man mit ihnen eine rhythmische Atmung. Weiterhin stellen sie bei allen Herz- und Kreislaufkranken die leichteste Form der Belastung dar. Hierbei werden zunächst passiv die kleinen peripheren Gelenke geübt, dann geht man zu größeren Gelenken über und kombiniert später die Bewegungen. Große passive Bewegungen fördern in erheblichem Maße den venösen Rückstrom und den Lymphstrom. Die dabei in den Gelenkbeugen auftretende Druck- und Sogwirkung auf die großen Venen erfordern ein langsames Vorgehen.

Schüttelungen, Vibrationen

Das feine oder auch gröbere Schütteln an den Extremitäten und am Rumpf (Brustkorb und Becken) wirkt lockernd und entspannend auf die Muskulatur; am Brustkorb bewirken sie eine Anregung der Expektoration. Durch Schüttelungen unter Zug (Schulter- und Hüftgelenke) wird die gelenknahe Muskulatur gelockert und somit das Bewegungsausmaß erweitert. Darüber hinaus lassen sich Schüttelungen mit aktiven Bewegungen kombinieren (Abb. 125–129).

Wird die leichte Schüttelung zu einer großen rollenden Bewegung (in einem Extremitätenabschnitt um die Längsachse der Extremität), so spricht man von Rollungen.

Vibrationen sind feinste Erschütterungen (feinschlägige Bewegungen), die auf einen begrenzten Muskelbereich einwirken. Die Handfläche liegt dabei fest, aber nicht verkrampft auf. Man vibriert mit den Fingerspitzen oder mit der ganzen Hand. Bei Steilstellung der Finger geht die lockernde Wirkung mehr in die Tiefe, bei flachem Aufliegen bleibt sie mehr oberflächlich. Die Wirkung hängt weiterhin von der Intensität der Vibrationen ab.

Nach *Kohlrausch* sind nur 8 bis 11 Vibrationsstöße zulässig, da sonst ein Eigenreflex ausgelöst und die entspannende Wirkung aufgehoben wird.

Passive Dehnungen

Die Dehnung ist eine Bewegung unter Zug. Man dehnt von den Armen oder Beinen her, am Rumpf oder am Kopf. Auch eine Dehnung des ganzen Körpers von Kopf, Beinen oder Armen aus, wird bei entsprechender Zugstärke erreicht. Dehnungen lassen sich mit passiven Bewegungen kombinieren. Der Dehnungsrhythmus paßt sich der Atmung an und kann sie seinerseits beeinflussen. Die Hauptwirkung richtet sich auf die großen Gelenke und die Wirbelsäule. Die Dehnung führt zu einer Lockerung verspannter Muskelgebiete, das Gelenk wird entlastet und sein Bewegungsausmaß vergrößert; durch die Entspannung tritt auch eine Schmerzlinderung bei schmerzenden Gelenken ein (Abb. 130–132).

Passive Maßnahmen

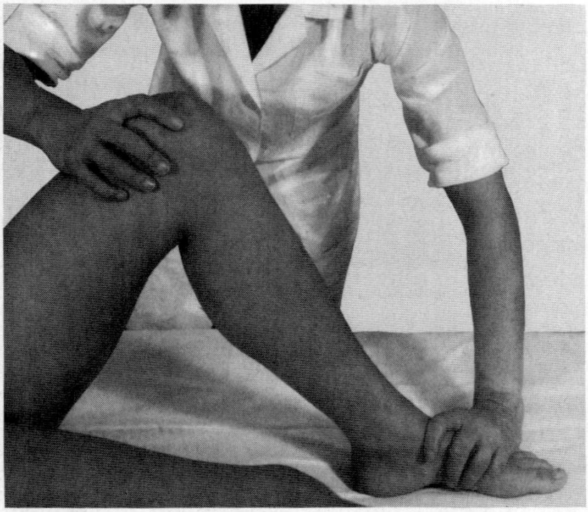

Abb. 125 Schüttelung des angestellten Beines aus der Rückenlage

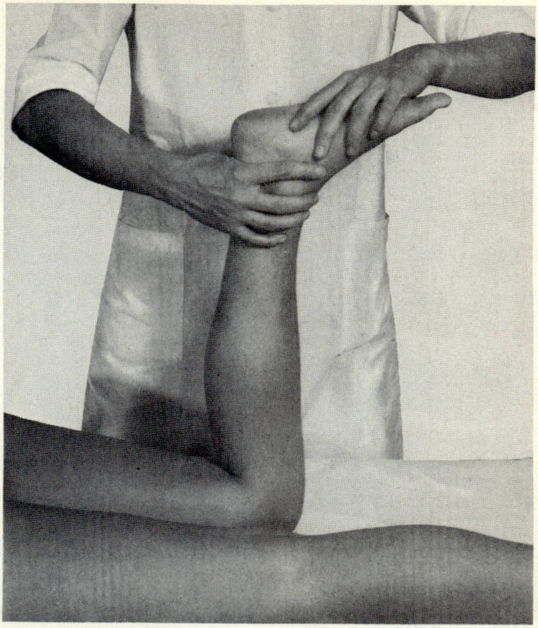

Abb. 126 Schüttelung des Unterschenkels aus der Bauchlage

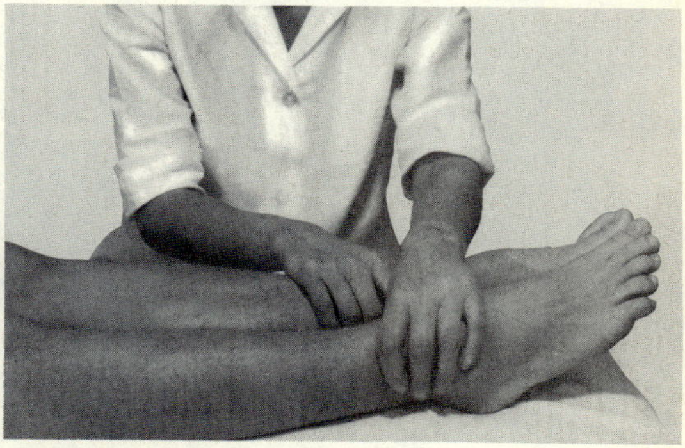

Abb. 127 Schüttelung beider Beine aus der Rückenlage

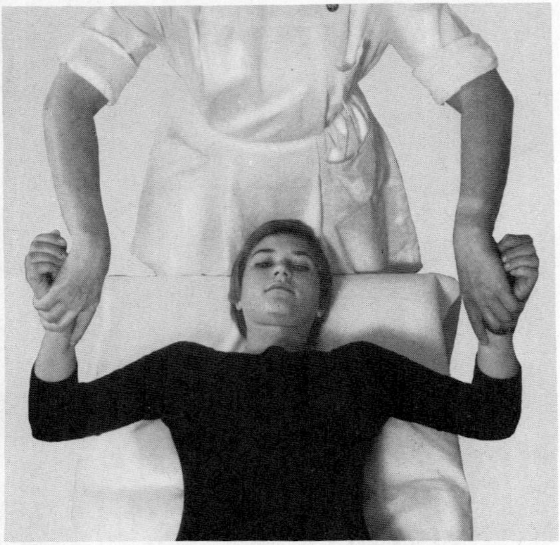

Abb. 128 Schüttelung beider Arme aus der Rückenlage

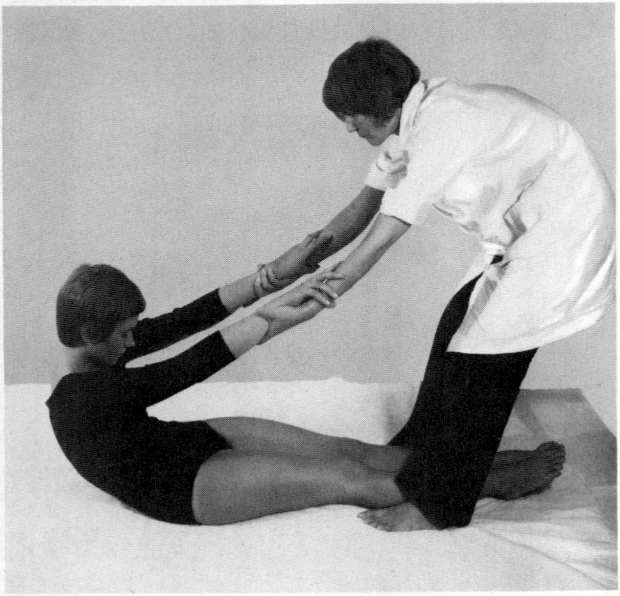

Abb. 129 Brustkorbschüttelungen aus der Rückenlage

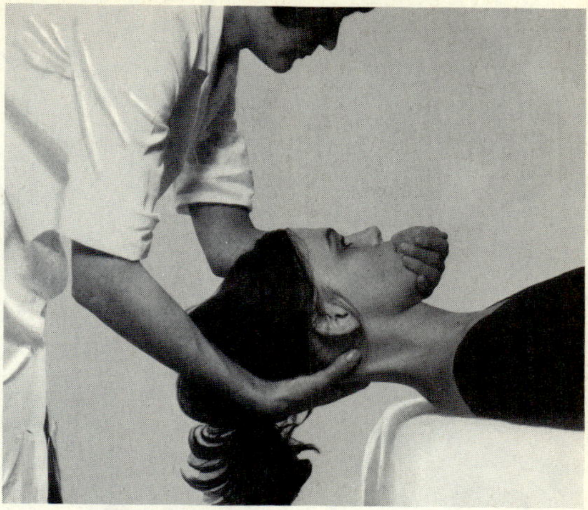

Abb. 130 Dehnung der Halswirbelsäule aus der Rückenlage in verschiedenen Ebenen

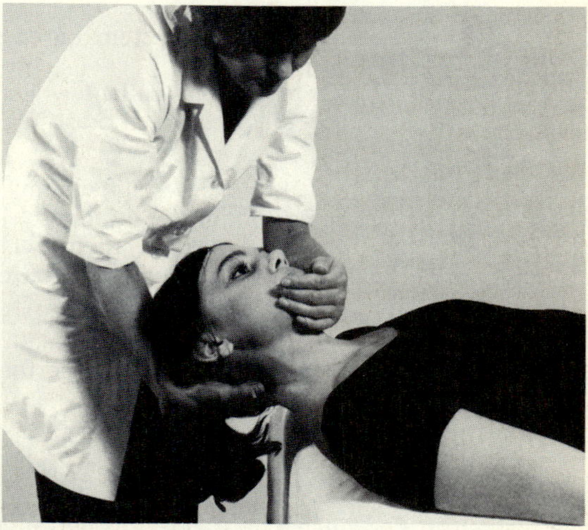

Abb. 131 Dehnung der Halswirbelsäule aus der Rückenlage in verschiedenen Ebenen

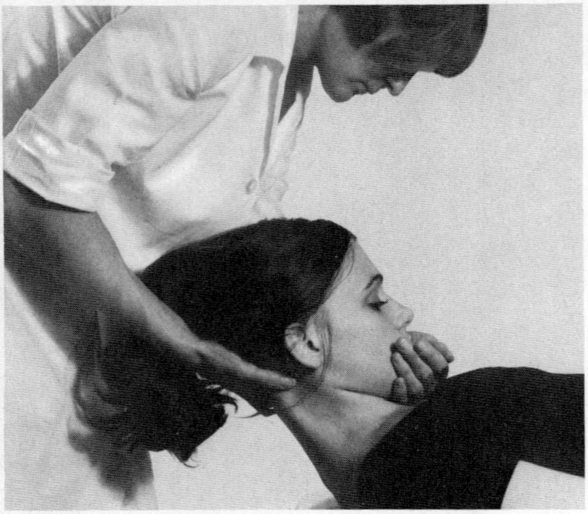

Abb. 132 Dehnung der Halswirbelsäule aus der Rückenlage in verschiedenen Ebenen

Passiv-aktive Maßnahmen

1. Aktive Bewegung bei abgestütztem Eigengewicht

Man versteht darunter eine vom Patienten ausgeführte Bewegung, bei der der Behandler die Extremität abstützt und die Bewegung begleitet.

Hierher gehören auch aktive Bewegungen im Wasser, wobei man den Auftrieb nutzt und minimale motorische Innervationen noch effektiv werden. Hingegen muß der Patient bei großen Bewegungen den Widerstand des Wassers überwinden; darin liegt eine Möglichkeit zur schonenden Muskelkräftigung.

Auch durch Apparate (z. B. Schlingentisch) läßt sich beim Übenden das Eigengewicht abstützen; die Bewegung erfordert dann nur minimale Muskelarbeit.

2. Passiv-aktive Bewegungen

Sie werden in der einen Phase aktiv, in der anderen vom Behandler ausgeführt. So kann z. B. bei einer Gelenkkontraktur der Patient bis an die Bewegungsgrenze aktiv üben, von da an führt der Behandler die Bewegung weiter und versucht so, das Bewegungsausmaß zu vergrößern. Man kann auch zunächst passiv die Bewegung durchführen, fordert dann den Patienten auf, das Erreichte zu halten und schaltet zusätzlich Spannungsübungen ein (Abb. 133–146).

3. Passiv-aktive Dehnungen

Im Anschluß an eine passive Dehnung versucht der Patient, selbst in die Ausgangsstellung zurückzukehren, der Behandler setzt dabei einen dosierten Führungswiderstand. Nach gründlicher Entspannung kann erneut eine Dehnung einsetzen. Durch intensive Muskelspannung kräftigt sich die Muskulatur, außerdem beobachtet man ähnliche Wirkungen wie bei der passiven Dehnung. Der Wechsel von maximaler Kontraktion und völliger Entspannung fördert zudem die Durchblutung.

Passive Bewegungsübungen an den unteren Extremitäten

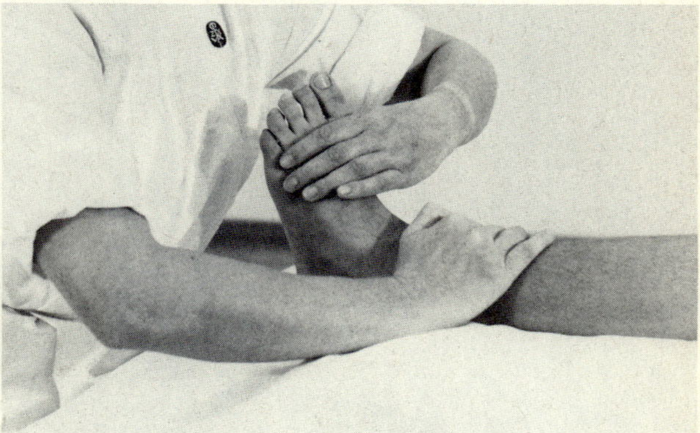

Abb. 133 Supination im Sprunggelenk

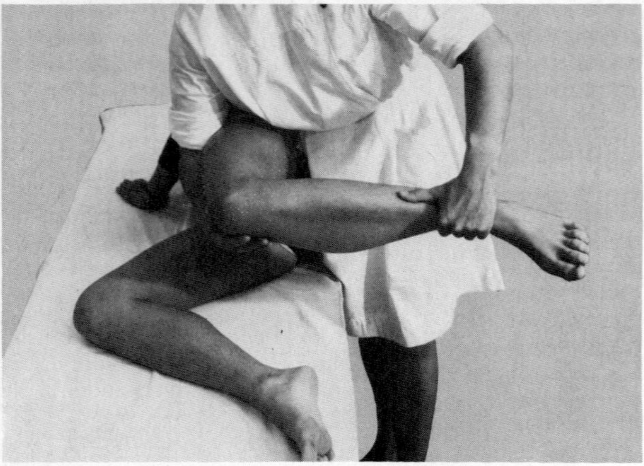

Abb. 134 Beugung im Kniegelenk in Seitlage

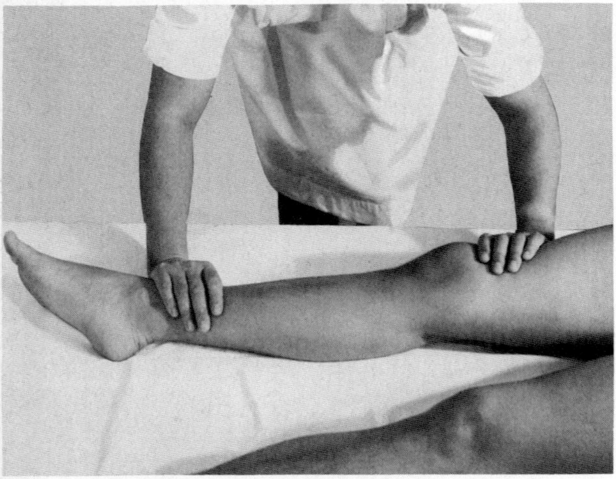

Abb. 135 Außenrotation im Hüftgelenk

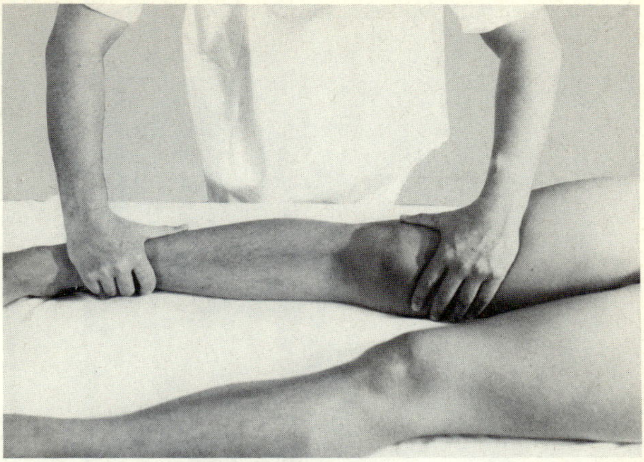

Abb. 136 Innenrotation im Hüftgelenk

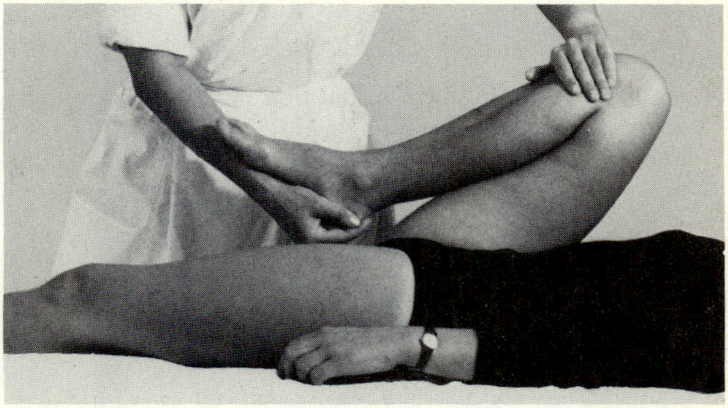

Abb. 137 Beugung im Knie- und Hüftgelenk

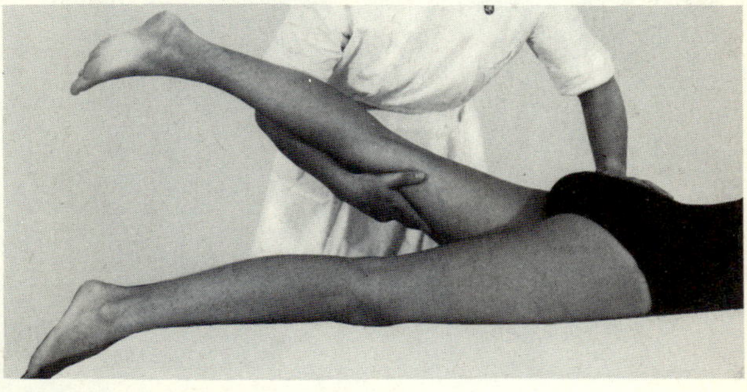

Abb. 138 Streckung im Hüftgelenk in Bauchlage

Passive Bewegungsübungen an den oberen Extremitäten

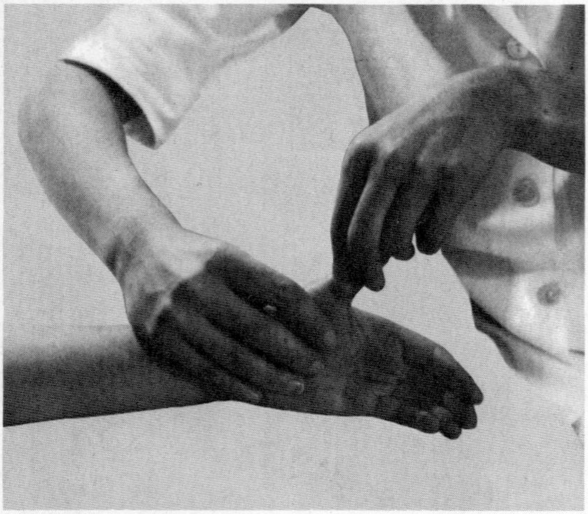

Abb. 139 Abduktion und Adduktion im Daumengrundgelenk

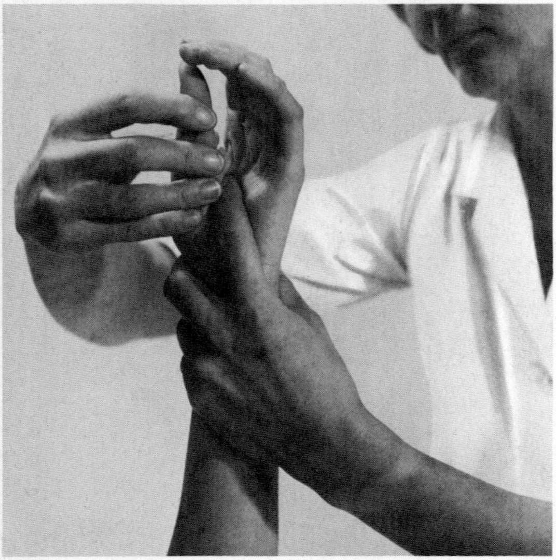

Abb. 140 Opposition und Reposition im Daumengrundgelenk

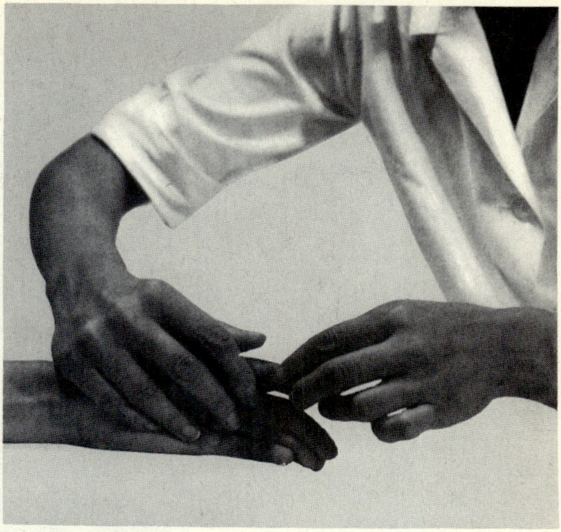

Abb. 141 Beugung und Streckung in den Fingergelenken

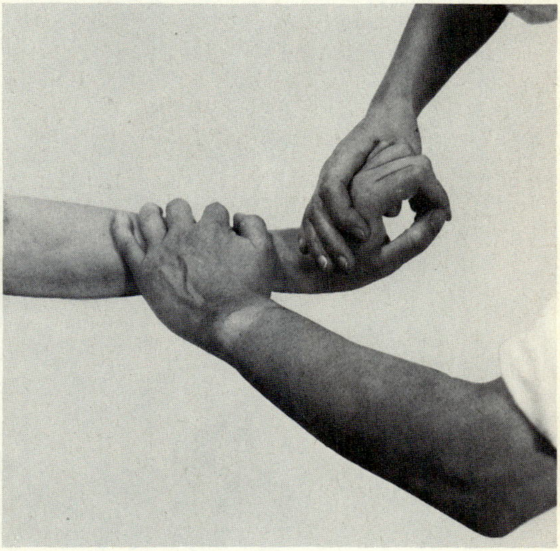

Abb. 142 Dorsalflektion im Handgelenk

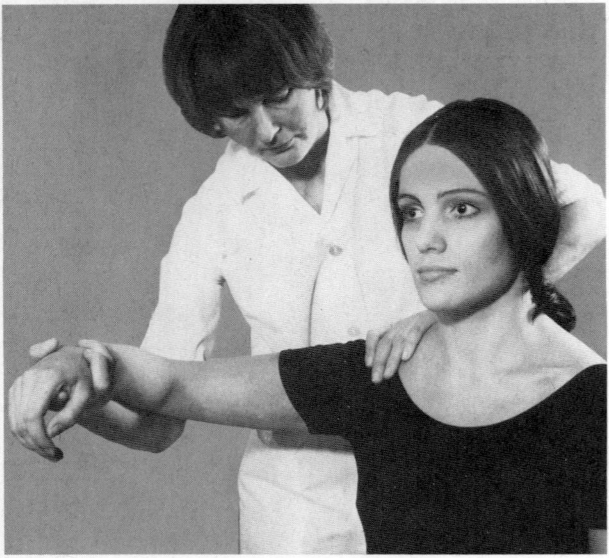

Abb. 143 Ante- und Retroversion im Schultergelenk

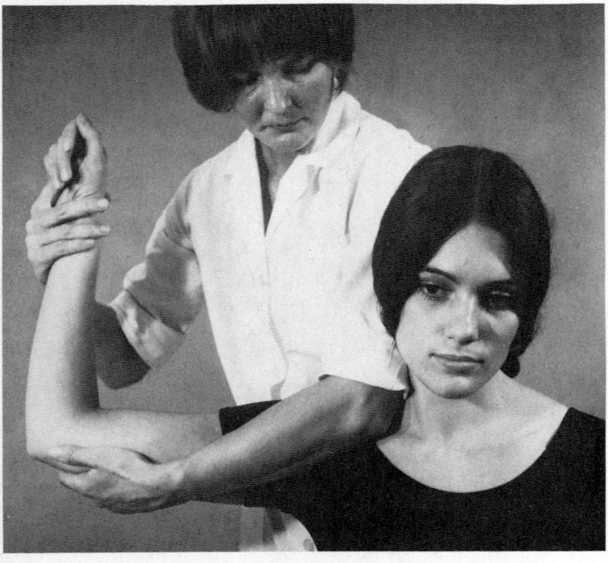

Abb. 144 Außenrotatio im Schultergelenk

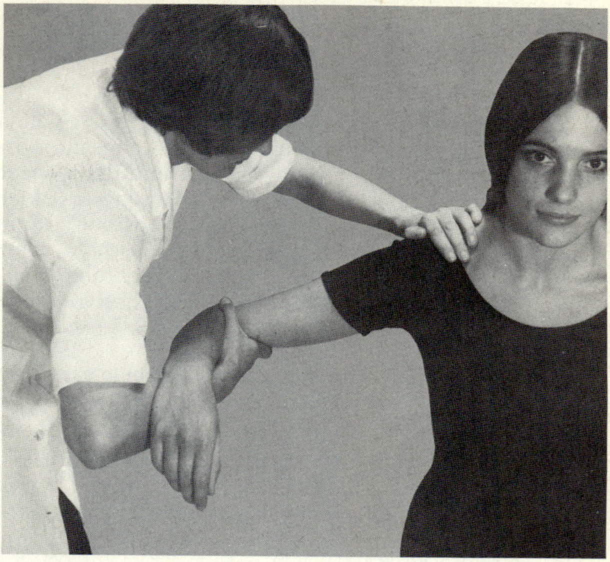

Abb. 145 Abduktion und Adduktion im Schultergelenk bis zur Waagerechten

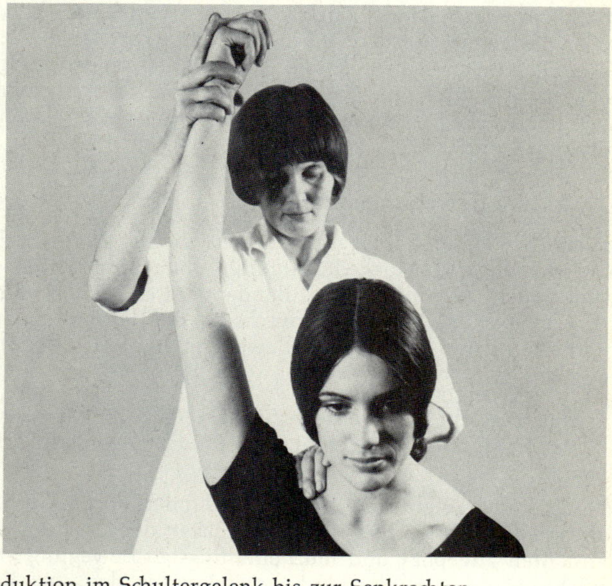

Abb. 146 Abduktion im Schultergelenk bis zur Senkrechten

Aktive Maßnahmen

1. Isometrische Spannungsübungen

Charakteristisch für die isometrische Übung ist, daß die Spannung eines Muskels oder einer Muskelgruppe langsam einsetzt, bis zum Maximum ansteigt, kurz darin verharrt und dann wieder langsam in die Entspannung übergeht; eine Lageänderung tritt hierbei nicht ein. Es handelt sich sozusagen um eine „geschlossene" Kontraktion, d. h. Agonisten und Antagonisten sollen den gleichen Spannungszustand erreichen. Auf eine isometrische Spannung folgt eine ausreichende Pause, da in ihr die erforderlichen Stoffwechselvorgänge ablaufen.

Wirkung:

a) Die Durchblutung wird im geübten Gebiet vermehrt (Nutritionsreflex) und der Stoffwechsel allgemein angeregt.

b) Die vegetative Reaktionslage läßt sich beeinflussen. Die Betonung der Spannungsphase erhöht den symphatischen Tonus, folgt dagegen nach einer kurzen Anspannung eine lange entspannende Pause, spricht man die parasympathische Tonuslage an.

c) Das Muskelvolumen nimmt bei intensiver Langzeitübung zu, jedoch nicht die Zahl der Kapillaren.

Der Übungsrhythmus von Anspannung, Entspannung und Pause paßt sich dem Atemablauf an. Alle drei Phasen können verkürzt oder verlängert werden, darin liegt eine wirksame Dosierungsmöglichkeit. Zunächst übt man die Anspannung an den peripheren Gliedmaßenabschnitten im Wechsel, geht dann zu den größeren Muskelbereichen über und steigert bis zur geschlossenen Grundspannungsübung (Rumpf und Gliedmaßen).

2. Aktive Bewegungsübungen

Hierzu zählen alle Bewegungsformen, die der Patient selbst ausführt. Sie dienen der Muskelkräftigung, dem Einschleifen der Gelenkfunktionen (Dehnung des Bandapparates), einer Steigerung des Allgemein- und Muskelstoffwechsels, der Förderung des Kreislaufs und schulen die koordinierte Bewegung (Abb. 147—161).

Man unterscheidet:

a) die **„einfache" aktive Bewegung;** sie läßt die Muskelspannung nur bis zu dem Grad ansteigen, der für die gewünschte Bewegung erforderlich ist;

b) die durch manuellen Widerstand oder durch Geräte **erschwerte aktive Bewegung.** Der Widerstand ist der Leistungsfähigkeit des Patienten angepaßt und muß eine flüssige Bewegung erlauben: Verstärkt man den Widerstand, kommt es zu den sog. Kraftübungen;

c) **Übungen mit Haltewiderstand.** Sie erfordern größere Muskelarbeit. Der Patient verharrt in einer bestimmten Bewegungshaltung und der Behandler versucht, sie vorsichtig und kontinuierlich zu überwinden;

d) **Stoffwechselgymnastik.** Sie zeichnet sich durch anhaltende Bewegungsübungen in den kleinen distalen Gelenken der oberen und unteren Extremitäten aus. Hierbei ist die Muskelspannung nur gering, das Übungstempo wird gesteigert. Je schneller die Bewegung ausgeführt wird, desto stärker ist die Anregung für Kreislauf und Stoffwechsel; außerdem stellt sich Tiefatmung ein. Da der Patient die Gliedmaßen nacheinander übt, tritt eine Ermüdung nicht so schnell ein;

e) **kraftvolle und schnell-kräftige Bewegungsübungen.** Sie werden mit kräftiger Muskelspannung und im schnellen Rhythmus – beginnend an den distalen Gliedmaßenabschnitten – geübt. Man geht dann auf größere Gelenke und schließlich auf die ganze Extremität über. Der Spannungszustand der Muskulatur bleibt in allen Bewegungsphasen gleich.

Diese Übungen führen zu einer starken Steigerung des Stoffwechsels und der Durchblutung (intensives Kreislauftraining);

f) **aktive Dehnungen und Dehnlagerungen.** Bei einer aktiven Dehnung entfernen sich Ursprung und Ansatz eines Muskels oder einer Muskelgruppe voneinander. Überdehnungen sind zu vermeiden. Dehnungen können in Verbindung mit einer Bewegung ausgeführt werden. Aktive Dehnungen von den Armen und Beinen her und im Thoraxbereich führen zu einer Atemvertiefung und leiten die Luft in unzureichend belüftete Lungenabschnitte. Behält der Patient die Dehnung über einen Zeitraum bei, spricht man von einer Dehnlagerung (Abb. 162 u. 163);

g) **Schwungübungen.** Sie können mit der Bewegung eines Pendels um einen Drehpunkt verglichen werden. Eine oder beide Extremitäten oder auch ein Rumpfabschnitt werden aus der Ruhestellung aktiv in eine Haltestellung gebracht; die Muskelspannung löst sich, der Körperabschnitt überläßt sich weitgehend der Schwerkraft und pendelt um das Lot aus. Der Körperteil muß locker der Bewegung bis zum Ausschwingen folgen; ein Kraftaufwand ist nicht erforderlich. Durch einen erneuten Bewegungsansatz kann die Schwungübung wiederholt werden. Die einzelnen Bewegungsphasen gehen fließend ineinander über. Dieses rhythmische Vorgehen harmonisiert die Bewegung, lockert und dehnt die Muskulatur.

Entspannende Maßnahmen

Eine Spannungsherabsetzung einzelner Muskelgruppen oder eine allgemeine Entspannung ist als ein aktives, willkürlich steuerbares

Geschehen aufzufassen. Man strebt mit verschiedenen Bewegungsformen einen normotonen Muskelzustand an, d. h. die Muskulatur soll in Ruhe wie bei Belastung den jeweilig erforderlichen Tonus aufweisen. Möglichkeiten der *aktiven* Entspannungsarbeit sind die isometrischen Spannungsübungen, die Schwungübungen, die Dehnungen.

Möglichkeiten *passiver* Entspannung bestehen in einer Dauerlagerung, passiven Bewegungsübungen, Schüttelungen und Vibrationen, Massagen sowie in Anwendungen aus der Hydrotherapie.

Diese Übungen lassen sich in verschiedenen Ausgangsstellungen durchführen.

1. Im Liegen (Entlastung). Hierbei befindet sich der Übende in Bauch-, Rücken- oder Seitenlage.

2. Im Sitzen (halbe Belastung). Man kann den Patienten aus dem Lang-, Hock-, Grätsch-, Schneider-, Reit-, Fersen- und Hockersitz üben lassen.

Die sitzende Ausgangsstellung auf einem Hocker ermöglicht eine gezielte Einwirkung auf Muskeln und Gelenke der Wirbelsäule und des Rumpfes, vor allem des Beckens. Durch die im Sitzen gegebene Hüftbeugehaltung sind ausgiebige Bewegungen möglich:

a) des Beckens im Sinne des Kippens und Aufrichtens (mit Lordosieren und Kyphosieren der LWS),

b) der Brustwirbelsäule und der Halswirbelsäule sowie

c) der Kombination von Brustwirbelsäule und des Beckens.

Darüber hinaus läßt sich die sitzende Ausgangsstellung gut zur Bewegungsbehandlung der Knie- und Fußgelenke durch die Entlastung der Beine nutzen. Sie eignet sich weiterhin zur Übungsbehandlung für Arm- und Schultergelenke, da Ausweichbewegungen in der Wirbelsäule hierbei deutlich hervortreten und korrigiert werden können. Patienten mit Neigung zu Kopfschmerzen bevorzugen eine sitzende Übungsbehandlung. Eine Hockergymnastik eignet sich ebenfalls für begrenzt Leistungsfähige.

3. Im Stand (volle Belastung). Der Patient übt aus dem Knie- oder Grätschstand sowie in Schrittstellung, Hockstand oder Vierfüßlerstand. Zunächst wird man die Statik berücksichtigen müssen. Lockerungsübungen, (Schwung- und Pendelbewegungen) sowie Spannungsübungen mit und ohne Geräte (z. B. Ball, Keule, Schleuderball, Stab) lassen sich aus allen diesen Positionen üben.

4. Fortbewegung (volle Belastung). Hierzu gehört der Gangaufbau, gesteigert bis zur Gesamtbewegung in den gymnastischen Fortbewegungsarten: Gehen, Federn, Springen, Hüpfen, Laufen (Abb. 147 –202).

Beispiele für aktive Übungen auf der Matte

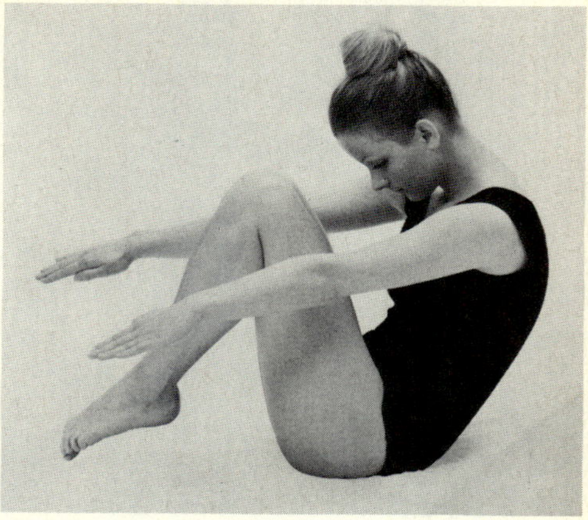

Abb. 147 Übung im Sitzen

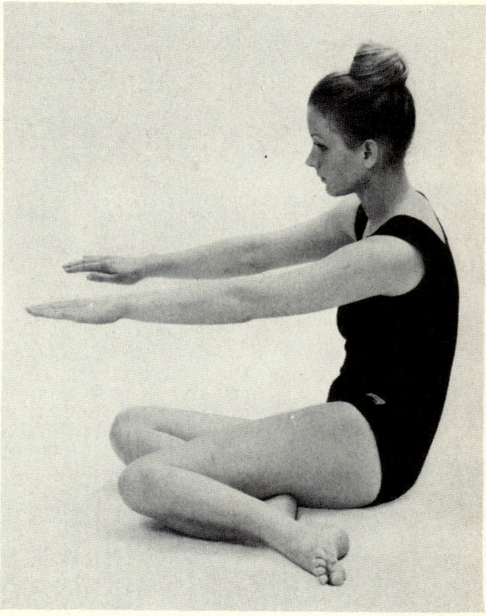

Abb. 148 Übung im Sitzen

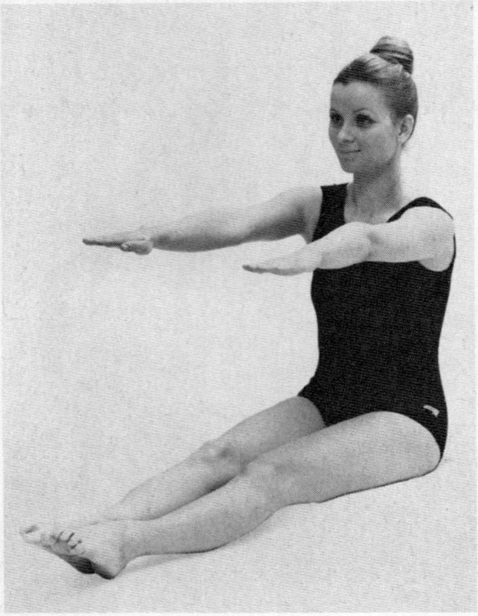

Abb. 149 Übung im Sitzen

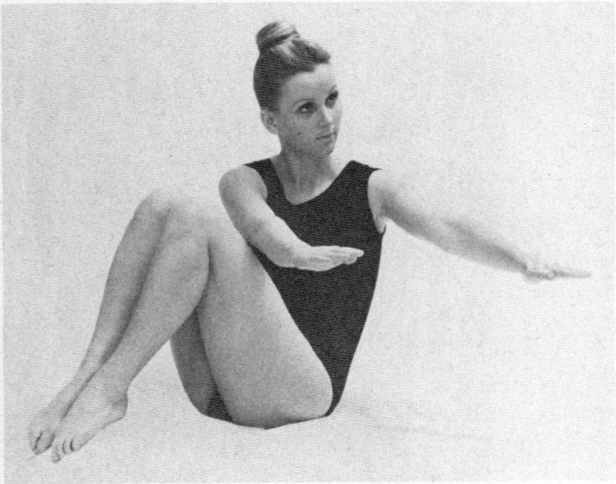

Abb. 150
Übung im Sitzen

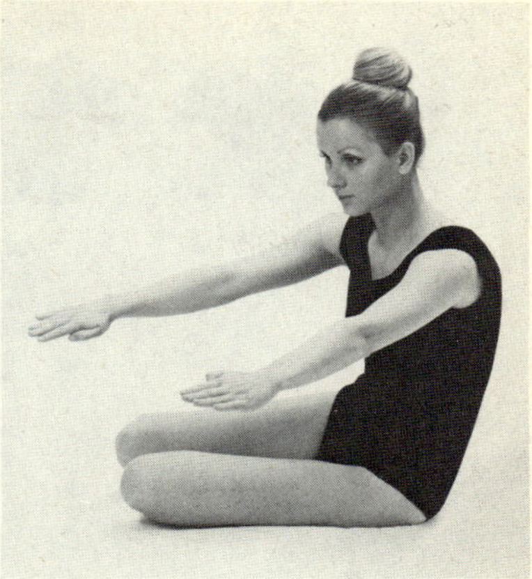

Abb. 151
Übung im Sitzen

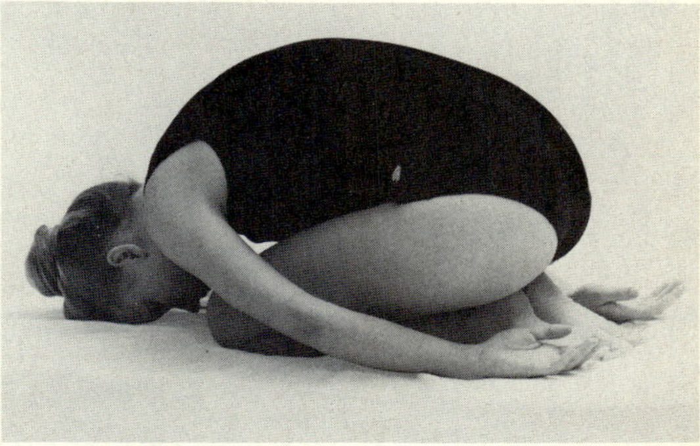

Abb. 152
Übung im Knien

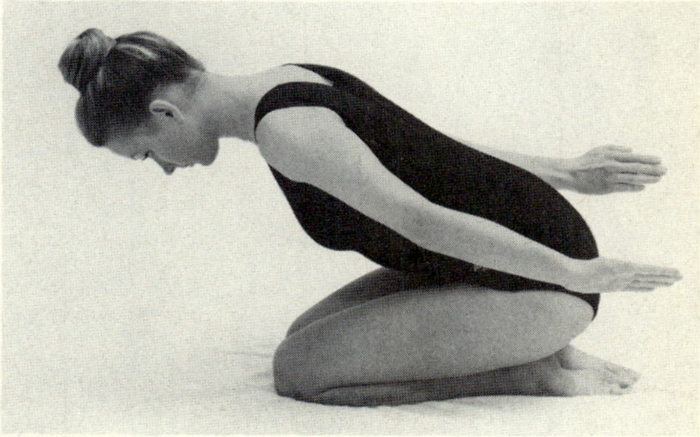

Abb. 153
Übung im Knien

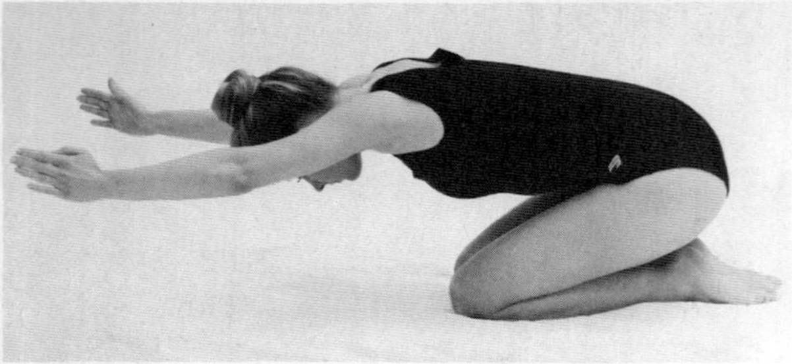

Abb, 154 Übung im Knien

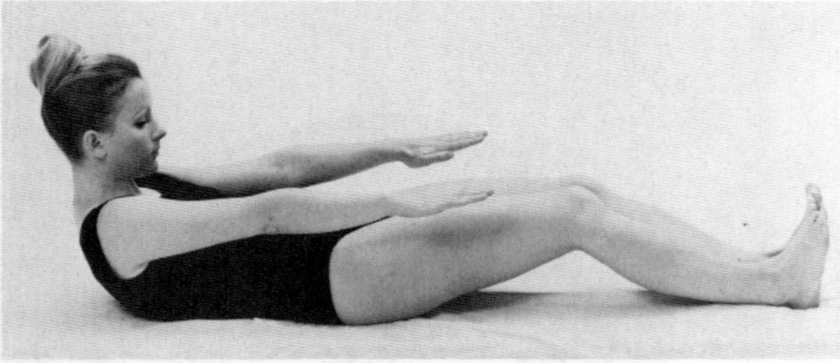

Abb. 155 Übung aus der Rückenlage

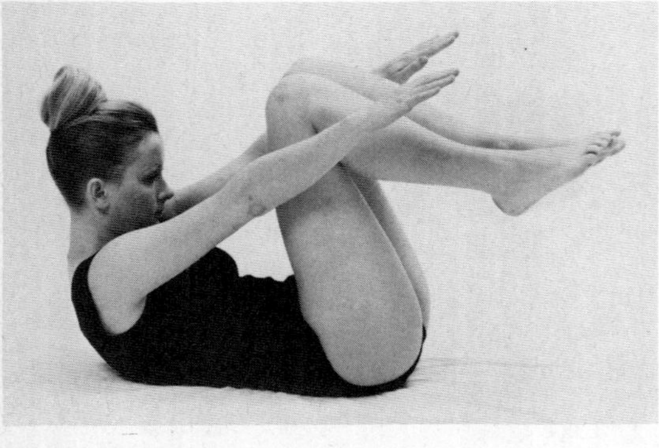

Abb. 156 Übung aus der Rückenlage

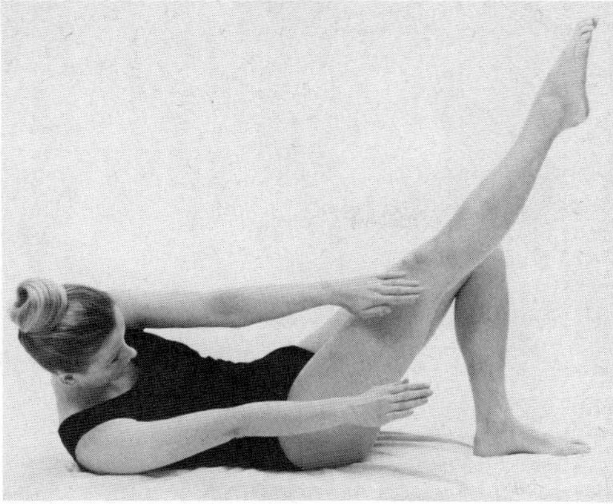

Abb. 157 Übung aus der Rückenlage

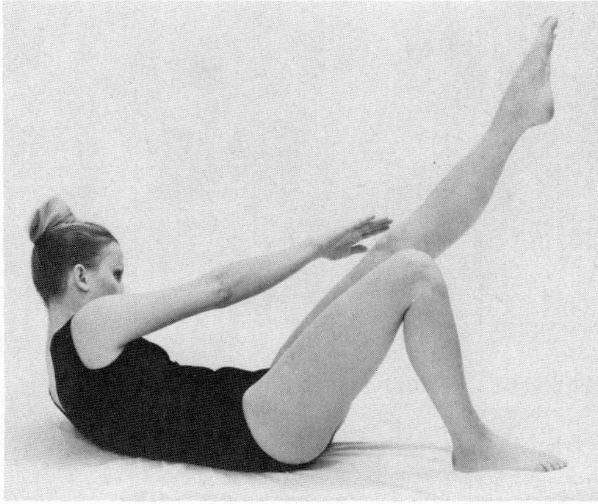

Abb. 158 Übung aus der Rückenlage

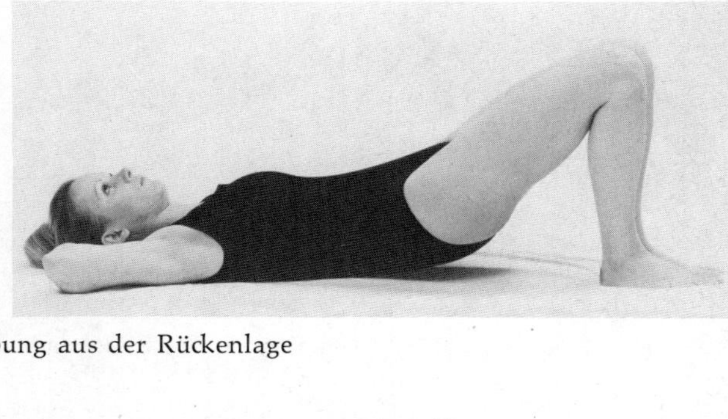

Abb. 159 Übung aus der Rückenlage

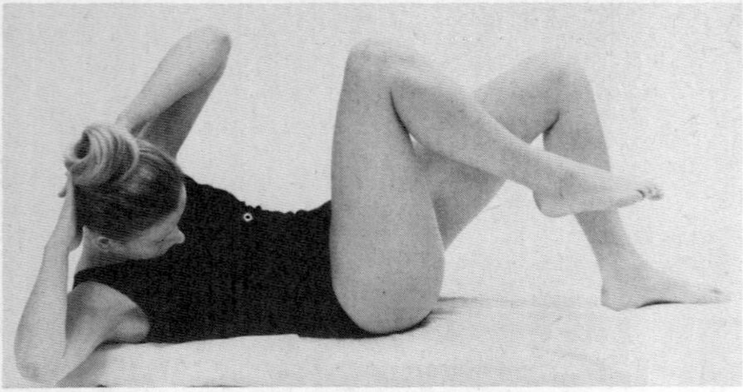

Abb. 160 Übung aus der Rückenlage

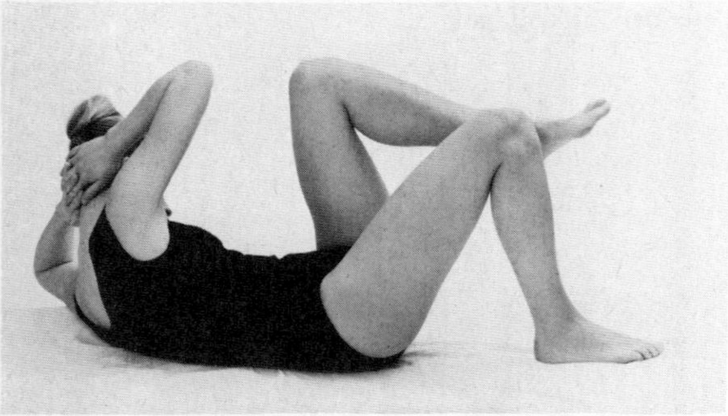

Abb. 161 Übung aus der Rückenlage

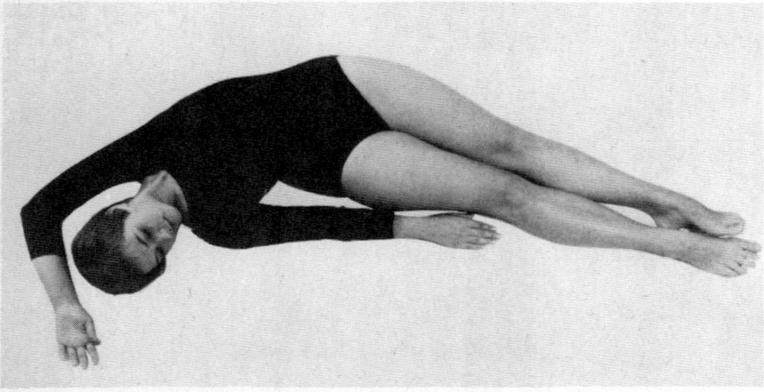

Abb. 162 Dehnlagerung des Rumpfes aus der Rückenlage

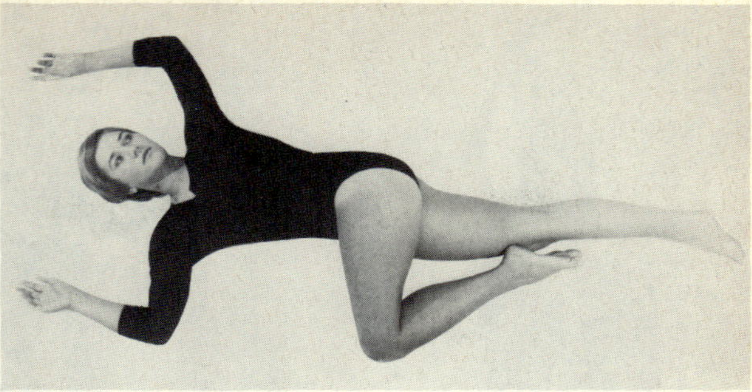

Abb. 163 Dreh- und Dehnlagerung des Rumpfes

Übungen auf dem Hocker

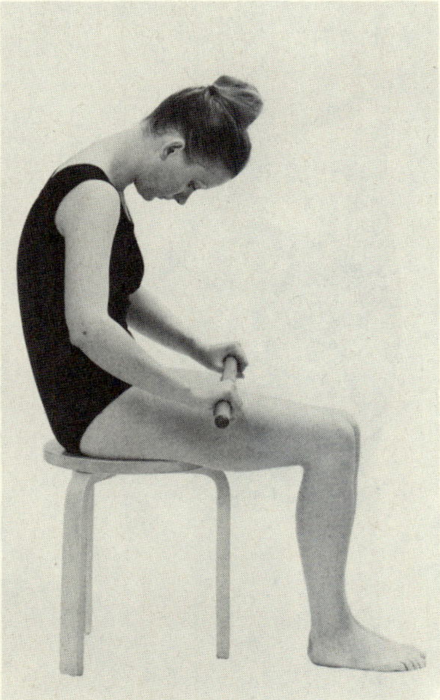

Abb. 164 Übung mit Stab

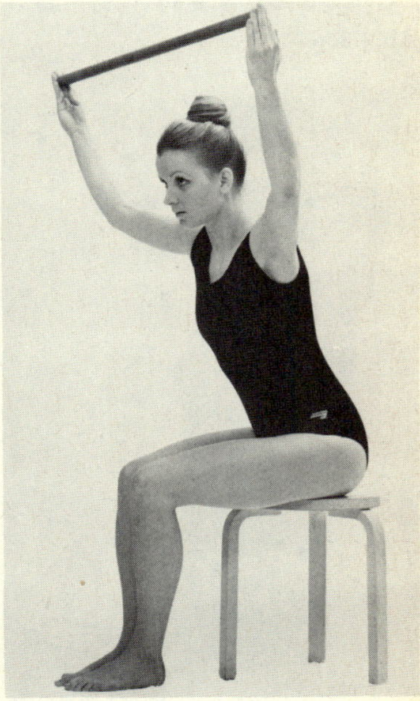

Abb. 165 Übung mit Stab

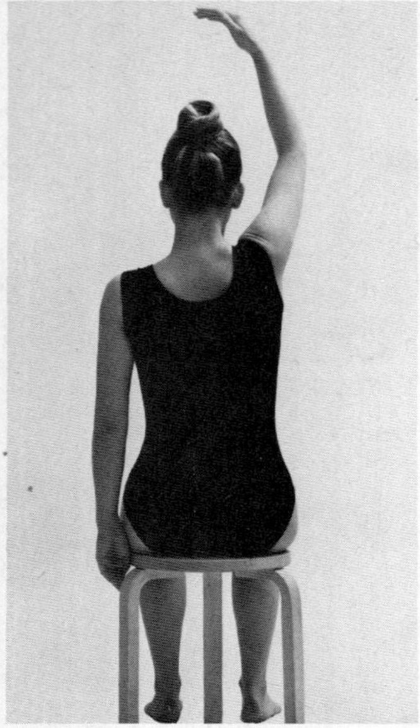

Abb. 166

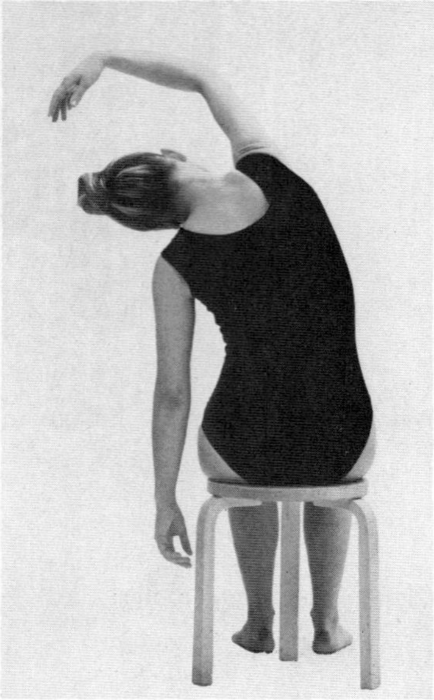

Abb. 167

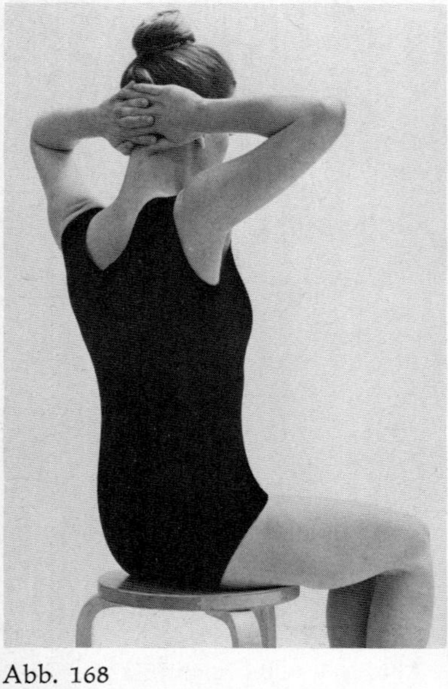

Abb. 168

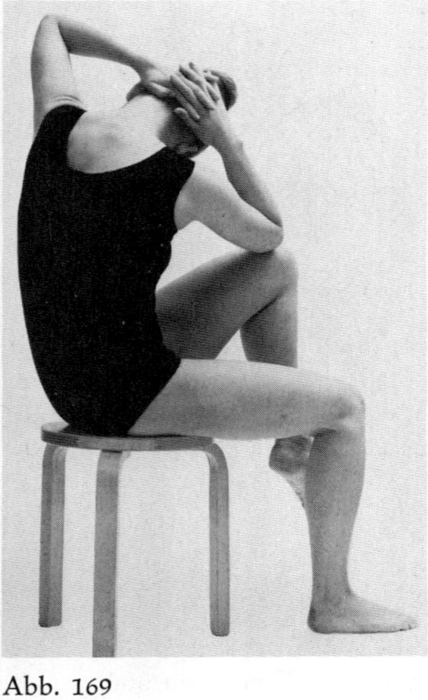

Abb. 169

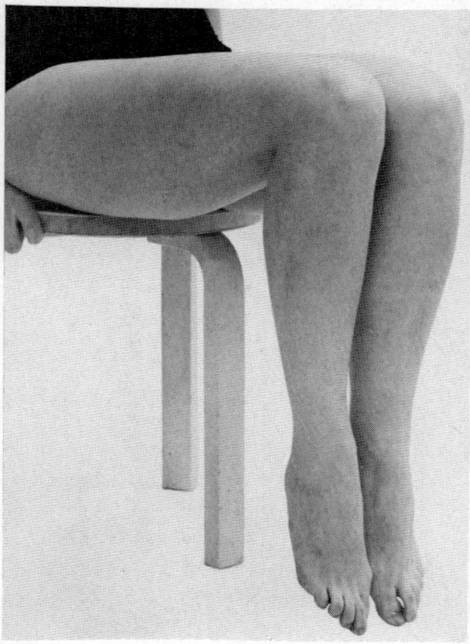

Abb. 170

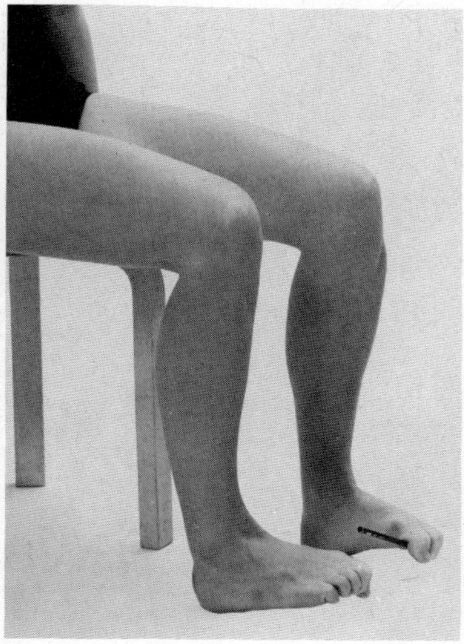

Abb. 171

Abb. 166—171 Übung ohne Gerät

Krankengymnastische Hilfen beim Aufrichten

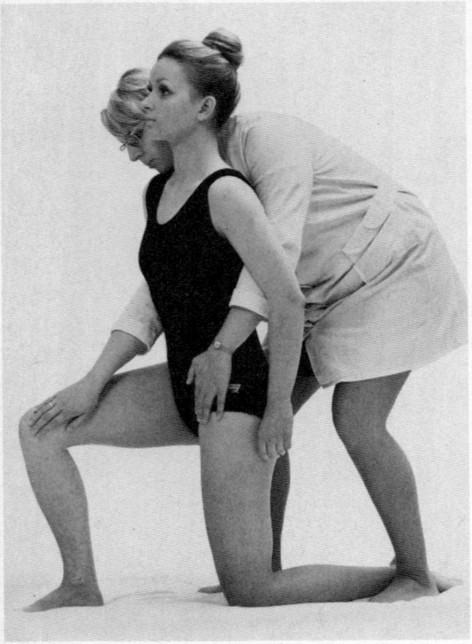

Abb. 172 aus dem Kniestand

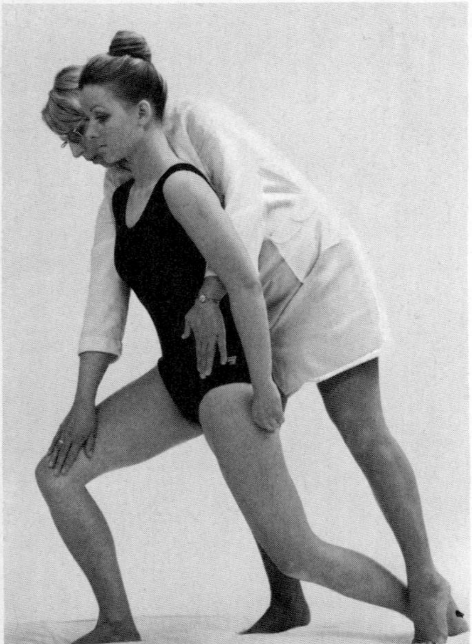

Abb. 173 aus dem Kniestand

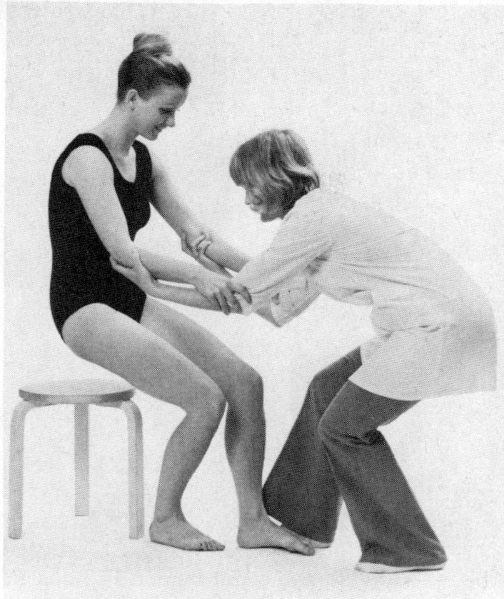

Abb. 174 aus dem Sitzen auf dem Hocker

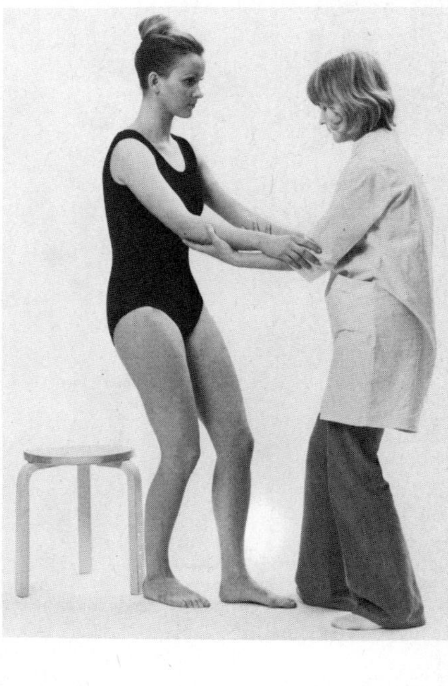

Abb. 175 aus dem Sitzen auf dem Hocker

Übungen in der Fortbewegung gegen Widerstand

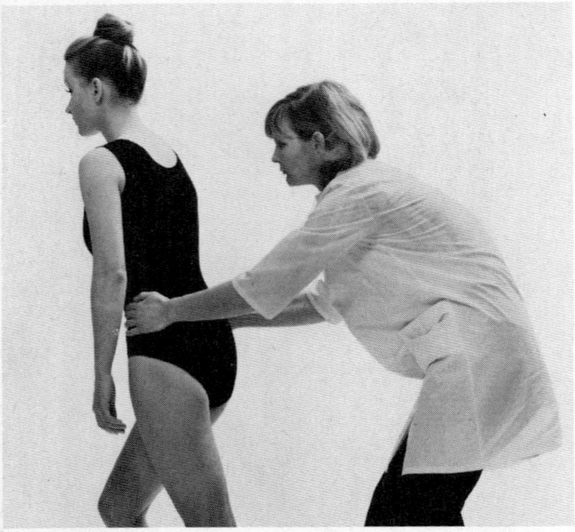

Abb. 176 Widerstand mit beiden Händen in der Hüftgegend

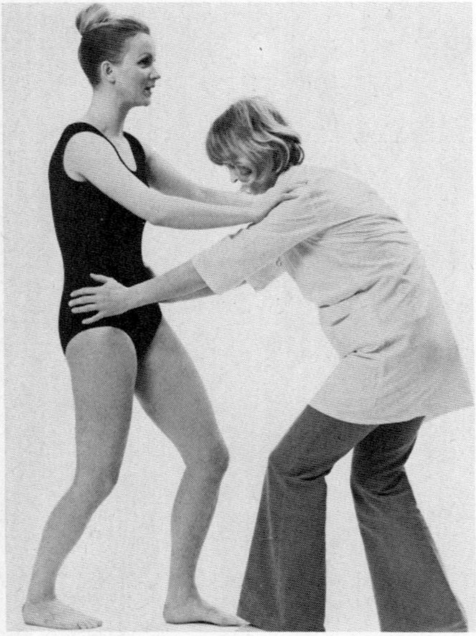

Abb. 177 Widerstand mit beiden Händen in der Hüftgegend

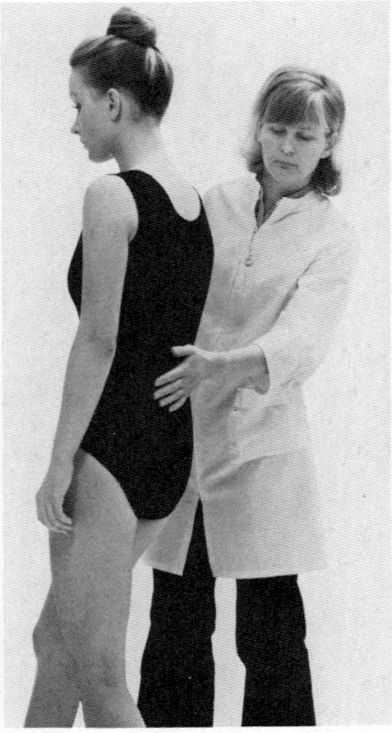

Abb. 178 Widerstand in der Lendengegend

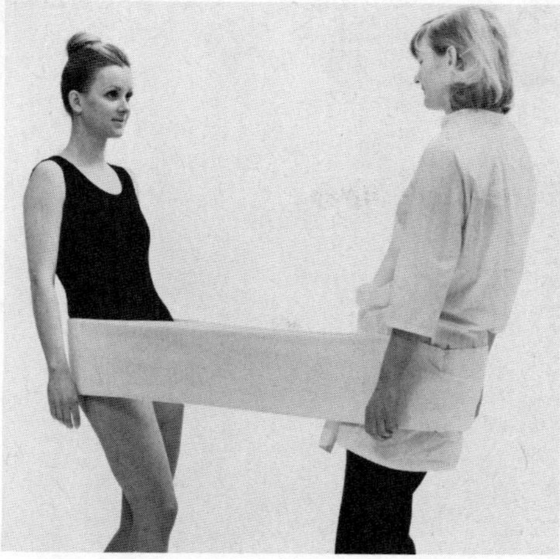

Abb. 179 Widerstand über Band

Widerstandsübungen an den unteren Extremitäten

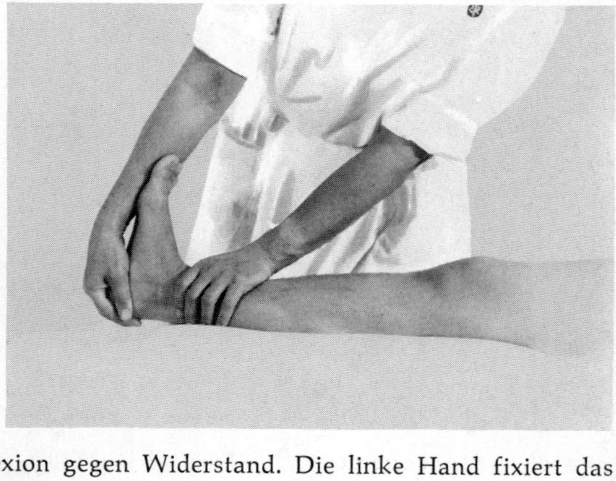

Abb. 180 Plantarflexion gegen Widerstand. Die linke Hand fixiert das Bein auf der Unterlage

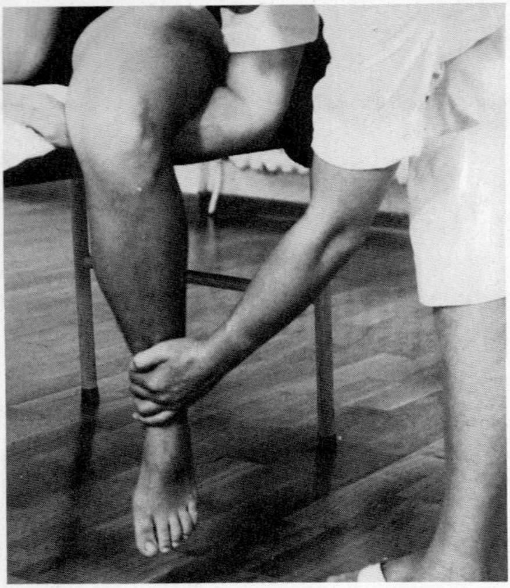

Abb. 181 Streckung im Kniegelenk gegen den Widerstand der linken Hand

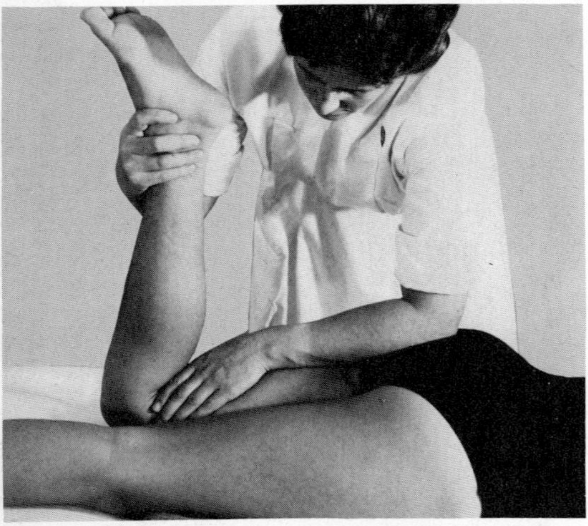

Abb. 182 Streckung des Kniegelenks in Bauchlage gegen den Widerstand der rechten Hand

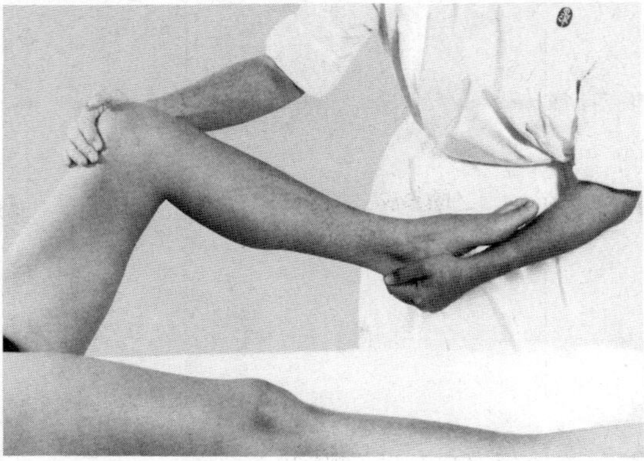

Abb. 183 Beugung des Hüftgelenks gegen den Widerstand der rechten Hand

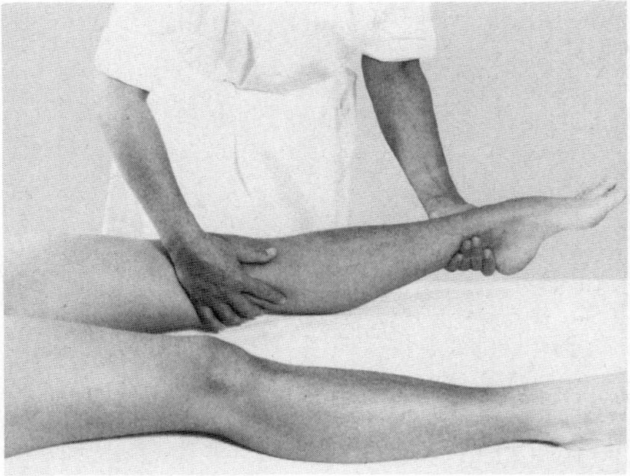

Abb. 184 Adduktion des Hüftgelenks, die rechte Hand setzt den Widerstand am Kniegelenk

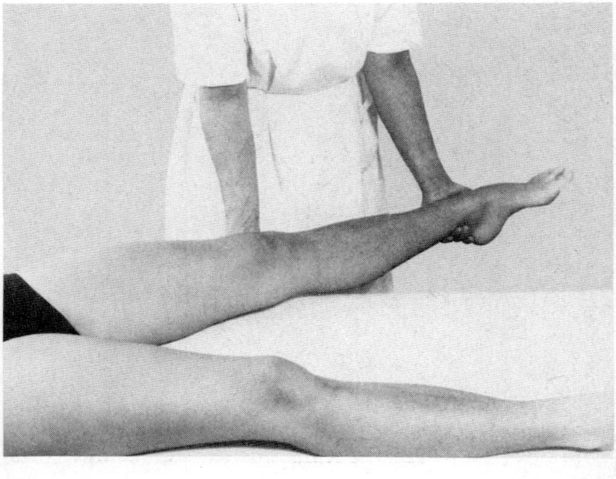

Abb. 185 Abduktion im Hüftgelenk gegen den Widerstand der rechten Hand am Kniegelenk

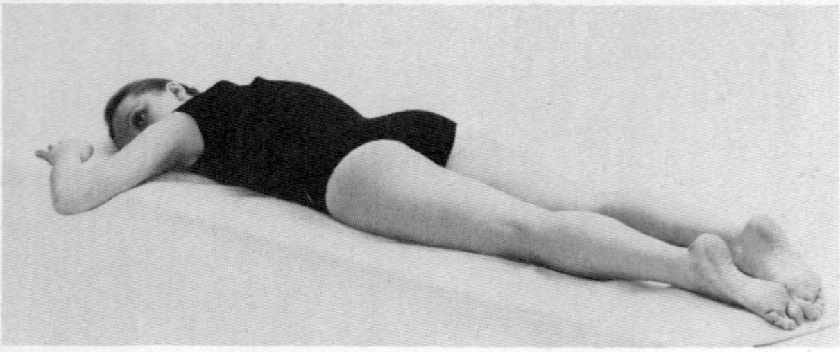

Abb. 186 Bewegungsablauf aus der Bauchlage in den Stand

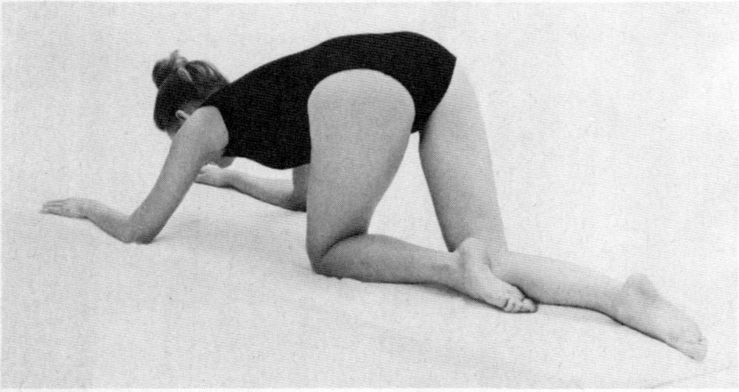

Abb. 187 Bewegungsablauf aus der Bauchlage in den Stand

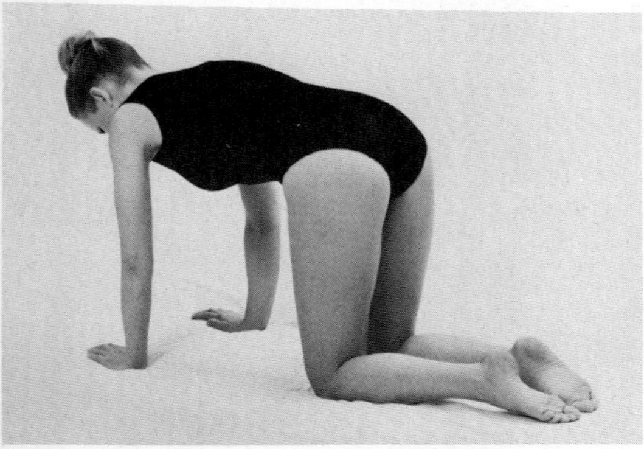

Abb. 188 Bewegungsablauf aus der Bauchlage in den Stand

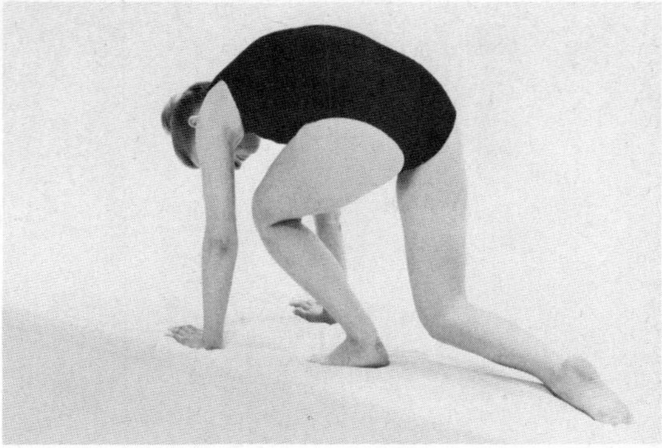

Abb. 189 Bewegungsablauf aus der Bauchlage in den Stand

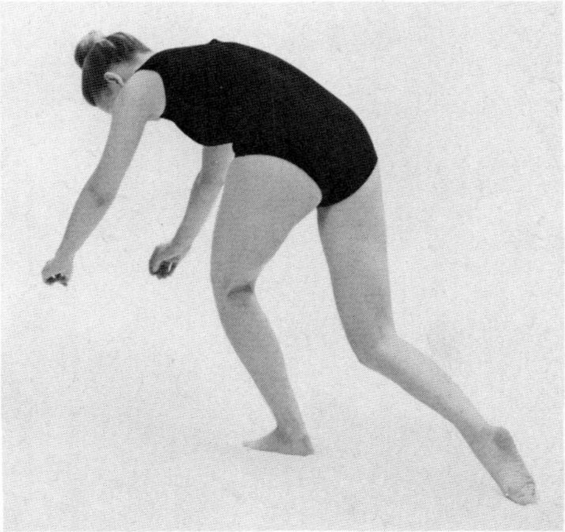

Abb. 190 Bewegungsablauf aus der Bauchlage in den Stand

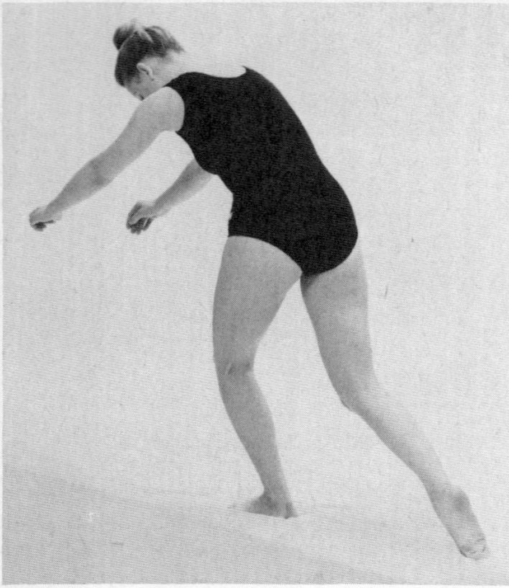

Abb. 191

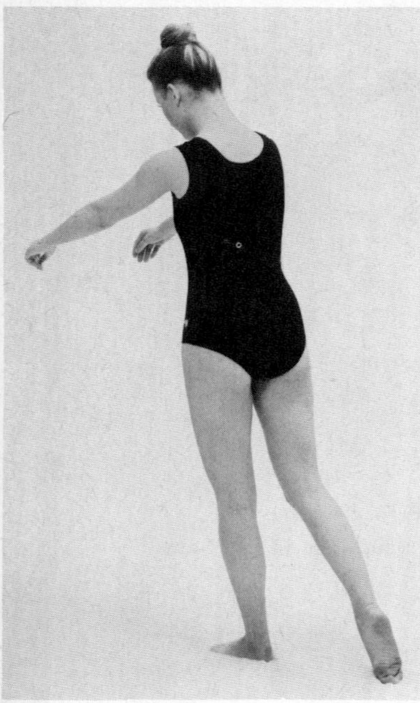

Abb. 192

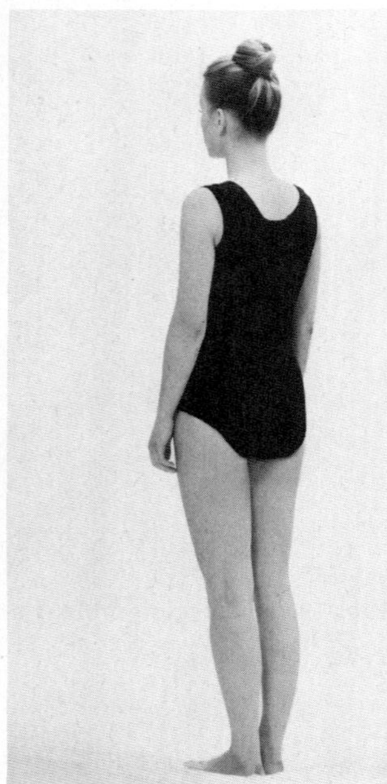

Abb. 193

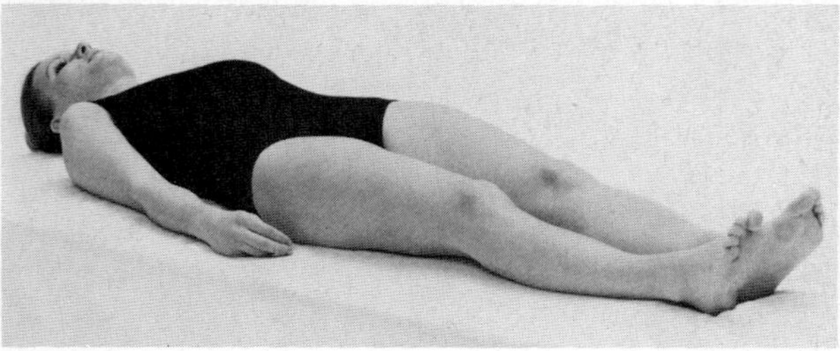

Abb. 194

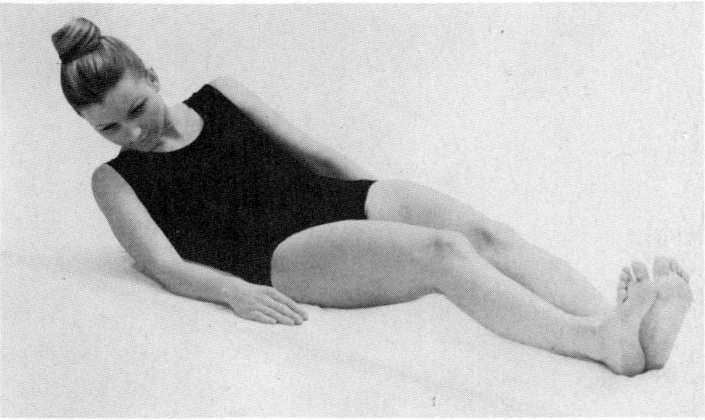

Abb. 195

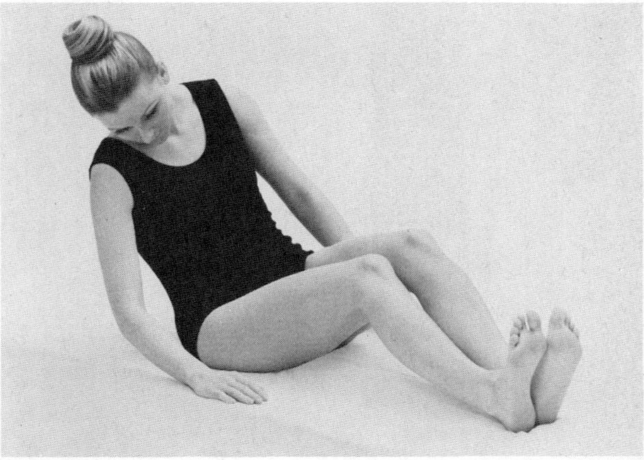

Abb. 196

Abb. 191—196 Bewegungsablauf aus der Rückenlage in den Stand

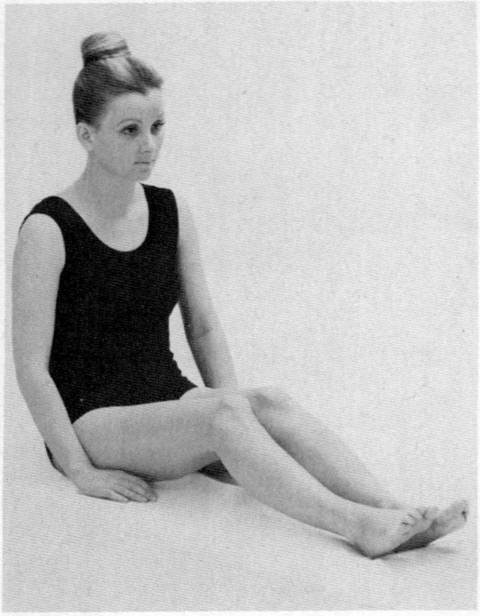

Abb. 197

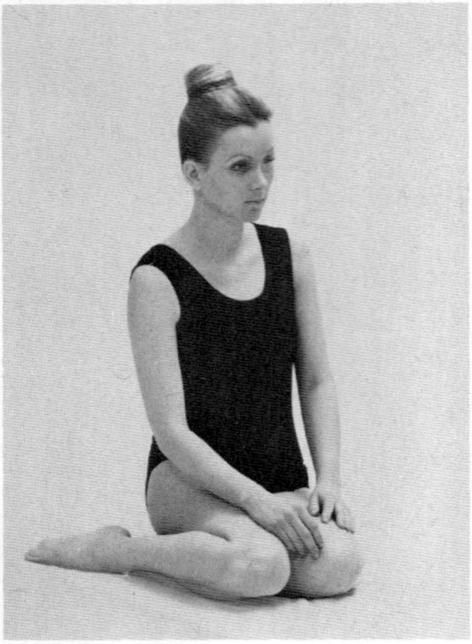

Abb. 198

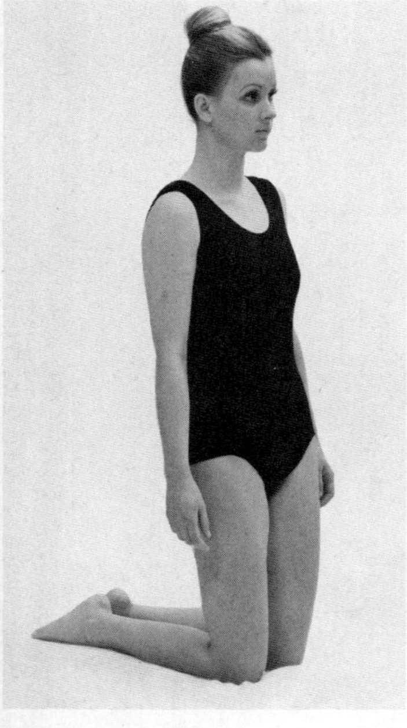

Abb. 199

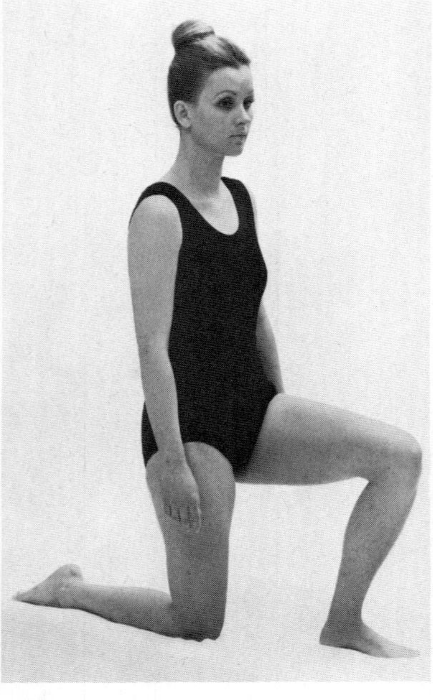

Abb. 200

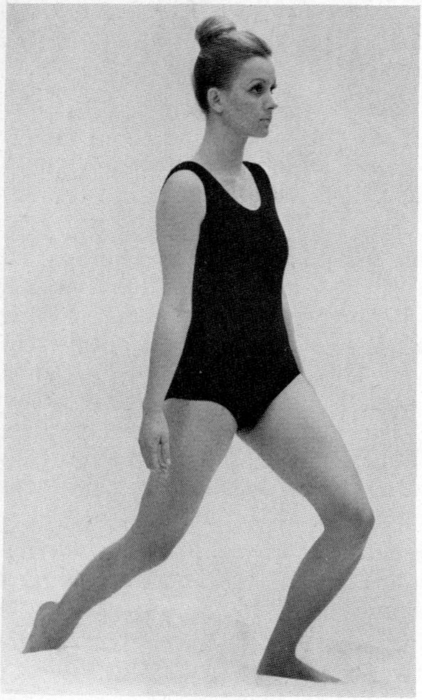

Abb. 201

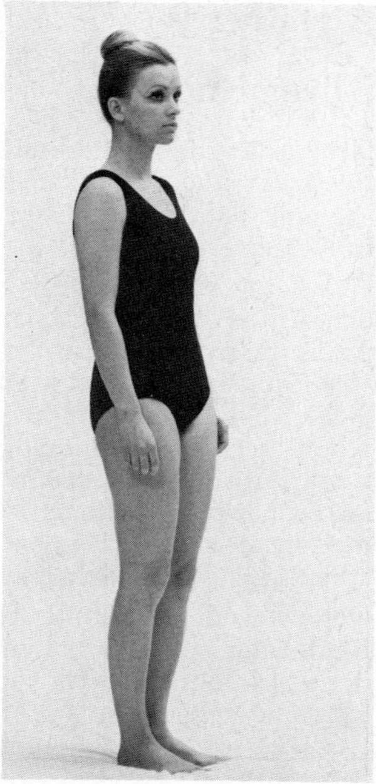

Abb. 202

Abb. 197—202 Bewegungsablauf aus der Rückenlage in den Stand

Atemtherapie

Allgemeines

Grundsätzliche Bemerkungen über die Atmung und über atemtherapeutische Techniken sowie über die Möglichkeiten einer Atemtherapie wurden schon im entsprechenden Kapitel über die Grundfunktionen ausgeführt.

Auf kaum einem anderen Gebiet in der physikalischen Therapie ist der Anteil der Laienbehandler so groß wie in der Atemtherapie. Zu normativen Erkenntnissen und zu einer gültigen Systematisierung ist es in der klinischen Medizin, soweit sie sich überhaupt mit diesem Gebiet befaßt, noch nicht gekommen. Die Schwierigkeiten beginnen schon bei der Terminologie und enden bei der Beweislast atemtherapeutischer Maßnahmen. Es besteht die Gefahr, daß in diese Lücke Laien einspringen, die weltanschauliche und mystische Tendenzen in den Vordergrund spielen, dabei aber die naturwissenschaftlichen Gegebenheiten großzügig vernachlässigen.

Der folgende Abschnitt kann nur ein Versuch sein, diesen schwierigen Stoff so zu gestalten, daß er in der kurzen Zeit, die während der Ausbildung hierfür zur Verfügung steht, kleine Orientierungshilfen zu geben vermag.

Physiologie der Atmung

Der Atemvorgang ist an den normalen anatomischen Bau der Atemwege und Lungen, an die Lungenfunktion und an die Atemmechanik gebunden.

Durch Kontraktion des Zwerchfells, der Mm. intercostales externi und der Brust- sowie eines Teiles der Halsmuskeln, kommt es — entgegen den elastischen Kräften der Lunge, des Thorax und des Abdomens (Compliance), den Strömungswiderstand der Atemwege (Resistance) u.a. — zu einer Erweiterung des Thoraxraums in allen Ebenen und infolge der Kohäsion der Pleura pulmonalis und parietalis zu einer Vergrößerung des Lungenvolumens. Der hierbei erzeugte subatmosphärische Druck läßt die Luft in die Alveolen einströmen (Atemzugvolumen). Die Kräfte des elastischen Systems stehen dann bei der Exspiration zur Verfügung, die bei ruhiger Atmung passiv abläuft.

Bei normaler Ruheatmung beträgt das Volumen, das bei jedem Atemzug eingeatmet wird (Atemzug-, Atemhub- oder Atemvolumen) etwa 500 ml. Von dieser Menge kommen jeweils 350 ml bis in die Alveolen, der Rest verbleibt in den übrigen Luftwegen (anatomischer Totraum). Nach maximaler Ausatmung (exspiratorisches Reservevolumen) verbleibt noch Restluft in der Lunge (Residualvolumen,

Minimalvolumen). Die Luft, die nach normaler Einatmung noch zusätzlich aufgenommen werden kann, ist das inspiratorische Reservevolumen. Inspiratorisches Reservevolumen plus Atemvolumen plus exspiratorisches Reservevolumen werden als Vitalkapazität bezeichnet. Zählt man zur Vitalkapazität die Residualluft hinzu, ergibt sich die Totalkapazität. Diese physikalischen Größen können durch pathologische Prozesse verändert sein, sind aber durch krankengymnastische Maßnahmen hinreichend beeinflußbar.

Die Belüftung der Alveole (Ventilation) dient dem Gasaustausch. Aus dem Hohlraum der Alveole diffundiert infolge des höheren O_2-Drucks Sauerstoff in das Kapillarblut und CO_2 nimmt entsprechend seinem Konzentrationsgradienten den umgekehrten Weg. Der Gasaustausch steht somit in Beziehung zur Durchblutung einzelner Lungenabschnitte (Perfusion). Aufgrund dieser Gegebenheiten setzt sich die Alveolarluft aus dem Mischverhältnis von Residualluft, Totraumluft und Außenluft zusammen, sie ist also in den Partialdrücken der einzelnen Gase nicht identisch mit der Außenluft.

Die Atmung wird gesteuert vor allem von der Höhe des CO_2-Partialdrucks, in zweiter Linie auch durch den O_2-Partialdruck und von der Wasserstoffionenkonzentration (pH). Periphere (Teilungsstelle der Karotis in externa und interna) sowie zentrale Rezeptoren (Medulla oblongata) melden ihre Signale dem Atemzentrum (Medulla), das Afferenzen zu den verschiedenen Gebieten des Gehirns, auch der Großhirnrinde, hat. Dadurch ist die Integration der Atmung in den Gesamtorganismus garantiert: Abstimmung auf Sprache, Funktion des Bewegungsapparates, Kreislauf, Thermoregulation und Wasserhaushalt.

Mechanorezeptoren wie die Dehnungsrezeptoren in den Bronchien, der Golgi-Apparat in den Muskeln und Sehnen beeinflussen den Ablauf der Atmung. Sensible Rezeptoren der Haut und Schleimhäute lösen bei entsprechender Reizung bestimmte Reflexe an der Atmung aus: Husten- und Niesreflex, Atemanhalten bei starkem Hautkältereiz mit anschließender vertiefter Atmung.

Die Regulationsmechanismen der Atmung sind also äußerst umfassend. Unter therapeutischen Aspekten eröffnen sich zahlreiche Einwirkungsmöglichkeiten, deren Effekte meist nur von kurzer Dauer sind, da wegen dieser Komplexität der Reiz abgefangen wird. Nur eine langdauernde Behandlungsserie, die möglichst vielseitig sein muß, hat die Chance eines echten Erfolgs.

Stimme

Bei der Stimmbildung fließt der Luftstrom aus Lunge, Bronchien und Trachea durch einen Spalt, der von den Stimmbändern des Kehlkopfs gebildet wird, diese werden so zum Schwingen gebracht.

Der Schall der Stimme setzt sich aus den tönenden Sprachlauten – den Vokalen – und den Geräuschlauten – den Konsonanten – zusammen. Die Vokale entstehen durch Schwingungen der Stimmbänder des Kehlkopfes, während bei den Konsonanten noch zusätzlich Zähne, Lippen, Zunge und Pharynx in Anspruch genommen werden.

Von der Zahl der Schwingungen der Stimmbänder in der Zeiteinheit ist die Grundtonhöhe abhängig. Der Klang resultiert aus den Schwingungsräumen von Lunge und luftleitenden Wegen wie Trachea, Pharynx und Mundhöhle. Die Eigentöne (Formanten) des bei Vokalen in Schwingung versetzten Ansatzrohrs bestimmen den Klangcharakter der Stimme. Die „Flüsterstimme" wird vorwiegend durch die Eigentöne der Lufträume von Mund und Rachen hervorgebracht, die Stimmbänder sind nur teilweise in diesen Vorgang mit einbezogen. Die Lautstärke ist eine Funktion der Stärke des Luftstroms.

Zur Ausbildung der Stimme ist ein normal funktionierender Gehörsinn unerläßlich. Stimmbildung kann geschult werden. Beim Menschen ist die Stimme das Mittel der Sprache und eine Ausdrucksmöglichkeit seiner Emotion.

Gestörter Atemvorgang

In seiner Komplexität kann der Atemvorgang mannigfachen Störungen unterliegen. Veränderungen des Atemrhythmus lassen sich auf psychische und somatische Bedingtheiten zurückführen: Die Einatmung kann kurz angerissen und die Ausatmung verlängert sein wie z. B. beim Asthma bronchiale; Schreck kann zur zeitweiligen Unterbrechung des Atemrhythmus führen, bei Angst ist häufig eine Tachypnoe mit erheblicher Verkürzung der Atempause zu beobachten.

Veränderungen der Atmung durch Einengung der Atemwege bedingt durch Spasmen der Bronchialmuskulatur, entzündliche Schwellung der Schleimhaut sowie Metaplasie der Schleimhaut führen zu erhöhtem Strömungswiderstand in den Luftleitungswegen (Obstruktion). Obstruktion wie restriktive Veränderungen – gekennzeichnet durch extra- sowie intrapulmonalen Elastizitätsverluste (Aufbruch der elastischen Substanz, Verschwartungen, Brustkorbdeformierungen) – stehen der Häufigkeit nach weit im Vordergrund. Sie verursachen Ventilations- und Verteilungsstörungen mit ihren Folgen für die Diffusion und die Perfusion, woraus Hypoxämie und Hyperkapnie resultiert.

Die Atemarbeit wird erschwert, der Organismus braucht für diese Leistung unverhältnismäßig mehr Sauerstoff bei schon vorhandenem Sauerstoffdefizit. Durch den Schwund funktionstüchtigen Gewebes wird der Totraum vergrößert, der Widerstand im kleinen Kreislauf erhöht, es bildet sich ein chronisches Cor pulmonale aus.

Bei der Behandlung sind all diese Faktoren besonders zu berücksichtigen. Die Beobachtung des Patienten unter der Behandlung muß deshalb besonders sorgfältig in bezug auf Pulsfrequenz, Zyanose, Atemrhythmus usw. erfolgen.

Ziel der Atemtherapie ist die Verbesserung der Atemfunktion: Erleichterung der Arbeit und damit günstigere Utilisation beim Gasaustausch. Im einzelnen bedeutet es, die Atemmuskulatur zu lockern und zu kräftigen, Spannungszustände der Haut am Thorax zu lösen und eine ausreichende Zwerchfell- und Rippenbeweglichkeit sowie Mobilisierung der Wirbelsäule zu erreichen. Der Patient muß lernen, mühelos und kreislaufschonend Bronchialsekret auszuwerfen.

Weiterhin strebt man im Verlauf der Behandlung eine psychische Entspannung und damit eine Harmonisierung des vegetativen Nervensystems an.

Der Patient erfährt, daß gerade bei der Atmung deutliche Beziehungen zwischen organischen Schäden und psychischem Erleben bestehen.

Das möglich Erreichbare – normale Atemfunktion, begrenzte Korrektur einer Atemstörung, momentane Atemerleichterung – ist abhängig vom Zustand des Patienten und – ganz besonders in der Atemtherapie – vom Verhältnis des Behandlers zum Patienten.

Der Behandler wird aus dem Atemstatus und nach persönlicher Neigung und Erfahrung ein für den individuellen Krankheitsfall differenziertes Behandlungsprogramm entwickeln und die Zielsetzung abstecken. Anwendung bestimmter Atemschemata mit mehr oder minder leichtem Zwang und Befehlen sind abzulehnen, da sie dem Wesen einer Atemtherapie widersprechen.

Atemstatus

Ein Atemstatus umfaßt den Sicht-, Tast- und Meßbefund sowie die Angaben des Patienten.

Der Behandler beurteilt Konstitutionstyp, Körperhaltung, Thoraxbau, Zustand des Abdomens und Hautkolorit (Zyanose). Die Sprache (nasal, gequetscht, schnell), Atemfrequenz bei Ruhe, Nasen- oder Mundatmung und evtl. Atemnebengeräusche (Stridor) erlauben eine Aussage über den Krankheitszustand.

Zu tasten ist nach Haut-, Bindegewebe- und Muskelzonen. Man beobachtet, ob inspiratorisch die Hilfsmuskeln und exspiratorisch die Bauchmuskulatur eingesetzt werden, ob eine inspiratorische paradoxe

Rippenbewegung (Zwerchfell-Thoraxwand-Antagonismus) und eine seitendifferente Rippenbewegung vorliegen. Der Patient wird nach seinen Beschwerden befragt: Schmerzen, Engegefühl, Atemnot, Hustenanfälle, insbesondere nach Hustenreiz, Menge sowie Farbe des ausgeworfenen Sekrets. Der Behandler sollte sich soweit wie möglich auch ein Bild vom psychischen Verhalten des Patienten verschaffen: Ängstlichkeit, Kontaktfähigkeit, Überaktivität, Unruhe, Lethargie usw.

Die Thoraxmaße bestimmt man am ruhig und entspannt liegenden Patienten (Rückenlage mit leicht erhöhtem Oberkörper). Ein Bandmaß wird glatt und ohne Zug angelegt, es werden nur volle und halbe Zentimeter abgelesen. Die Messung beginnt mit der Brustatmung, dann folgen die obere und untere Flankenatmung. Man mißt zuerst die Ruheatmung, dann wird der Patient aufgefordert, tief ein- und auszuatmen und man erfaßt nach jeweils einer Probeatmung die Maximalwerte beider Phasen (Tab. 6).

Meßpunkte sind:

a) für die Brustatmung Ansatzpunkt der 3. bis 4. Rippe am Sternum (etwa Mitte des Sternums).
b) für die obere Flankenatmung Ansatz der 6. Rippe (Basis des Schwertfortsatzes).
c) für die untere Flankenatmung 8. bis 9. Rippe (man beachte, daß das Bandmaß nicht nach unten abgleitet).

Tabelle 6. Eintragungsschema zur Bestimmung der Thoraxmaße

Brustatmung				obere Flankenatmung				untere Flankenatmung			
Ruhe	Ein	Aus	Dif	Ruhe	Ein	Aus	Dif	Ruhe	Ein	Aus	Dif

Während und nach einer Behandlung orientiert sich der Therapeut an der Atmungsform, ob die Werte sich verändern und wie der Patient diese Therapie erlebt und verarbeitet.

Bessere Orientierungsmöglichkeiten über die Leistungsfähigkeit der Atmung gewinnt man aus der Bestimmung der statischen und dynamischen Lungenvolumina. Geräte zur Messung dieser Volumina sind in den meisten Kliniken vorhanden und ihre Bedienung obliegt häufig den Krankengymnastinnen.

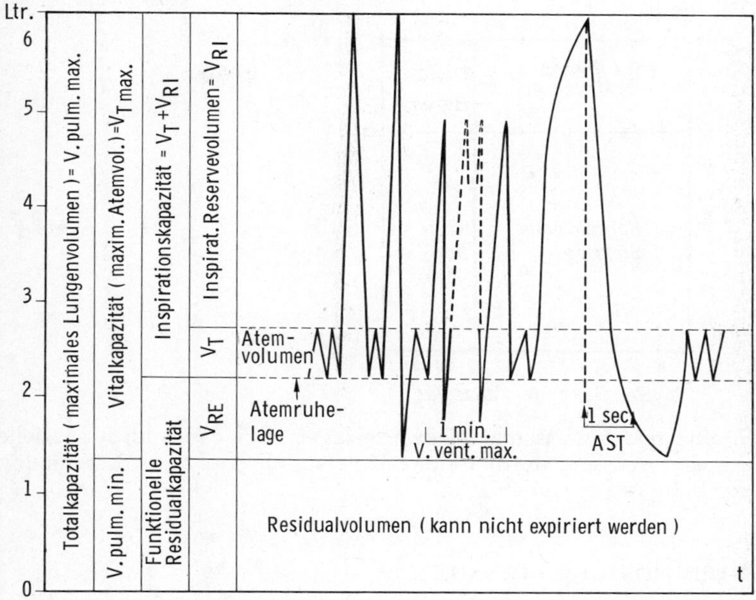

Tabelle 7. Atemvolumina

V_T = Atemvolumen

V_{RE} = Exspiratorisches Reservevolumen

V_{RI} = Inspiratorisches Reservevolumen

$V_T + V_{RI}$ = Inspiratorische Reservekapazität

AST = Atemstoßtest. Das Volumen, das nach maximaler Inspiration in einer Sekunde bei forcierter Exspiration wieder ausgeatmet wird.

$V_{vent.}$ max = Atemgrenzwert. Die Luftmenge, die bei maximal schneller und tiefer Atmung in einer Minute ausgeatmet wird.

Tiffeneau = prozentualer Anteil des AST an der Vitalkapazität.

Setzt man den Tiffeneau-Test in Beziehung zu der Prozentzahl des Sollwertes der Vitalkapazität, so kann man aus dem Diagramm die Ventilationsstörungen differenzieren in obstruktive, restriktive und kombinierte.

Eine Annäherung an den AGW erhält man, wenn der AST mit 37.5 multipliziert wird (maximale Atemfrequenz bei tiefer Ein- und Ausatmung liegt im Durchschnitt bei 35—40/min.).

Tabelle 8

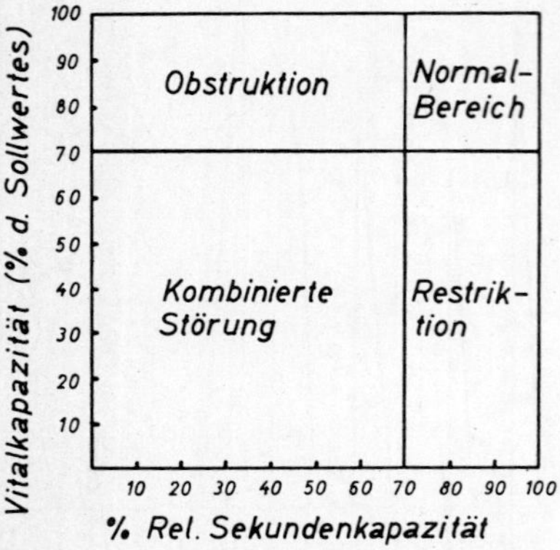

Exakte und umfassende Meßwerte lassen sich dann durch spezielle Apparaturen und durch weitere Untersuchungen, z. B. Bestimmung der Blutgase, gewinnen.

Beeinflussung der Atmung

Der *unwillkürliche,* gewissermaßen reflexhafte Ablauf der Atmung (abhängig vom Blutchemismus usw.) kann durch *willkürliche* Übungsreize in gewissen Grenzen mitbestimmt und gestaltet werden.

Mit speziellen therapeutischen Maßnahmen lassen sich jeweils Prioritäten setzen. Man kann *direkt* am Brustkorb angreifen (z. B. Thoraxbehandlung) und/oder durch ein allgemeines Körperbewegungsschema und Phonationsübungen *indirekt* die Atmung lenken.

Der Atemvorgang, der üblicherweise unbewußt abläuft, d. h. nicht reflektiert wird, kann vorübergehend bewußt gemacht werden, indem man die Aufmerksamkeit des Patienten auf die Atmung lenkt.

Phylogenetisch angelegt ist die Projektion von Emotionen auf die Atmung und im Zusammenhang damit auch auf die Stimmbildung. Hier bestehen enge Beziehungen zum vegetativen Nervensystem.

Eine Gliederung der atemtherapeutischen Maßnahmen nach diesen o. a. Gesichtspunkten ist nicht möglich, da bei der Atmung mehr oder weniger alle Faktoren angesprochen werden und sich somit eine Systematik nicht ergeben kann. Weiterhin sind die verwendeten Begriffe oft nicht ausreichend definiert oder aus anderen Fachgebieten (z. B. bewußt und unbewußt aus der Terminologie der Psychologie) übernommen, ohne daß der hier gemeinte Sachverhalt getroffen ist. Für die Lehrpraxis bietet sich in Anlehnung an andere Autoren die Gliederung nach der *Art* des therapeutischen Angriffs an.

Bei der praktischen Arbeit werden die Techniken ergänzend zueinander gewählt, wobei man innerhalb der Variationsmöglichkeiten nun wieder Schwerpunkte setzen kann.

In den folgenden Behandlungsgruppen ist vor allem die tönende Atmung ausführlich behandelt. Die Mobilisation der Wirbelsäule, aktive und passive Bewegungsübungen, Schüttelungen, Dehnungen und Lagerungen usw. sind Bestandteil der KG-Technik und dort definiert. Sie werden hier noch einmal erwähnt und zwar unter dem Gesichtspunkt, daß ihr Bezug zur Atmung deutlich wird.

Techniken, zusammengestellt nach Wahl des therapeutischen Eingreifens

Eine Atembehandlung wird in einem gut gelüfteten Raum, wenn möglich im Freien durchgeführt; nach einer größeren Mahlzeit wartet man 1–2 Std. Der Patient soll bequem bekleidet sein, beengende Kleidungsstücke legt er ab, er darf aber nicht auskühlen. Der Behandler bestimmt die erforderliche und korrekte Ausgangslage. Ist der Patient nicht hinreichend gelockert und entspannt, muß mit ihm erst einmal Entspannung geübt werden. Es wird zunächst nicht zu intensiv, sondern mehr kurzzeitig und dafür öfter am Tag geübt.

Geeignete **Ausgangspositionen** für die Atemtherapie.

a) *Die horizontale Lagerung* mit leicht erhöhtem Kopfende. Der Hals darf nicht lordosiert sein, der Körper liegt flach und bequem.

b) *Die seitliche Lage.* Beide Beine sind angewinkelt oder das untere ist gestreckt und das obere in der Hüfte und im Knie gebeugt.

c) *Die Bauchlage* (selten). Man gleicht die Lendenlordose aus und die Arme liegen locker neben dem Rumpf.

d) *Der Vierfüßlerstand.* Die physiologischen Krümmungen der Wirbelsäule sollten hierbei bestehen bleiben, es darf nicht zum Durchhängen und nicht zu einer vermehrten Kyphose kommen. Der Kopf wird in Verlängerung der Brustwirbelsäule gehalten.

e) *Der Hockersitz.* Aufrechtes Sitzen mit abgeflachter Lendenlordose, geringer Beckenneigung sowie leichter Brustkyphose (das Gewicht ist auf beide Sitzbeinhöcker gleichmäßig verteilt). Der Schultergürtel ruht entspannt auf dem Thorax. Die Halswirbelsäule ist gestreckt, so daß sich das Kinn mehr dem Sternum nähert.

f) *Stand und Gang* (s. Kap. Statik). Für den Körper, der sich im Sitzen, Stehen oder Gehen befindet, gilt: keine schlaffe, sondern eine geschlossene, aber nicht gespannte Körperhaltung. Man spricht von der Tonusmittellage des gesamten Körpers.

Aus diesen Grundpositionen und anderen Speziallagerungen lassen sich schon bestimmte Wirkungen auf die Atmung erzielen: Erleichterung der Atemarbeit, Beeinflussung der Atemrichtung, Unterstützung der Sekretableitung sowie körperliche und seelische Entspannung. Es erleichtert die Atemarbeit, wenn z. B. der Patient im Reitsitz den Schultergürtel auf der Stuhllehne abstützen kann, im Vierfüßlerstand durch den Zug der Eingeweide nach unten ein Sog auf das Zwerchfell ausgeübt wird bzw. in Knie-Ellbogen-Lage der Druck der Eingeweide die Exspiration erleichtert. Bringt man den Patienten in die Bauchlage, werden die hinteren Flanken frei beatmet, in Rückenlage wiederum sind die vorderen Thoraxpartien intensiver belüftet als die aufliegenden Bezirke. In Seitenlage belüftet die obenliegende Flanke stärker, die aufliegende ist ruhiggestellt. Man kann durch Dehnlagerungen, aktives und passives Dehnen, diese Wirkungen noch verstärken. Brustatmung, Flanken- und Bauchatmung werden beeinflußt, wenn der Körper auf der schiefen Ebene gelagert ist. Je nach Verlauf der Bronchien in den einzelnen Lungensegmenten läßt sich durch verschiedene Körperstellungen ein schonender und leichter Abfluß des Bronchialsekrets erreichen (s. Kap. Bronchiektasien).

Auch zur Unterstützung der körperlichen und seelischen Entspannung und damit der Harmonisierung der Atmung nutzt man eine solche Lagerung, in der sich der Patient am wohlsten fühlt.

Übungsbeispiele

Beeinflussung der Atmung durch passive Bewegungen

Passive rhythmische Bewegungen können an den oberen und unteren Extremitäten durchgeführt werden. Hierbei soll der Patient maximal entspannt sein.

Passives Fußkreisen im Liegen zur Anregung und Rhythmisierung der Atmung:

Die Atmung soll harmonisch bei jedem Kreisen mitgehen. Die Abwärtsbewegung ist Ausatmung, die Aufwärtsbewegung ist Einatmung. Zwischen Ein- und Ausatmung liegt die Pause.

Passive Beinbewegungen:

Der Patient läßt das Bein locker. Der Behandelnde hat die Führung, hebt, beugt, streckt das Bein und legt es in die Ausgangslage zurück, ohne die geringste Mitarbeit des Patienten. Je nach Atmung des Patienten kann der Ablauf dieser Übung über 2, evtl. 3 Atemzüge gehen. Die Beinbewegung soll der Atmung des Patienten angepaßt werden, nicht umgekehrt. Das kann bedeuten, daß man bei den ersten Behandlungen sich mit den kleinsten Bewegungsabläufen der geringen Tätigkeit der Atmungsorgane anpassen muß.

Aufrichten eines Patienten in Verbindung mit der Atmung

Übungsablauf:

Leichtes Unterstützen des sich mit der Einatmung langsam aufrichtenden Patienten. Der Kopf wird mitgenommen. Leichter Widerstand beim Zurücklegen mit der Ausatmung. Es soll kein „In-die-Kissen-Fallen" sein, sondern eine durch den Widerstand in der Ausatmung bewirkte ruhige Rückkehr in die Ausgangslage.

Die erschwerte Übung

Sie setzt einen Befreiungsreiz vor allem in Verbindung mit einem Seufzer. Der Patient drängt den Widerstand in eine ihn befreiende Richtung fort. Wichtig ist, daß der Behandler die innere Spannkraft des Patienten – die oft ungewöhnlich schwach ist – richtig einschätzt. Die Übung wirkt auf die Atmungsorgane, besonders auf das Zwerchfell, als starker Reiz.

Übungsbeispiel: Der Patient zieht das Bein mit der Einatmung an. Dabei ist eine leichte Hilfestellung durch die Hand des Behandlers wichtig. Streckung der Beine gegen den Handwiderstand, der zugleich einen Reiz, aber auch eine Hilfe darstellt. Zwischen einer Übung und der nächsten ist es ratsam, immer ein oder mehrere Atemzüge unbeeinflußt (ohne Übung) ablaufen zu lassen.

Rumpfübungen

Die Brustkorbübungen fördern die Beweglichkeit der kleinen Wirbelgelenke und der Kostovertebralgelenke; weiterhin bestimmen sie mit die Atemrichtung und – wenn die Bewegung mit der Atmung gleichzeitig läuft – die Atemphasen.

Man übt die Streckung, Beugung, Drehung und die Seitneigung der Wirbelsäule in Verbindung mit der Atmung; außerdem kombiniert man Drehstreckung sowie Drehbeugung. Durch Einbeziehen der Arme lassen sich diese Bewegungen ausgiebiger gestalten. Die Übung wird so geleitet, daß – für den Patienten unauffällig – Atmung und Bewegung übereinstimmen. Auch gezieltes Eingreifen im Bereich der Lendenwirbelsäule ist wichtig: man übt die Lordosierung, Kyphosierung und Drehung auch in Verbindung mit der tönenden Atmung. So regt man die Zwerchfelltätigkeit an und erreicht eine Tonisierung der Bauchmuskulatur. Geübt wird in Rücken-, Seitenlage, im Sitzen oder auch im Stand.

Das rhythmische Üben (vom Patienten selbst durchgeführt) kann darin bestehen, daß der Arm bei der Einatmung ruhig und langsam nach vorn angehoben wird und bei der Ausatmung wieder absinkt. Im Liegen und auf dem Hocker kann so geübt werden. In senkrechter Körperhaltung wird dem Patienten das Abspannen in der Ausatmungsphase durch Ausschwingenlassen der Arme deutlich. Der Rhythmus kann auch in einer größeren Bewegung dargestellt werden: beim Schwingen und Kreisen im Sitz (Oberkörper) und Stand (der ganze Körper). Das Vorschwingen erfolgt mit der Einatmung, das Zurückschwingen bei der Ausatmung. Der Schwingende befindet sich in aufrechter Haltung und in einer Mittelspannung. Rhythmisches Üben dient dazu, Atemrhythmus und Körperhaltung in ein harmonisches Gleichgewicht zu bringen.

Auch die isometrische Spannungsübung, ausgeführt in Übereinstimmung mit der Atmung, zeigt eine Rhythmisierung. Dabei versucht man selbst, die Folge Spannung-Lösung-Pause eines Patienten aufzunehmen, um eine Atemführung geben zu können.

Richtiges Gehen

Der Patient lernt, die ihm zur Verfügung stehenden Kräfte und Atmung zu ökonomisieren, die Belastungsgrenze ist festzustellen.

Übungsbeispiel: Langsame, ruhige Schrittfolge, Steigerung des Tempos ohne oder mit Wortwechsel.

Die Atemfrequenz soll sich nur gering erhöhen und bei mäßigem Tempo oder Stehenbleiben wieder normalisieren. Auch die Atemphasen dürfen sich in ihren Relationen nicht wesentlich ändern.

Treppensteigen im Atemrhythmus

Es erfolgt weder bei krampfhaft festgehaltenem Atem, noch indem sich der Patient mit den Händen am Geländer hochzieht. In beiden Fällen würde die Kraft sehr schnell erlahmen. Der Patient soll zügig in der kräfteschonenden Mittelspannung – sozusagen im atemgefüllten Zustand als Stütze – steigen.

Eine Stufe: einatmen – eine Stufe: ausatmen – Pause. Später eine Stufe: einatmen – eine Stufe: ausatmen – nächste Stufe: immer noch ausatmen – Pause.

Vor dem Treppensteigen kann man eine Ausatemübung durchführen lassen und dann sofort zum Gehen auffordern. Erfahrungsgemäß atmet der Patient dann von selbst ein. Beim Steigen immer wieder darauf achten, daß der Patient von den Füßen her gut gespannt ist und sich von dort hochstemmt. Man kann ihn evtl. in Höhe der Taille oder des Beckenkamms leicht halten. Der kleine Widerstand gibt einen Anreiz zum Aufrichten und Durchspannen.

Üben mit der Stimme

a) einleitende Ausatemübung,
b) Einatemübung,
c) Üben mit Konsonanten,
d) Üben mit „Klingern",
e) Üben mit Vokalen,
f) Abschluß,
g) Atempause.

Zu a). „Der Lungenfeger". Die Übung dient der gründlichen Entleerung der Lunge. Die Ausatemluft strömt weich und ohne Pressen gegen die geschlossenen Lippen. Mund wenig geöffnet, Luft entlassen mit p -p, dann Lippen schließen. Das ganze 2mal wiederholen, zum Schluß ein langes pf ausströmen lassen. Man kann auch mit pt, p, t oder ph. . ph oder pth. . pth üben (der „Lungenfeger" wird mit Explosivkonsonanten ausgeführt).

Zu b). Der Widerstand der entsteht, wenn man durch die Nase einatmet, kann verstärkt werden. Dadurch erreicht man eine intensive Tiefatmung und Thoraxdehnung.

Ausführung: Zuerst „Lungenfeger" dann Einatmung abwarten und kommen lassen, dabei ein Nasenloch zuhalten. Auf der Höhe der Einatmung Atem kurz festhalten, dann die Luft durch den geöffneten Mund ausatmen. Man kann auch die Luft einschnüffeln, wie einen Duft einströmen lassen oder durch den Mund schlürfend aufnehmen. Die Einatemübungen können zusammen mit allen Thoraxdehnübungen und Dehnlagerungen kombiniert werden.

Günstige Stellung zur Ausführung der Einatemübung.

1. Bei Bettlägerigen: Arme im Ellbogengelenk anwinkeln, dann die Ellbogen in Schulterhöhe bringen, die Handflächen weisen nach oben.

2. Beim Sitzenden oder beim Stehenden: Arme angewinkelt in Schulterhöhe bringen, die Hände fassen einen Stab in Nackenhöhe.

Bei gestrecktem und leicht proniertem Arm verschränken sich die Hände auf dem Rücken.

Zu c). Das Üben mit Konsonanten wird in die Ausatmung gelegt. Der Konsonant bewirkt ein elastisch langsames Abspannen des Lungengewebes. Die Strömungskonsonanten (auch Reibelaute) – f, v, s, sch – wirken vibrierend. Die Luft wird – im Gegensatz zum „Lungenfeger" – strömend herausgelassen. Besonders das s eignet sich zum Vibrieren. Für die sakkierende oder strömende Ausatmung bzw. deren Kombination (erst sakkadierend dann strömend) nimmt man das sch. Die Verbindung mit Vokal und Konsonant, z. B. osch oder usch, löst einen Zwerchfellstoß aus; die Verbindung von Konsonant und Vokal, z. B. scho oder schu, wirkt zusammenziehend auf die unteren Thoraxregionen.

Die Strömungskonsonanten strengen wenig an. Bei Bewegungsübungen im Atemrhythmus koppelt man die Ausatmung mit einem Strömungskonsonanten. So läßt sich vermeiden, daß die Ausatmung unterdrückt oder abgekürzt wird, gleichzeitig kann der Behandler den Ablauf dieser Atemphase beobachten.

Die „Explosivkonsonanten" p, b, t, d, k und g entlassen die Luft plötzlich; der feste Lippenschluß bietet Widerstand. Der Thorax wird hierbei stoßweise beansprucht und das Abhusten ausgelöst. Übt man mit den zusammengesetzten Konsonanten st oder sp, verläßt die Luft erst strömend, dann explosiv die Lunge. Umgekehrt erfolgt bei den zusammengesetzten Konsonanten pf, tz, zsch erst eine explosive, dann eine strömende Atmung. Der Konsonant h wird bei Vokalen als Zwischen- und Vorkonsonant zum Üben verwendet (ah). Neben einer Intensivierung der Ausatmung erreicht man mit den Explosivkonsonanten Sekretlockerung und ein leichteres Abhusten; unterstützend können dabei noch Klopfungen und Vibrationen am Thorax wirken.

Zu d). Die „Klinger" l, m, n, ng setzen sich bei der Aussprache aus einem Vokal und dem entsprechenden Konsonanten zusammen. Sie liegen in ihrer Wirkung deshalb zwischen Vokal und Konsonant. Die „Klinger" bringen besonders das Nasen-Rachen-Gebiet zum Mitschwingen.

Zu e). Der Vokal erzeugt bei der Ausatmung gleichmäßige Schwingungen, akustisch stellt er eine Gruppe eng beieinanderliegender Frequenzen (Formand) dar. Man spricht den Vokal a ohne Spannung. Er lockert die Unterkiefer- und vordere Halsmuskulatur.

Übungsbeispiel: Anna aß Ananas.

Beim Üben mit den Vokalen i und e setzen eine Mittelspannung des Zwerchfells und eine Kiefermuskelspannung ein.

Übungsbeispiel: i — ä und e — ä.

Der Vokal u läßt das Zwerchfell unter Spannung tiefertreten. Der Unterkiefer wird dabei locker gehalten. Bewährt hat sich bei Fazialis- und Trigeminuslähmungen das Üben mit u-i, i-u, ö-e-ö.

Ist die Stimme hoch und gequetscht beginnt man ebenfalls mit u: u-o-a, i-e-a-, a-o-u-. Bei verhauchender Stimme wird z. B. ein „doch" resolut gesprochen.

Übt man mit Vokalen, so schwingen jeweils verschiedene Bezirke des Thorax mit. Das e vibriert beim Sprechen in Sternumnähe, das o mehr in den tieferen Thoraxabschnitten. Alle Vokalübungen können mit normaler und mit Flüsterstimme ausgeführt werden, sie sind unterschiedlich in Höhe und Klangfülle, die Tonisierung des Zwerchfells wird durch sie unterstützt.

Zu f). Zum Abschluß der Behandlung können Seufzer oder Gähnen durchgeführt werden. Sie sind entspannende Atemreize, die auch in Verbindung mit Konsonanten und Vokalen eingesetzt werden.

Zu g). Nach jeder Ausatmung muß die Atempause bis zum erneuten Einatemreiz abgewartet werden. Das Verharren in der Pause bedeutet Entspannung, jedoch nicht Erschlaffen. Zur Erarbeitung der Pause läßt man den Patienten nach der Ausatmung z. B. das Wort „Pause" sprechen oder fordert ihn auf, zu schlucken. Bei Atembeschleunigung kann man beruhigend wirken, wenn mit passiven Bewegungen der Atemrhythmus geleitet wird, um die einzelnen Phasen, z. B. besonders die Atempause, zu verzögern.

Am Ende einer Atembehandlungsserie kann man vorlesen lassen oder das Sprechen von Geläufigkeitssätzen üben. Hierbei müssen genügend Pausen eingelegt werden. Zunächst brauchen diese nicht unmittelbar mit den satzgegebenen bei Punkt und Komma übereinstimmen. Wird die Luft knapp – auch wenn dies mitten im Wort sein sollte – hält der Betreffende inne, bis die neue Einatmung von selbst kommt, und beginnt dann mit der einsetzenden Ausatmung wieder zu lesen. Mit der Zeit wird er auf diese Weise lernen, seine Atempausen in Einklang mit der Syntax zu bringen.

Thoraxbehandlung

Für das Arbeiten am Brustkorb, wobei Massagegriffe, Atemreizgriffe und vor allem die Periostbehandlung gemeinsam zur Anwendung kommen, haben wir die Bezeichnung „Thoraxbehandlung" gewählt.

Übungsbeispiel: Flächige Massagegriffe, Teilstriche der Bindegewebsmassage (Anhakstriche und Ausstreichen der Interkostalräume), Periostbehandlung an den Rippen und am Sternum, Abheben einer Hautfalte an der Flanke bei der Einatmung und Weggleiten dieser Hautfalte bei der Ausatmung. Anhebung einer Flankenseite mit der Einatmung und das Ablegen bei der Ausatmung. Flankenkreisen, Vibrationen unabhängig von der Atmung über den ganzen Thorax oder in Verbindung mit der Atmung, z. B. auf dem Sternum. Die Hand gibt bei der Einatmung leichten Widerstand und vibriert bei der Ausatmung nach. Vorsichtige Klopfungen und Hakkungen an allen Thoraxpartien.

Es wird die Behandlung meist in Rückenlage begonnen. Dann setzt sich der Patient auf und man bearbeitet die hintere Thoraxpartie. Diese Behandlung kann durch Schüttelungen, Dehnlagerungen usw. erweitert werden. Ergänzend lassen sich Maßnahmen aus der Hydrotherapie einsetzen, z. B. Senfauflagen auf dem Sternum oder den Rückenpartien, Rückenabklatschungen, Brustwickel, ansteigendes Armbad.

Beispiele krankengymnastischer Arbeit

Die Krankengymnastik in der inneren Medizin folgt Zielvorstellungen, die sich von denen der anderen medizinischen Disziplinen unterscheiden. In der Othopädie z. B. behandelt man vorwiegend Störungen am Bewegungsapparat direkt. Bei den inneren Erkrankungen übt man zwar ebenfalls am Bewegungsapparat, aber mit der Absicht, auf Herz und Kreislauf, Stoffwechsel und auf die Funktionsabläufe der inneren Organe einzuwirken. Man findet hier charakteristische Veränderungen der Atmung, des Tonus und Turgors der Gewebe und der Durchblutungsgrößen. Eine Erhebung dieser Befunde ist vor Aufstellung eines jeden Behandlungsplanes erforderlich.

Krankengymnastische Behandlung bei Erkrankungen der Atemwege

Krankengymnastische Behandlungen zur Lösung von Sekret, z. B. bei chronischer Bronchitis

Das wichtigste Symptom ist der chronische Husten. Temperaturen treten kaum auf, das Allgemeinbefinden ist deutlich beeinträchtigt. Bei der sogenannten Blenorrhö wird ein mehr flüssiges Sputum relativ leicht ausgeworfen, während das zähe Sekret bei der trockenen Form der Bronchitis nur unter großen Anstrengungen abgehustet werden kann. Die Atemmittellage kann erhöht sein, deutlich lassen sich Bindegewebszonen und Muskelzonen feststellen.

Übungsfolge

1. In die Ausatmung soll der Patient eine leichte Lippenhemmung durch p-, p-, p- legen, sie durch pf-, pf- . . . verstärken und das letzte f während der Restausatmung halten. Eine weitere Verstärkung läßt sich mit schärferen Zischlauten tsch, tsch . . . und Explosivkonsonanten p, b, t, d, k, g erreichen.

2. Während dieser Übungen (oder auch anschließend) kann der Behandler Vibrationen oder leichte Klopfungen an Rücken und Brustkorb vornehmen.

Nach dem Abwerfen von Sekret geht man auf atemberuhigende und lockernde Übungen über.

3. In Ruhelage (Rückenlage oder halbsitzende Lagerung) führt man Ausstreichungen und auflockernde Fingerzirkelungen der Brustmuskulatur durch.

4. Stimmübungen. In der Ausatmung läßt man ein m summen. Die Hand des Behandlers kann ohne Druck auf dem Sternum liegen und die vorhandenen feinen Schwingungen erspüren.

Erfolgt eine unwillkürliche tiefe Einatmung, so soll der Patient diese mit der zugehörigen Ausatmung frei durchlassen. In die folgende Ausatmung kann er einen vibrierenden Lippenwiderstand ppp-ppp legen. Dann fügt er in die Ausatmung Summlaute ein: m — n, Wechsel von m zu n nach dem ersten Viertel der Ausatmung; mn-mn-mn ständige Lippen- und Zungenbewegung — ma, ma, ma kurz hintereinander gesprochen; na, n-na, n singend gesprochen, mit Betonung des letzten n. Zwischen den einzelnen Übungen läßt man den Patienten frei in seinem Rhythmus atmen.

5. Passive Bewegungen der Arme mit leichten Schüttelungen, die auf den Brustkorb wirken; Schüttelungen und Dehnungen direkt am Brustkorb.

6. Bindegewebsmassagen oder Periostbehandlungen. Aus der Hydrotherapie werden Hals- und Brustwickel (dazu schleimlösende Tees), ansteigendes Armbad, Senfauflagen und Abklatschungen je nach Befund und Verlauf in den Behandlungsplan einbezogen.

Krankengymnastische Behandlungen von Bronchiektasien

Die Bronchien sind zylindrisch oder zystisch erweitert, das normale Flimmerepithel ist zu einem Plattenepithel mit Vermehrung der Schleimdrüsen umgebaut. Charakteristisch für dieses Krankheitsbild sind morgendliche Hustenanfälle mit gleichzeitiger Entleerung großer Mengen eines flockig-eitrigen Sputums (maulvolle Expektoration). Fieberschübe treten bei Sekretverhaltung mit Superinfektion auf. Die Atemruhelage ist meist erhöht. Bindegewebszonen und Muskelzonen lokalisieren sich häufig im Projektionsbereich der erkrankten Lungenpartien auf den Thorax.

Die Behandlung ist darauf gerichtet, die Drainage der Bronchien zu fördern. Das Sekret fließt ab, wenn der Patient auf dem Bauch liegt und das Fußende des Bettes angehoben ist bzw. wenn man den

Patient über den Bettrand hängend lagert (Quincke-Hängelage). Bei der Drainage des Bronchialbaums muß aber berücksichtigt werden, welche Lungenabschnitte besonders befallen sind.

Der Bronchus des oberen Lungenlappens verläuft kaudal, die wirkungsvollste Drainageposition ist daher die aufrechte Haltung. Die Bronchien des mittleren rechten Lappens und des lingularen Segments des linken Oberlappens verlaufen horizontal und nach ventral. Drainageposition: Der Patient liegt auf dem Rücken, der Körper ist um ca. 45 Grad seitlich abgebogen.

Bei den oberen Segmenten der unteren Lungenlappen ziehen die Bronchien horizontal und nach rückwärts, die Drainage erfolgt in halber Bauchlage. Die jeweils gegenüberliegende Seite kann sich dann entleeren.

Für die Drainage der unteren Segmente beider Unterlappen behält der Patient seine Bauchlage bei. Das Fußende des Bettes ist um ca. 30 cm angehoben. Die Unterlappenpartien müssen oberhalb der Bifurkation der Trachea liegen.

Sanfte Klopfungen, Vibrationen, sakkadierendes Ein- und Ausatmen tragen in der jeweiligen Position dazu bei, das zähflüssige Sekret von den Bronchialwänden zu entfernen. Auf jede „Bronchialtoilette" folgen beruhigende atemtherapeutische Maßnahmen.

Diese Behandlung muß evtl. mehrmals am Tage wiederholt werden. Gleichzeitig versucht man, mit roborierenden physiotherapeutischen Maßnahmen vorzubeugen.

Krankengymnastische Behandlung bei Atemnot und starren, unelastischen Brustkorbverhältnissen, z. B. bei Emphysem

Neben dem Elastizitätsverlust der Lunge besteht auch eine Starre des Brustkorbs, die beim substantiellen Emphysem irreversibel ist. Der Thorax steht in Einatmungsstellung, die Interkostalräume sind verbreitert (bei der Inspiration werden sie eingezogen), die Rippen stehen horizontal, das Zwerchfell tief, und alle Durchmesser des Thorax sind vergrößert, er nimmt Faßform an. Durch den Elastizitätsverlust ist die Ausatmung erschwert und verlängert, das Abhusten eines meist zähen Sekrets quälend.

Übungsbeispiel:

Folge I: Übungen besonders zur Lockerung.

1. Flächige Massagegriffe, Ausstreichungen, Zirkelungen, Vibrationen des Rückens, des Thorax und der Interkostalmuskulatur.
2. In die erschwerte Ausatmung ein kurzes, wiederholtes pf legen.

3. In die Ausatmung eine Hemmung legen: 2mal pf oder ein Stöhnen (och, ach).

4. Leichte Klopfungen des oberen Rückens und der oberen Brustpartien.

Folge II: Übungen zur Atemanregung, Erarbeitung von Zwerchfellbewegung.

1. Ausstreichungen und Vibrationen der Flankengegend.
2. In die Ausatmung eine Hemmung legen, z. B. tsch, pf, m.
3. Brustkorbschüttelungen.
4. Passive Bewegung im Atemrhythmus von den Beinen aus.
5. Einüben der Beckenaufrichtung beim Ausatmen.

Stimmübungen: Ein erstauntes „ach", ein überzeugendes „doch"; ein „tsch" in der Ausatmung, das haltend ausläuft. Der Patient muß zur Entspannung gelangen; im Idealfall stellt sich Bedürfnis zum Gähnen ein (maximale Entspannung).

Folge III: Die Übungen der Folge I und II werden mit der Verbesserung der Atmung und der Brustkorbstarre erweitert.

Unnachgiebige Atembezirke treten jetzt schärfer hervor und müssen mit Periostbehandlungen, Zirkelungen und anderen Massagegriffen besonders bearbeitet werden. Die Atmung wird dadurch in diese Bezirke gelenkt. Durch günstige Lagerung unterstützt man das Durchatmen, z. B. durch Seitenlage, Bauch-Seiten-Lage oder Rückenlage.

Eine Mobilisierung der Kostovertebral- und der Kostotransversalgelenke erreicht man durch Atem-Brustkorb-Übungen.

Ansteigende Armbäder mit anschließendem Brustwickel setzen reflektorisch den Widerstand im kleineren Kreislauf herab, sie wirken darüber hinaus vegetativ glättend.

Krankengymnastische Behandlung bei funktioneller Thoraxstarre (Asthmaanfall)

Ihre Symptomatik entspricht der des substantiellen Lungenemphysems, ist aber reversibel, setzt akut ein und hat Anfallcharakter. Die Erstickungsangst spiegelt sich deutlich im Gesicht des Patienten wider und drückt sich auch in seiner Körperhaltung aus (aufrechtes Sitzen mit abgestütztem Schultergürtel).

Die Behandlung im Anfall kann immer nur ein Versuch sein, sie besteht aus:

1. rhythmischem Üben zur Atemverlängerung mit Hemmung der Ausatmung durch die Lippen: pf, p — t — k,

2. Periostbehandlung auf dem Manubrium sterni,

3. Schüttelungen des Brustkorbs, des Becken-Bauch-Raums in Rükkenlage, damit sich die Brustkorbstarre löst.

4. ganz leichten Vibrationen im epigastischen Winkel,

5. Ausstreichungen mit passiv-dehnenden Griffen in der Flankengegend.

In der anfallfreien Zeit ist das Ziel der Behandlung:

a) die Muskulatur aus der Verkrampfung zu lösen,
b) die Atembewegung zu korrigieren und zu verbessern (Verlängerung der Ausatmung, Erarbeitung einer Pause),
c) den Patienten für den Anfall Atemhilfsübungen zu lehren,
d) die Brust- und Lendenwirbelsäule zu mobilisieren,
e) Übungen zur Verhütung und Behandlung des Emphysems durchzuführen.

Krankengymnastisches Behandlungsbeispiel zur Anregung der Atmung beim bettlägerigen Patienten

Der Kranke liegt auf dem Rücken, möglichst flach mit locker abgestütztem Kopf:

1. Vibrationen und flächige Ausstreichungen – mit Nachdruck bei der Ausatmung und mit Widerstand bei der Einatmung – werden erst an der einen, dann an der anderen Brustkorbseite zur Anregung der Flankenatmung durchgeführt. Die Beine sind angestellt.

2. Bei der Ausatmung soll der Patient das Kreuz auf die Unterlage drücken. Der Oberkörper wird zur Seite dehnend gelagert. Diese Übungen führt man beidseitig durch.

3. Hand- und Unterarmbewegungen im Atemrhythmus.

4. Stimmübungen mit Klingern (l – m – n).

Weitere Behandlungsformen setzen sich zusammen aus Übungen zur Sekretlockerung (s. dort), aus Sprachübungen, aus Tongebungen, gesteigert bis zum Singen, aus Vibrationen, Schüttelungen, Dehnlagerungen, Bewegungs- und Kräftigungsübungen.

Schleimhautpflege, Wechselwaschungen, Brustwickel und Abklatschungen wirken gleichfalls atemanregend.

Krankengymnastische Behandlung bei Erkrankung der Verdauungsorgane

Die Behandlung wird auf den Allgemein- und den abdominalen Befund abgestimmt (s. Kap. Kolonbehandlung S. 147).

Bei vielen Erkrankungen im Darmbereich kann man die Kolonbehandlung verordnen. Man wendet sie 2 bis 3mal in der Woche, aber auch täglich an.

Als bevorzugte Abschnitte für die Periostbehandlung bieten sich an: der Rippenbogen beiderseits vom epigastrischen Winkel bis zur 9. Rippe, ebenfalls die Rippen 6 bis 9 nahe der Wirbelsäule. Vegetativ ausgleichend und tonisierend auf die Muskulatur der Organe der Bauchhöhle wirkt der langliegende (bis ca. 2 Std.) Leibwickel.

In der Übungsbehandlung werden ruckartige Bewegungen, Zerrungen, Sprungübungen und starkes Abknicken des Rumpfes vermieden.

Übungen bei vorwiegend atonischen Zuständen des Kolons und der segmentalen Muskulatur sowie bei Ptosen

Die Bauchdecken sind schlaff, Hautfalten bleiben stehen. Häufig bildet sich eine Rektusdiastase aus; beim stehenden Patienten wölbt sich der untere Teil des Leibes vor, während sich am Oberbauch eine Einziehung beobachten läßt. Die Hand tastet kaum Einzelheiten, sie „fällt gewissermaßen ins Abdomen". Alle Übungen wirken zunächst kräftigend auf die Bauch- und Beckenbodenmuskulatur und damit reflektorisch auf den Tonus des Darms.

Behandlungsaufbau

isometrische Spannungsübungen, isometrische Spannungsübungen mit Richtungswiderstand.

Bewegungsübungen der Extremität – auch in der Diagonale – gegen Widerstand, dann gegen Haltewiderstand.

Übungsfolge:

a) Massage der Lenden- und Beckenmuskulatur.

b) Erlernen des Beckenaufrichtens. Der Patient soll in Rückenlage bei angestellten Beinen die Lendenwirbelsäule auf die Unterlage drükken, dabei atmet er hörbar aus. Der Behandler kann zur Kontrolle die Hand leicht auf den Leib legen.

c) Übung zur Kräftigung der Bauchmuskeln.

1. Der Patient verschränkt seine Hände hinter dem Kopf und streckt die Beine aus. In dieser Haltung stellt er sich vor, die Beine zu heben. Dabei spannt sich die Bauchmuskulatur, ohne daß eine Bewegung erfolgt.

2. Er hebt ein Bein einige Zentimeter, das andere ist gestreckt, und verbindet die Übung mit der Beckenaufrichtung.

3. Gleichzeitig mit der Ausatmung werden die Knie im Wechsel an den Brustkorb geführt.

4. Das jeweils angewinkelte Bein wird wieder gestreckt und abgelegt.

5. Wie Übung 4. Der Patient spreizt dabei das Bein zur Seite.

6. Mit über den Kopf gestreckten Armen richtet sich der Patient auf und beugt sich im Wechsel nach schräg links oder rechts. Die Beine bleiben dabei gestreckt.

7. Rumpf- und Beinübungen miteinander kombinieren.

8. Entspannung und Lockerung der Bauch- und Hüftmuskeln durch Schüttelungen. Die Hände des Behandlers liegen auf den angestellten Knien.

9. Der Patient kommt bei festgehaltenen Füßen zum Sitz und legt sich wieder zurück.

10. Er läßt die angestellten Knie seitlich nach rechts oder links fallen (die Schulterblätter bleiben auf der Unterlage liegen).

11. Die gestreckt liegenden Beine rollen locker nach innen und außen (aktiv oder passiv).

12. Verschränken der Hände hinter dem Kopf, den Brustkorb im Wechsel rechts und links seitlich herausdehnen. Ein Widerstand wird gesetzt, indem man von den Ellbogen aus die Bewegung erschwert.

13. Wie Übung 12, aber als Drehbeugebewegung des Rumpfes.

14. Wie Übung 12, aber in Verbindung mit Beinübungen (hier besonders auf die Beckenhaltung achten).

Übungen bei vorwiegend spastischen Zuständen des Kolons

Der Tonus der Bauchmuskulatur ist erhöht, eine Hautfalte läßt sich kaum abheben oder verstreicht sofort. Bei der Palpation fühlt man ein derbes Strangkolon, vor allem im Deszendensteil, der Tiefentonus ist deutlich erhöht. Die Thorakalatmung ist überbetont. Die verkrampfte Muskulatur ist meist Ausdruck einer allgemeinen Irritation des vegetativen Nervensystems (ausgenommen sind entzündliche Reaktionen). Die Behandlung darf sich nicht auf den lokalen Befund beschränken.

Behandlungsaufbau

Lockerungsübungen; Spannungsübungen (kurze Anspannung, Betonung der entspannenden Phase), dann wechselnd Lockerungs- und Spannungsübungen, Kräftigungsübungen.

Bei sehr verspannten Patienten müssen allgemeine Entspannungsübungen einsetzen. Durch passive und aktive Bewegungen, durch

Schwingen und Kreisen im Stand lassen sich Zwerchfellbewegung und Atemrhythmus beeinflussen.

Beispiel einer Übungsfolge

1. In Seitenlage Vibrationen und Zirkelungen am Kreuz und an den Flanken.

2. In Seitenlage mit der Ausatmung Aufrichten des Beckens, die Beine liegen angebeugt aufeinander.

3. Passives Gegeneinanderbewegen von Becken und Brustkorb. Der Behandler arbeitet vom Rücken her, eine Hand liegt auf den unteren seitlichen Rippen, die andere greift den Beckendamm.

4. Der Patient erhält in Rückenlage und bei ausgestreckten Beinen Atemwiderstand an beiden Flanken; der Behandler hemmt durch Druck gegen die seitlichen Rippen die Bewegung des Brustkorbs bei der Atmung. Dadurch wird ein Reiz gesetzt, der die Atmung in die Flanken lenkt, zugleich erreicht man eine Entspannung der Bauchmuskeln.

5. Dehnung der Gesäß- und Hüftmuskeln. Die Hände des Behandlers greifen in die Kniekehlen der angestellten Beine des Patienten; durch Zug im Atemrhythmus wird die Atmung vertieft.

6. Spannungsübungen (s. Übung 1 bei atonischen Zuständen).

7. Vierfüßlerstand. Der Behandler umfaßt die Beckenkämme und zieht sie bei einsetzender Einatmung leicht in die Höhe. Den Patienten läßt er fraktioniert mit einem Strömungslaut (tsch, pf, sch) ausatmen. Nach 3 bis 4 Ausatmungen geht der Patient in den Fersensitz über und stützt die Hände vorn auf. In dieser Haltung ruht er sich aus.

8. Übungen im Stand. Den Patienten durch Schwingen und Kreisen in einen normalen Spannungszustand bringen. Hat er diesen erreicht, dann den Patienten in der Hocke, erst halbtief, dann ganz tief 1- bis 4mal wippen lassen. Ziel: Bei richtiger Beckenhaltung Straffung der Bauchmuskeln, Dehnung der unteren Rückenmuskeln, Spannung der Gesäßmuskeln. Zwischen Behandler und Patient muß dabei ein ausgewogenes Gleichgewicht bestehen.

In die Behandlung können eingefügt werden: Bein- und Beckenschüttelungen, Rollungen der Beine, Dehnung und Dehnlagerungen in Rücken- und Seitenlage.

Behandlung vor und nach Bauchoperation

Behandlung vor der Operation

Aufgabenstellung: Es sollen ein normaler Tonus der Bauchdecke, die Beseitigung von Stauungen im Bauchraum und eine regelrechte, durchfließende Atmung erreicht werden.

Übungsfolge

1. Im Vordergrund steht das Erarbeiten der Flanken- und Bauchatmung. Da der Patient dazu neigt, nach dem Eingriff das operierte Gebiet aus der Atmung auszuschließen, lernt er vorher, wie er auch in diese Regionen hineinatmen kann.

2. Bauchmuskelübungen (s. Behandlung bei atonischen Zuständen). Man benötigt eine Behandlungszeit von 2 bis 5 Tagen als Minimum. In dieser Zeit muß der Patient die Grundübung der Atemtherapie und die Bewegungsübungen erlernen.

Postoperative Behandlung

Aufgabenstellung: Pneumonieprophylaxe, Behebung der postoperativen Atonie, Wiederherstellung der Darmperistaltik, Verhütung von Thrombosen.

Übungsfolge

1. Atemübungen, die flanken- bauchwärts gelenkt werden. In der ersten Woche nach der Operation stehen Atemübungen und rückstromfördernde Massagen im Vordergrund der Behandlung.

2. Kräftigungsübungen mit den Händen und Füßen.

3. Bettgymnastik, die mit isometrischen Spannungsübungen an den Extremitäten beginnt und später die Bauchmuskulatur einbezieht.

4. Sobald der Patient aufstehen darf: Durchbewegen des ganzen Körpers mit speziellen Übungen für die Bauchmuskulatur und für die Rumpfbeweglichkeit.

5. Bestehen durch Verletzungen sensibler Hautnerven Sensibilitätsstörungen oder bleiben narbige Verwachsungen zurück, so werden sie durch Verschieben gegen die Unterhaut, durch Kneten, gezieltes kurzes Klopfen und durch Fingerzirkelungen sowie Dehnungen bearbeitet (Abhärtung und Lockerung).

Krankengymnastische Behandlung bei Herz- und Kreislaufdekompensation

(Dosierte Herz- und Kreislaufbehandlung)

Die Bewegungsbehandlung setzt so früh wie möglich ein, also wenn keine Ruhedyspnoe mehr vorliegt, Inaktivitätsatrophie und Erschlaffung des Gewebes nach dem Ausschwemmen von Ödemen müssen vermieden werden. Sie beginnt bei den Geweben, die nicht ödematös waren, schreitet fort zu solchen, die vollständig ausgeschwemmt sind und geht schließlich über zu Gewebspartien mit

Restödemen. Die Behandlungsgrenze liegt beim Auftreten verstärkter Atemnot, unphysiologischer Erhöhung der Pulsfrequenz und bei stärkerer Zyanose.

Gestaltung einer Behandlungsfolge

Folge I bis VII bieten ansteigende Belastungsgrade, die nach dem Befinden des Patienten und insbesondere nach seiner Reaktion in Atmung und Puls eingesetzt werden können. Selbstverständlich hängt die Dosierung der therapeutischen Maßnahmen auch davon ab, wie stark die „Grundfunktionen" gestört sind (Atmung, Schlaf, Wärmehaushalt, Stuhlgang). Ziel der Behandlung ist es, das Training so weit auszubauen, daß der Patient den alltäglichen Belastungen gewachsen ist.

Folge I in Ruhelage (Ruhelage = bequeme Sitzlagerung, der Dyspnoe des Patienten angepaßt).

1. Massage der Beine: leichtes Ausstreichen, weiche Knetungen und Zirkelungen.

2. Passive Bewegung eines Fußes bzw. einer Hand. Unauffällige Bewegungsanpassung an den Atemrhythmus des Patienten. Evtl. zwei kleine Bewegungen während eines Atemablaufs. Erster Versuch, den Patienten unbewußt in einen normalen Atemrhythmus zu führen: Spannung (Einatmung) — Lösung (Ausatmung) — Pause (Ruhe).

3. Anlegen der Hände an beide Flanken, leichtes Kreisen und Ausstreichen der Flanken- und Zwerchfellgegend im Atemrhythmus: Reiz für eine bessere Zwerchfelltätigkeit.

4. Übung 2 wiederholen.

Folge II in Ruhelage

1. Kurze Massage des rechten Beins.

2. Passives Durchbewegen des rechten Fußes in allen Richtungen: Dorsalflexion, Plantarflexion, Supination, Pronation, Kreisen.

3. Übung wie 1 und 2 am linken Bein.

4. Atemübung: Fuß in die Plantarflexion führen und dabei den Patienten hörbar mit einem Strömungslaut ausatmen lassen (pf-sch-f); die Atmung führt die Bewegung.

5. Passive Innen- und Außenrotation des ausgestreckt liegenden Beins im Atemrhythmus, bei Muskelverspannung leichtes Schütteln.

6. Wie Übung 5 am anderen Bein.

7. Zur Anregung der Zwerchfelltätigkeit Ausstreichen der Flanken-Zwerchfell-Gegend. Bei Unruhe Herzreibung, dann feuchte Herzauflage.

Folge III in Ruhelage

1. Kurze Massage beider Beine.

2. Passives Durchbewegen erst des einen, dann des anderen Fußes.

3. Atemübungen einschalten: durch Lippenschluß unterbrochene Strömungslaute in die Ausatmung legen. Stimmlaute, die ein Verhauchen der Stimme verhindern, z. B. na, da, dann, ding, mann, kurz artikuliert vorsprechen und nachsprechen lassen.

4. Passives Durchbewegen des rechten Unterarms.

5. Im Atemrhythmus gegen leichten Widerstand die Hand des Behandlers abwärts drücken lassen.

6. Übung 4 und 5 linksseitig.

7. Dosierte Periostbehandlung im Herzsegment. Beginn am Rücken linksseitig zwischen Schulterblatt und Wirbelsäule; höchstens 3 bis 4 Punkte behandeln. Behandlung 3mal wöchentlich bis täglich, je nach ärztlicher Anordnung.

Folge IV in Ruhelage, in Seitenlage und Aufrichten

1. Ausstreichen beider Beine.

2. Kurzes passives Durchbewegen der Beine; der Patient wird zu aktiver Mitarbeit aufgefordert.

3. Aktive Fußbewegungen in allen Richtungen.

4. Gegen Widerstand den Fuß plantarwärts drücken lassen; gleichzeitig soll die Ausatmung durch Strömungslaut hörbar gemacht werden.

5. Sprachlaute einsilbig und zweisilbig zwischenzeitlich einfügen.

6. Der Behandler faßt die Hände des Patienten; beim Einatmen führt er ihn zum Sitz.

7. Ausstreichen am oberen Brustkorb. In Seitenlage oder Sitz Ausstreichung des Rückens, auch Vibrationen in der Zwerchfell-Flanken-Gegend.

Folge V in Flachlagerung. Der Patient ist jetzt soweit, daß er flach liegen kann.

1. Aktive, schnelle und kräftige Bewegungsübungen beider Füße; einzeln, im Wechsel und zusammen.

2. Aktive Bewegungsübungen in den Knie- und Hüftgelenken; man unterstützt dabei das Knie des Patienten.

3. In Rückenlage leichte Widerstandsübungen für alle Bewegungen des Hüftgelenks; einseitig und beidseitig in gleicher Richtung.

4. Passive Dehnung der Muskeln des Beckengürtels. Die Hände des Behandlers fassen sich in den Kniekehlen des Patienten (die Beine sind angestellt) und heben das Becken an, bis es sich von der Unterlage löst.

5. Erarbeiten der Beckenbewegung. Das Os sacrum wird auf die Unterlage gedrückt, dadurch Aufhebung der Lendenlordose. Übung beim Ausatmen durchführen, da der Patient evtl. die Luft dabei anhält.

6. Übung 5 kombiniert mit Beugung eines Beins im Hüftgelenk. Das Kreuz kyphosieren und dabei das rechte Knie an den Körper ziehen.

7. Dehnlagerung des Thorax nach rechts, dabei Vibrationen des Brustkorbs und Ausstreichungen der Interkostalräume der gedehnten Seite. Dehnlagerung nicht länger als 4–5 Min. Der Patient teilt mit, ob Erwärmung und Lockerung eingetreten sind. Die Dehnlagerung nach links schließt sich in gleicher Weise an.

Folge VI im Sitz außerhalb des Bettes

1. Der Patient sitzt auf dem Bettrand und macht aktive Fußbewegungen, u. a. auch gegen den Bodenwiderstand. Steigerung dieser Übung und Übergang zu aktiven Bewegungen im Knie- und Hüftgelenk.

2. Der Patient sitzt auf einem Hocker. Seine Füße nehmen beim Aufstehen und Niedersetzen Schrittstellung ein.

3. Beckenaufrichtung bei der Ausatmung üben; kombiniert wird diese Übung mit dem Senken der ausgestreckten Arme aus Schulterhöhe. Der Patient legt die Hände auf den Knien ab, der Oberkörper bleibt aufrecht (nicht zusammensinken). Zum Anreiz einer vertieften Flankenatmung fügt man mit beiden Händen eine Ausstreichung dorsal von den untersten Rippen bis zum Kreuzbein ein.

4. Schnell-kräftige Übungen der Arme. Schwungübungen der Arme mit und ohne Gerät; man beginnt mit kleinen Armdehnungen.

5. Dehnung des Brustkorbs durch Heben beider Arme über den Kopf.

6. Der Patient wird wieder zum Liegen gebracht.

7. In Rückenlage Herzreibung.

Folge VII im Stand

1. Übung wie 1 aus Folge VI.

2. Der Patient setzt die Füße in Schrittstellung; er wird an Händen oder Unterarmen gefaßt. Man läßt ihn mit leichter Führung beim Einatmen zum Stehen kommen.

3. Der Patient steht in leichter Grätschstellung. Der Behandler umgreift von hinten mit beiden Händen die Flankengegend des Patienten, der einen festen Stand und das Gefühl der Sicherheit haben muß. Beginn mit leichtem Vor- und Rückschwingen, unter Vermeidung der Hohlkreuzbildung, das schließlich in ein Kreisen übergeht.

Man beobachtet, ob sich Lippen und Gesicht des Patienten verfärben und kontrolliert Atmung und Puls.

4. In Rückenlage Herzreibung oder beruhigendes Ausstreichen am Thorax.

Weiterbehandlung. Belastungsübungen größeren Umfangs werden jetzt erprobt, unter anderem auch Gebrauchsbewegungen.

1. Vorwärtsgehen im Storchgang (Knie werden im Wechsel an die Brust gezogen). Variationsmöglichkeiten liegen in der stärkeren und geringeren Beugung des Knies gegen den Oberkörper und in der Steigerung des Gehtempos.

2. Rückwärtsschreiten gegen die im Kreuz Widerstand gebende Hand des Behandlers (Mittelspannung). Der Patient lernt dadurch statisch richtig – mit aufgerichtetem Becken – gehen.

3. Vorwärtsgehen mit erhobenen Armen. Der Behandler gibt Widerstand mit seinen ebenfalls erhobenen Armen oder mit einem Stab.

4. Das Treppensteigen fällt dem Patienten in einem dreiteiligen Rhythmus, der mit der Atmung übereinstimmt, leichter:

a) Einatmung – das Bein wird auf die nächste Stufe gestellt und das Körpergewicht auf dieses Bein verlagert.
b) Ausatmung – das andere Bein wird nachgezogen.
c) Pause – der Patient steht mit beiden Beinen auf der erstiegenen Stufe. Diese Pause dehnt man anfangs über mehrere Atemabläufe aus und verkürzt sie, wenn der Kreislauf sich den Anforderungen der Muskelarbeit angepaßt hat. Eine weitere Steigerung erfolgt immer im Atemrhythmus.

Krankengymnastische Behandlung nach Herzinfarkt

Neben dem somatischen Geschehen bestimmen besonders beim Herzinfarkt bewußte und unbewußte emotionale Konflikte Ursache, Verlauf und Heilung. Daher ist u. a. die psychische Führung eines solchen Patienten für den Erfolg der Therapie von entscheidender Bedeutung.

Es gilt, dem Kranken seine Angst zu nehmen, Lebensfreude zu wecken und mit ihm Entspannung zu üben.

Er muß außerdem Grenzen und Möglichkeiten seiner körperlichen Leistungsfähigkeit erkennen und soll auf die Belastungen des häuslichen Lebens bzw. auf die berufliche Wiedereingliederung vorbereitet werden. Er sollte evtl. leistungsfähiger als vor der Koronarkrise werden.

Die Bewegungstherapie baut sich aus einer progressiv zusammengestellten Übungsfolge auf, die den Organismus immer stärker belastet und dadurch zu einer Ökonomisierung der Herzarbeit führt. Es sind dies intervallmäßig gesetzte Übungsreize mit nachfolgenden Pausen, die den Kollateralkreislauf des Herzens fördern. Frühzeitiger Beginn verringert die Gefahr von Thrombosen und Embolien. Ebenso lassen sich Inaktivitätsatrophien verhindern, der Patient erhält Auftrieb und Zuversicht.

Bei gleichzeitig bestehender Koronarsklerose, Herzinsuffizienz, Hypertonie sowie hohem Alter und erheblichen Nebenbefunden übt man nicht im Sinne des Kollateraltrainings, sondern nach Gesichtspunkten der dosierten Herz-Kreislauf-Behandlung.

Nach Art des Infarktgeschehens unterscheidet man 3 Gruppen, für die sich folgende Übungsvorschläge ergeben.

Die unten angegebenen Zeiten können je nach Zustand des Patienten bezüglich Bettruhe und Übungsdauer verkürzt oder verlängert werden.

Nicht-transmuraler Infarkt

3 Tage feste Bettruhe.

4. Tag: passive Übungen, die an den unteren Extremitäten beginnen.

5.–10. Tag: aktive Übungen im Bett.

Ab 10. Tag: Strecksitz, Baumeln mit den Beinen am Bettrand, danach Hockergymnastik. Ab 15. Tag: Patient im Stand; er erhält Gangschule und übt freies Spazierengehen sowie Treppensteigen.

Transmuraler Infarkt

6 Tage strenge Bettruhe, schonende Wechsellagerung der Extremitäten.

7. und 8. Tag: passives Bewegen der Extremitäten.

Ab 9. Tag: aktive Übungen im Bett, die man allmählich erweitert.

Ab 21. Tag wird der Patient aufgerichtet, kann mit den Beinen baumeln und beginnt danach mit Körpergymnastik.

Ab 28. Tag: Patient im Stand, Gangschule, freies Spazierengehen, Treppensteigen.

Herzinfarkt mit Komplikationen

Der Zeitpunkt des Übungsbeginns ist abhängig von der Art der Komplikationen. Der Übungsplan muß deshalb variabel gehalten werden. Mindestens 3 Wochen lang absolute Bettruhe. Der systematische Aufbau der Übungsbehandlung ist der gleiche wie beim transneuralen Infarkt; er muß aber zeitlich gedehnt werden.

Dieses Schema für eine Übungstherapie muß natürlich auf den Kranken abgestimmt werden. Man übt anfangs langsam, das Bewegungsausmaß ist nur gering. Der Puls kann sich bis zu 20 Schläge/Min. erhöhen und soll 3 Min. nach Übungsende den Ausgangswert wieder erreichen. Die Gesamtdauer einer Übungsbehandlung in dieser Zeit beträgt ca. 10 Min. und erfährt dann eine Steigerung bis zu 25 Min.; auch die Intensität der einzelnen Übungen nimmt zu.

Befindet sich der Patient in der vollen Belastung, sollte bei Infarktpatienten bis zu 50 Jahren der Pulsschlag nicht über 120 Schläge/Min. und bei älteren Patienten nicht über 100–110 Schläge/Min. steigen. Andererseits setzt aber erst der ausreichende hypoxämische Durchströmungsreiz ein, wenn man bis an die Belastungsgrenze trainiert.

Übungsfolge

Passive Übungen werden 1 bis 2 Tage durchgeführt. Man beginnt mit kapillarisierenden Massagen und geht über zu rückstromfördernden Massagen der Extremitäten. Die Gliedmaßenabschnitte werden einzeln passiv durchbewegt und vorsichtige Dehnungen und Bewegungen der Halswirbelsäule mit einbezogen. Isometrische Spannungsübungen – dem Atemrhythmus angepaßt, damit der Atem nicht angehalten wird – bilden den Übergang zu den aktiven Übungen.

Man beginnt mit Fuß- und Handbewegungen. Im Wechsel übt man obere und untere Extremitäten und geht dann stufenweise zu den proximalen Gelenken über.

Beherrscht der Patient die Grundübungen: Flexion, Extension, Abduktion, Adduktion und Rotation, bringt man ihn zum Sitzen. Die Atmung des Patienten wird beobachtet und gegebenenfalls korrigiert. Die ersten Belastungen (Baumeln und Stand) erfolgen mit gewickelten Beinen.

Die Hockergymnastik sieht wiederum einen stufenweisen Aufbau vor. Es folgt ein systematisches Gehtraining und Treppensteigen im Atemrhythmus.

Periostbehandlung. Bei Stenokardien, die in Ruhe oder während der Belastung auftreten, führt man Periostbehandlungen im Herzsegment durch und arbeitet von dorsal nach ventral. Der Behandler sucht die Maximalzonen auf und arbeitet vorsichtig im Atemrhythmus. Von den vielfachen Wirkungen der Periostbehandlung stehen hier Gefäßerweiterung und Schmerzlinderung im Vordergrund.

Bindegewebsmassage. Bei pektanginösen Beschwerden läßt sich als Segmenttherapie die Bindegewebsmassage einsetzen. Sie wird in rechter oder halbschräger linker Seitenlage ausgeführt.

Hydrotherapie. Das ansteigende Unterarmbad (einseitig oder beidseitig) hat das Ziel, den peripheren Widerstand im großen und kleinen Kreislauf herabzusetzen, die koronare Durchströmung zu erhöhen, den Wärmehaushalt zu verbessern. Wegen seiner schonenden Wirkung kann es frühzeitig eingesetzt werden.

Klagt der Patient über Unruhe, während oder nach einer Anwendung, gelingt es oft, die Beschwerden mit einer Herzreibung und Herzauflage zu bessern.

Jede Infarktbehandlung ist eine Langzeitbehandlung. Der Erfolg hängt weitgehend von der Mitarbeit des Kranken ab. Man soll ihn über die möglichen Ursachen, die zu seiner Erkrankung führten, aufklären. So lassen sich Risikofaktoren, z. B. Über- oder Fehlernährung. Nikotinabusus und psychischer Streß weitgehend beeinflussen. Auf die Notwendigkeit eines körperlichen Trainings (Spazierengehen, Schwimmen usw.), auch nach der Klinikentlassung, muß man den Patienten hinweisen.

Allgemeine Krankengymnastik im rheumatischen Formkreis

Das rheumatische Fieber ist eine akute Erkrankung des jugendlichen Alters, eine Herzbeteiligung ist obligat, während Gelenkerscheinungen meist nur flüchtig sind. Lokalisiert sich aber der Prozeß auf die Gelenke, so kommt es zu Gelenkergüssen, zu Gelenkrötung, Bewegungseinschränkung und heftigen Schmerzen. Versteifungsneigung der Gelenke besteht durch Kapselschrumpfung und Zerstörung des Knorpels.

Die progredient-chronische Polyarthritis ist eine schleichend beginnende Erkrankung des höheren Lebensalters. Die Erscheinungen der akuten Entzündung stehen nicht im Vordergrund. Die progredient-chronische Polyarthritis beginnt mit Schwellung des periartikulären Gewebes der kleinen Gelenke, häufig symmetrisch, und greift dann auf die größeren Gelenke über. Schmerzen können sehr heftig sein, Fehlstellung der Gelenke infolge Muskelatrophie sowie Hautatrophien lassen sich beobachten (Ulnarisabduktion der Finger). Vegetative Fehlsteuerungen sind vorhanden (lokale und profuse Schweißneigung, Veränderung der Durchblutung). Bewegungseinschränkungen der Gelenke sind häufig, seltener treten jedoch Versteifungen auf.

Ein krankengymnastischer Behandlungsaufbau orientiert sich an der augenblicklich bestehenden Phase des Krankheitsgeschehens, an den Gelenkbefunden und an den Leistungsmöglichkeiten des Herz-Kreislauf-Systems. Der Gelenkbefund muß für jedes befallene Gelenk das Ausmaß der Bewegungseinschränkung, die Art der Fehlstellung, den Zustand des periartikulären Gewebes und der gelenknahen Muskulatur aufzeigen.

Zur Massage

Mit der klassischen Massage lassen sich bei diesen Zuständen Muskelhärten und Verspannungen lösen und trophische Störungen bessern; der Stoffwechsel wird angeregt. Lokal wirkt sie narbigen Schrumpfungen entgegen.

Akut entzündliche Stadien schließen eine Massage aus. Das gilt auch für die periarthralen Schwellungen, solange sie Kriterien stärkerer Entzündungen aufweisen. Sie setzt ein nach deutlichem Rückgang der Entzündung; bei richtiger Dosierung spürt der Patient am folgenden Tag keine unangenehmen Nachwirkungen.

Bei großen Schmerzen beginnt man mit der Massage entfernt vom Ort der Schmerzempfindlichkeit, damit der Patient seine Muskeln nicht verspannt und der entzündliche Prozeß sich nicht reaktiviert. Atrophische Muskeln können kräftig massiert werden.

Ausführung:

Einleitende Ausstreichungen und Reizgriffe zur Durchwärmung wendet man nur dann an, wenn sie einen erhöhten Muskeltonus nicht verstärken und keine Schmerzen hervorrufen. Tiefgehende Knetungen setzt man entfernt vom Schmerzort an und kombiniert Lockerungsgriffe mit Schüttelungen und Vibrationen. Mit Zirkelungen nähert man sich allmählich den rheumatischen Lokalisationen.

Zur Bewegung

Sie ist die entscheidende Behandlungsmethode bei allen Formen des chronischen Gelenkrheumatismus. Ziel ist, die gestörte Funktion möglichst vollständig wiederherzustellen. An den oberen Extremitäten hat man deshalb Greif- und Haltefunktionen zu üben, an den unteren Stand und Gang.

Der Behandlungsreiz soll das Narbengewebe funktionell anpassen, morphologisch verändern und Schrumpfungen möglichst vermeiden. Atrophische Gewebe werden gekräftigt und tonisiert.

Die gymnastischen Maßnahmen können der desensibilisierenden großen Rheumatherapie (z. B. Packungsserie) parallel laufen. Sie werden dosiert nach der rheumatischen Miterkrankung des Herzens und der Gefäße.

Der eigentlichen krankengymnastischen Arbeit geht die Feststellung des aktiven und passiven Bewegungsausmaßes der Gelenke voraus (Gelenkstatus).

Die schonendste Art des Behandlungsbeginns geben Atemübungen mit eingeschalteten kleinen Bewegungen. Die wechselnden Schmerzlokalisationen des Rheumatikers verlangen für die Übungsbehandlung im Bett verschiedene Ausgangslagen. Isometrische Spannungsübungen verbessern den Muskeltonus. Passive und aktive Bewegungen der Gelenke im schmerzfreien Raum verhindern Kontrakturen. Ein günstiger Übergang zur Gangschule ist die Hockergymnastik.

Hilfsmittel:

Gymnastik mit Bällen steigert den ungezwungenen Bewegungsablauf, Keulen (für Schwungübungen) benutzt man zum Lockern und Dehnen, Übungen mit Stäben strecken und kräftigen.

Es ist günstig, den Rheumapatienten zum lockeren Schwingen kommen zu lassen, zunächst im eigenen Bewegungsablauf, also ohne Tempoangabe des Behandlers, später in einem Rhythmus, der sich nach dem Kräftezustand des Patienten richtet. Es wird gründlich korrigiert. Wenn der Patient die Bewegungen beherrscht, kann er an Gruppenübungen teilnehmen.

Übungsplan für den Patienten:

Die täglich für die gemeinsame Arbeit mit dem bettlägerigen Patienten aufgewendete Zeit reicht im allgemeinen nicht aus, den erstrebten Bewegungsablauf so einzuschleifen, daß nicht wieder Bewegungsverluste bis zum nächsten Tag auftreten. Es hat sich daher bewährt, dem Kranken eine Reihe von Aufgaben zu stellen, die er im weiteren Verlauf des Tages mehrmals allein übt. Der schmerzfreie Bewegungsraum gibt die klare Begrenzung und der Kräftezustand des Patienten die Dosierung hinsichtlich der Anzahl der Übungswiederholungen.

Beispiel einer speziellen Behandlung beim Wirbelsäulenrheumatismus einschließlich der Bechterew-Erkrankung

Die Behandlung beginnt *fern vom erkrankten Gebiet* an den Armen und an den Beinen.

Übungen der Extremitäten dienen:

a) der Durchwärmung der Extremitäten und der Stoffwechsel- und Atemanregung,
b) der Erhaltung des Bewegungsumfangs und als Anregung der Bewegungsfreudigkeit der Bettlägerigen.

An den gesunden Körperteilen lassen sich anwenden:

a) Spannungsübungen. Sie werden für Muskelgruppen zwischen zwei Gelenken oder für das ganze Bein bzw. den Arm durchgeführt. Diese Spannungsübungen dienen der Erhaltung der Bänderfestigkeit und wirken kapillarisierend.

b) Schnell-kräftige Gymnastik. Schnelle, kleine, kräftige, ausgiebige Bewegungen führt man an den distalen Gelenken der Extremitäten beidseitig durch. Mehrere große Gelenke sollen nicht gleichzeitig schnell und kräftig durchbewegt werden.
c) Große ausgiebige Bewegungen in allen Ebenen bis an die anatomische Bewegungsgrenze. Diese Übungen kräftigen am meisten, wenn sie langsam und ausgiebig durchgeführt werden. Der Kräftezustand des Patienten begrenzt die Dauer der Behandlung und entscheidet darüber, ob man ein oder mehrere Gelenke durchbewegt, ob mit beiden Beinen oder einzeln geübt wird.
d) Alle Bewegungsübungen können einen Richtungswiderstand und —nach Ablauf der Bewegung—einen Widerstand im Halt finden.

Beispiele einer Übung aus verschiedenen Positionen, die sich nach den noch vorhandenen Bewegungsmöglichkeiten richten:

1. Kniebewegungen (ohne Mitbewegung des Hüftgelenkes):
   a) im Sitz, die Unterschenkel hängen über der Bettkante, oder
   b) Bewegung in Seitenlage, oder
   c) Bewegung aus der Bauchlage.

2. Hüftbewegung mit gestrecktem Knie:
   a) in Seitenlage,
   b) Überstreckung in Seiten- und Bauchlage,
   c) über dem Bettrand.

Arbeit im erkrankten Gebiet.

Ziel: Lösen von Verspannungen und Mobilisation der Wirbelsäule, wodurch sich der Schmerz lindern und der Kräftezustand bessern läßt.

Mit Schonlagerung sorgt man zunächst für die Entlastung der Wirbelsäule. Dann lockert man, dehnt und arbeitet gleichzeitig an Aufrichtung und Haltung; Muskelkräftigungsübungen werden möglichst bald eingeschaltet, müssen aber auf jeden Fall durchgeführt werden bevor der Patient aufsteht. Die Beweglichkeit der Wirbelsäule übt man bereits im Bett, sie erarbeitet sich aber auf dem Hocker wesentlich günstiger.

Übungsbehandlung in Rückenlage.

1. Schüttelungen bei angestellten Beinen und seitliches Fallenlassen beider Knie.

2. Im Atemrhythmus passives Dehnen der Lendenwirbelsäule bei angestellten Knien.

3. Passives Herausziehen eines Beins aus der Hüfte (Griff am Fuß) und wieder Zurückgleitenlassen.

4. Beide Beine werden im Wechsel aktiv aus der Hüfte herausgedehnt.

5. Bewegungen der Füße im Atemrhythmus auch gegen Widerstand.

6. Aktive Spannungsübungen der Beine.

7. Beinschüttelungen.

8. Dehnlagerung mit Hocker unter den Knien.

9. Einschalten von Massage.

10. Bauchmuskelspannungsübungen: ausgeführt vom Oberkörper und von den Beinen her. Treten Schmerzen auf, müssen die Übungen eingeschränkt werden. Der Behandler kann durch Dehnung des Patienten und dehnende Atemübungen den schmerzfreien Raum genau bestimmen und vergrößern, wenn es ihm gelingt, den Patienten zur größtmöglichen Entspannung zu bringen.

11. Brustkorbschüttelungen.

12. Aus der Rückenlage soll der Patient durch Abheben erst der HWS, dann der BWS und schließlich der LWS zum Sitzen kommen, nun streckt er dehnend die Arme nach oben aus und rollt wieder zur Rückenlage ab.

13. Aktive Dehnlagerung: Bei ausgestreckten Armen und Beinen wird erst nach einer Seite (ca. 5 Min.), dann nach der anderen Seite dehnend gelagert (Schulterblätter und Becken bleiben auf der Unterlage). Beim Zurücklegen in die Ausgangsstellung soll sich der Patient in der gedehnten Seite frei und entspannt fühlen.

14. Passive Dehnung der Hals- und Brustwirbelsäule. Der Kopf des Patienten liegt – in Verlängerung der Wirbelsäule – frei in den Händen des Behandlers.

15. Kräftigungsübungen und Spannungsübungen werden besonders vom Oberkörper her eingeschaltet.

Übungsbehandlung in Seitenlage

Schüttelungen und Lockerungen der Wirbelsäule; auch die Torsion ist passiv zu üben. Die Lendenwirbelsäule soll der Patient gegen Widerstand kyphosieren und lordosieren. Einschalten von Atemübungen, Kräftigungsübungen des oben liegenden Beins (Abduktion, Beugung, Streckung, Überstreckung). Bei den nun folgenden Dehnlagerungen liegt der Patient auf einer Rolle und atmet verstärkt in die gedehnte Seite. Einem evtl. auftretenden Schmerz soll er durch immer neu intendiertes Lockerlassen entgegenwirken. Außerdem muß man mit Zirkelungen und Ausstreichungen auf schmerzende Muskelpartien lösend einwirken.

Übungsbehandlung in Bauchlage

Passives Dehnen der Flanken im Atemrhythmus: Der Behandler hebt das Becken am Beckenkamm in die Höhe.

Der Behandler kniet am Kopfende, seine Hände legt er auf den Rücken des Patienten ungefähr in Schulterblatthöhe. Der Patient faßt die Schultern des Behandlers. Der Behandler korrigiert nun unter

Zug mit kleinen Bewegungen nach rechts und links, nach oben und unten.

Dehnlagerung im Fersensitz

Im Fersensitz wird der Oberkörper mit gestreckten Armen nach vorn gebeugt. Die Lendenwirbelsäule ist kyphosiert. Der Patient streckt und dehnt sich abwechselnd mit der rechten und linken Seite nach vorn. Es muß darauf geachtet werden, daß er normal weiteratmet.

Übungen im Vierfüßlerstand

Passives und aktives Lockern durch Bewegen und Dehnen besonders der Lendenwirbelsäule. Schulung der richtigen Beckenhaltung. Übergang zu Kräftigungsübungen, z. B. Anbeugen eines Knies, kräftiges Strecken und Absetzen des Beins nach hinten. Dann hebt man einen Arm, kombiniert Arm- und Beinübungen und läßt auch diagonal üben. Geeignete Kriechübungen nach *Klapp* können hinzugenommen werden.

Übungen auf dem Hocker.

Die Hockergymnastik stellt einen günstigen Übergang von der Ruhelage zum Stand dar.

1. Es wird an dem Aufbau der Wirbelsäulenstatik gearbeitet.

2. Man kann wie beim bettlägerigen Kranken mit systematischer Durchbewegung der Beine und Arme beginnen.

3. Der Körper schwingt aus den Hüftgelenken mit gestreckter Wirbelsäule vor und zurück.

4. Dehnung in der Senkrechten.

5. Seitliche Dehnung der Wirbelsäule – der Arm der zu dehnenden Seite liegt über dem Kopf.

6. Dehnung mit Drehung in der Wirbelsäule.

7. Bewegungen in der Wirbelsäule: Vorbeugen, Strecken, Seitneigung, drehstreckende und drehbeugende Bewegung. Langsam und systematisch ausgeführt, sind diese Übungen anstrengend für den Patienten; er benötigt daher Atempausen. Dazwischen hat man immer wieder auf eine richtige Sitzhaltung zu achten. Gelegentlich kommt man besser zum Ziel, wenn man den Patienten gegen eine Wand setzt und die Streckung übt. Passive Dehnungen der Halswirbelsäule vom Kopf her können ebenfalls angebracht sein. Die Bewegungsübungen der Wirbelsäule werden erweitert durch Arm- und Beinübungen mit kurzem Halten der Spannung.

8. Schwunggymnastik von den Armen aus lockert den Oberkörper, gleichzeitig wird mit dem Beckenkippen und -aufrichten auch der untere Teil der Wirbelsäule mobilisiert. Übungen mit Stab, Ball und Keule erweitern die Schwunggymnastik.

Behandlungsbeispiel: Periarthritis humeroscapularis

Die Erkrankung ist mit starken Schmerzen verbunden, der Patient nimmt daher eine Schmerzschonhaltung – Adduktion, leichte Innenrotation – ein. Man muß eine schnelle Schmerzbeseitigung erreichen, da es sonst zu Verklebungen im Gelenk mit Einschränkung des Bewegungsradius und zur Muskelatrophie kommt.

Therapieaufbau: Massage, Periostbehandlung und Bewegungsübungen unter Einschaltung von Wirbelsäulenbehandlungen.

Massage

Man massiert zunächst im Umkreis des Schmerzes, d. h. im Bereich der Hals-, Nacken- und Arm-, Brust- und Rückenmuskulatur. Dann geht man mit leichten, lockeren Griffen auf das Schultergelenk zu. Die Massage wird mit erwärmenden Griffen, Knetungen und Zirkelungen durchgeführt. Bei starken Schmerzen kombiniert man Ausstreichungen mit Periostbehandlungen. Es finden sich eine Reihe von Schmerzdruckpunkten in den gelenknahen Knochenabschnitten, vor allem auf der Schulterblattgräte.

Bewegungsübungen

Die Abduktion des Armes ist besonders eingeschränkt und schmerzhaft, ebenfalls die Rotation. Der Patient hat einen Dehnungsschmerz beim Strecken des Arms, so daß sich der im Ellbogengelenk gebeugte Arm leichter bewegen läßt. Lokal muß man mit Lockerungen arbeiten: Schüttelungen, Arm hängen und pendeln lassen.

Außerdem:

a) lockere Kreisbewegungen des Kopfes und Dehnungen der Halsmuskulatur;
b) Armschwünge. Hier soll das Eigengewicht den Arm lockernd dehnen;
c) Geräte (Keulen) verstärken die Wirkung und das Bewegungsausmaß beim Armschwingen;
d) vorsichtig vergrößert man mit passiven Bewegungen und Dehnungen den Bewegungsraum. Der Behandler fixiert dabei die Schulter, faßt den angewinkelten Ellbogen und übt einen leicht federnden Zug aus;
e) die Rotation wird zunächst passiv geübt;
f) Dehn-, Spannungs- und Kräftigungsübungen, evtl. gegen Widerstand, schließen sich an.
Weiterhin sind Gebrauchsübungen zu schulen.

Die Behandlungen können ausgeführt werden:

a) in Rückenlage; der Behandler steht am Kopf des Patienten;

b) in Seitenlage;
c) in Bauchlage (der kranke Arm hängt über die Bettkante);
d) im Langsitz (Sitz mit ausgestreckten Beinen). Hier kann der Behandler sehr gut den Rücken des Patienten mit dem Knie fixieren und den kranken Arm dehnend bewegen.
e) als Hockergymnastik;
f) als Übungen im Stand. Man setzt die Behandlung zweckmäßig an der Sprossenwand fort.

Für den Kranken mit Periarthritis sowie für den *Bechterew*-Kranken sind aufmunternde Ballspiele geeignet. Die Patienten kommen dabei leichter zu einem flüssigen Bewegungsablauf.

Krankengymnastik bei der Adipositas

Eine hormonelle Verursachung der Adipositas ist äußerst selten. Erkennt man bei einer Gruppe der Fettsüchtigen die Krankheitsursache in tradierter Fehlernährung, so läßt sich bei einer anderen eine psychische Genese aufzeigen: hier dient die übermäßige Nahrungsaufnahme als Kompensation mangelhafter emotionaler Zuwendung.

In Gesprächen wird der Behandler versuchen, dem Übergewichtigen Einsicht in sein Krankheitsbild zu geben und ihn von der Einhaltung einer Diät und der krankengymnastischen Behandlung zu überzeugen.

Ziel ist es also, den Adipösen seelisch und körperlich zu aktivieren, nicht aber durch starkes Training eine Gewichtsreduzierung erlangen zu wollen. Unsicherheit und Antriebsarmut müssen ihm genommen, die Freude an der Bewegung muß geweckt werden. Für das Erfolgserlebnis ist die tägliche Gewichtskontrolle wichtig.

Die aus der Übergewichtigkeit häufig resultierenden Beschwerden und organischen Folgen wie Herz- und Kreislaufinsuffizienz, Hypertonus, Diabetes mellitus, venöse und arterielle Durchblutungsstörungen und die Arthrosen in den Beingelenken müssen gesondert berücksichtigt und behandelt werden.

Bewegungstherapie

Bei der „Dauergymnastik" handelt es sich um Bewegungen, die in langsamem Tempo (ca. 52 bis 56 Bewegungen/Min.), dafür aber über einen längeren Zeitraum ohne Kraftaufwand (Tonusmittellage) ausgeführt werden. Dadurch zeigt der Patient erst später Ermüdungszeichen (Atemnot, Tachykardie, Muskelermüdung).

Hand-, Arm-, Fuß- und Beinbewegungen übt man in gleichmäßigem Tempo in allen Bewegungsrichtungen; jede Bewegung ca. 16 bis 18mal; links, rechts, beidseitig oder kombiniert üben lassen. Die Übungskommandos sollen gezielt, verständlich und anregend gegeben werden.

Die verschiedenen Ausgangsstellungen, Rücken-, Seiten- und Bauchlage, Vierfüßlerstand und Hockersitz werden für die Übungen gewählt. Dadurch erfaßt man einerseits alle Körperabschnitte und erreicht andererseits eine Abwechslung. Im Stand erarbeitet man eine normale Haltung, aus der sich das systematische Gehtraining entwickelt.

Lockernde Spiele können sich anschließen. Wenn möglich, sollte man die Adipösen in einer Gruppe zusammenfassen, denn gemeinsames Turnen stärkt Durchhaltewillen und Ehrgeiz des Patienten.

Die Dauer der Übungsbehandlung beträgt anfangs 10 Min.; sie wird dann nach Verträglichkeit stufenweise bis zu 1½ Std. verlängert. Besteht beim Adipösen eine Herzinsuffizienz, beginnt man im Bett mit passiven Bewegungsübungen im Atemrhythmus als kleinster Belastungsstufe. Es folgen Massagen und Bürstungen zur Kapillarisierung und Herzentlastung sowie die kleine Hydrotherapie, die eine allgemein roborierende Therapie einleitet. Isometrische Spannungsübungen und aktive Bewegungsübungen gewöhnen allmählich Herz, Kreislauf und Muskulatur an die Dauergymnastik. Vorsicht ist bei Fettsüchtigen mit einem Diabetes mellitus geboten. Der Patient kann durch zu starke Muskelarbeit in einen hypoglykämischen Zustand geraten.

Massage

Teil- oder Ganzmassagen zur Unterstützung der Gewebetherapie oder Bindegewebsmassagen zur Umstimmung der allgemeinen vegetativen Reaktionslage werden mit in den Behandlungsplan aufgenommen.

Hydrotherapie und Heliotherapie

Sie nehmen einen wichtigen Platz in der Adipositasbehandlung ein. Mit Teilandwendungen aktiviert man den Wärmehaushalt, mit Bürstenbädern oder Trockenbürstungen und Wechselreizen wird die Hautfunktion angeregt. Vor allem die über 6 bis 8 Std. durchgeführte Dreiviertelpackung, in der das Fettgewebe geradezu „weggeschmolzen" werden kann, ohne daß sich der Turgor verschlechtert, hat sich bei diesem Krankheitsbild bewährt.

Die Heliotherapie bewirkt Straffung der Gewebe.

Während eines Klinikaufenthaltes erhält der Patient ein größeres Körperbewußtsein. Er erlernt die Technik der hydro- und bewegungstherapeutischen Maßnahmen, um sie nach Klinikentlassung fortzusetzen. So kann er sein Gewicht einhalten bzw. weiter reduzieren.

Krankengymnastische Behandlung bei arterieller Verschlußkrankheit, bei Endangitis oblit. (Morbus Buerger) und beim Mb. Raynaud

Diese Erkrankungen unterscheiden sich sowohl in ihren pathologisch-anatomischen Befunden als auch in ihrer Ätiologie. Gemeinsam ist ihnen aber die Durchblutungsstörung im arteriellen Schenkel des großen Kreislaufs und eine bestimmte Symptomatik: Schmerz, blasse oder zyanotische Gliedmaßenabschnitte, Gangrängefahr.

Beim **Morbus Raynaud** handelt es sich um intermittierende Konstriktionen im Bereich der Digitalarterien auf Grund funktionellnervaler Störungen der Vasomotorik. Im Stadium II nach Ratschow findet man häufig organische Wandveränderungen der betroffenen Gefäße. Mit Wärme, entspannenden Übungen versucht man, neben einer medikamentösen Therapie, die Anfallbereitschaft herabzusetzen und der Spasmenneigung entgegenzuwirken.

Die **Endangitis oblit. (Morbus Buerger)** ist die häufigste unter den entzündlichen Gefäßerkrankungen. Sie tritt meist im 30. bis 40. Lebensjahr auf. Ihre Pathogenese ist nicht hinreichend geklärt. Entzündlichen Veränderungen der Gefäßwände vor allem im Bereich der Arterien vom muskulären Typ lassen sich im Frühstadium nachweisen. Späterhin ist eine Abklärung nicht mehr möglich, da die sekundär arteriosklerotischen Wandveränderungen das Bild beherrschen. Symptomatik, Verlaufsformen und Therapie entsprechen dann der Arteriosklerose.

Neunzig Prozent aller chronischen Arterienverschlüsse sind durch arteriosklerotische Wandveränderungen verursacht. Infolge Erkrankung der Intima kommt es zur Wandverhärtung mit Elastizitätsverlust und zur Verkleinerung des Gefäßdurchmessers bis zum völligen Verschluß. Ca. 90 % aller chronischen Gefäßverschlüsse treten an den unteren Extremitäten auf.

Um eine Behandlung sachgerecht durchführen zu können, muß man etwa die *Lokalisation* des arteriellen Verschlusses kennen.

Im Bereich der unteren Extremität unterscheidet man dabei drei Typen:

1. Unterschenkeltyp (subjektive Beschwerden bei abgeschwächtem Puls der Aa. dorsalis pedis).

2. Oberschenkeltyp (Poplitea- und Fußpulse fehlen oder sind abgeschwächt. Subjektiv bestehen Claudicatio-intermittens-Beschwerden).

3. Beckentyp (die Iliakalarterien sind betroffen, Beschwerden im Oberschenkel, aber auch im distalen Beinbereich).

Arterielle Durchblutungsstörungen an den oberen Gliedmaßen sind seltener, sie werden jedoch nach den gleichen Gesichtspunkten, nach denen man eine Behandlung an den unteren Extremitäten aufbaut, behandelt. Nach physikalischen Befunden sowie nach Beschwerden des Patienten unterteilt man die Durchblutungsstörung ihrer *Schwere* nach in *vier Stadien:*

Stadium 1: symptomfrei, bei objektiv nachweisbaren Veränderungen (Gefäßgeräusch),

Stadium 2: typische Claudicatio intermittens,

Stadium 3: zusätzlicher Ruheschmerz, besonders nachts,

Stadium 4: Nekrose oder Gangrän.

Mit folgenden funktionellen Prüfungen bestimmt man das Ausmaß der Störung:

a) Lagerungsprobe nach Ratschow: bei senkrechtem Halten der Beine die Füße auf- und abbewegen bzw. rollen, bis eine deutliche Blässe der Haut sichtbar wird oder Schmerzen auftreten; dann aufsetzen, Beine locker herunterhängen lassen. Beim Gesunden setzt eine spontane Durchblutung oder Rötung in wenigen Sekunden ein. Der Gefäßkranke reagiert mit deutlich verzögerter Rötung.

b) Der Gehtest: Der Patient soll beschleunigt etwa 110 Schritte gehen. Der auftretende Schmerz während der Schrittfolge gibt die Belastungsgrenze an.

Die *örtliche Therapie* richtet sich nach den vorgefundenen Gewebseigentümlichkeiten. Bei Atrophie der Weichteile mit gleichzeitigen Gewebsverhärtungen wird die Massage mit Streichungen, Zirkelungen und Knetungen eingesetzt. Diese Anwendungen kombiniert man mit hydrotherapeutischen Maßnahmen fern von der erkrankten Extremität und arbeitet vom Segment her mit Bindegewebsmassagen oder mit Periostbehandlungen.

Übungsaufbau

Die Übungsreize werden intervallmäßig gesetzt (Nutritionsreflex), d. h. man wechselt zwischen Übung und langer Pause, denn erst *nach* der Muskelarbeit erfolgt die Durchblutung.

1. Solange die erkrankte Extremität noch nicht genügend beansprucht werden kann, bewegt man zur Kreislaufanregung die gesunden Gliedmaßen und arbeitet atemtherapeutisch.

2. Isometrische Spannungsübungen der gesunden oder weniger erkrankten Extremität. Sie erzeugen eine konsensuelle Reaktion im kranken Segment.

3. An der gleichen Extremität große Bewegungen mit geringer Spannung, fast passiv und dem Atemrhythmus angepaßt.

4. Die kranke Extremität wird nun in gleicher Weise behandelt. Die Durchblutungsreaktion setzt hier langsamer ein und muß mit ausreichender Ruhepause abgewartet werden.

5. Übergang zur aktiven, im Ausmaß sich steigernden Bewegung: Eine Behandlungsfolge wird wechselnd zwischen Oberkörper und Unterkörper nach den genannten Übungspunkten durchgeführt.

6. Hoch- und Tieflagerung der erkrankten Extremität (Umlagerungsübungen): Hochhalten, z. B. des Beins, bis der Patient darin das Gefühl der Blutleere hat. Dann wird das Bein wieder gesenkt. Die Blutfüllung des Gewebes kann in wenigen Sekunden, oder erst in einer halben Minute oder noch später erfolgen. Durchführung mehrmals am Tag, nach 4 bis 5 Tagen eine mehrtägige Pause.

7. Steigerung von Übung 6: Das Bein wird hochgelagert auf eine feste Stütze (abgepolsteter Stuhl oder Schulter des Behandlers). Mit zentralwärts gerichteten Ausstreichungen und Fuß- oder Zehenbewegungen den Unterschenkel und Fuß bis zur deutlich sichtbaren Blutleere bringen, dann den Unterschenkel von der Bettkante locker herabhängen und den Fuß kreisen lassen. Ausführung einmal am Tag, mit 1 bis 2 Wiederholungen.

8. Steigerung von Übung 7: Nach Hochlagerung und Ausstreichung des Beins wird der arterielle und venöse Blutstrom durch Abschnürung mit einer Gummibinde kurz unterbunden. Damit das Blut leichter zurückströmen kann, wird das Bein anschließend wieder tiefgelagert. Diese Drosselung 2- bis 8mal hintereinander, aber nur 1mal pro Tag. Auch hier zur Erhaltung des Reizes nach 2 bis 3 Tagen eine Behandlungspause einlegen.

9. Das Gehtraining — in zügiger Schrittfolge — wird bis an die Schmerzgrenze ausgedehnt. Man versucht, die Belastungsgrenze weiter auszubauen. Es empfiehlt sich, lange Pausen zwischenzuschalten. Die Behandlung sollte sich mindestens über ein Vierteljahr erstrekken. An eine klinische muß sich eine ambulante Behandlung zur Erhaltung des Erreichten und Besserung der Durchblutungsstörungen anschließen. Der Patient erhält die Anweisung, alle Gefäßgifte zu vermeiden und das gelernte systematische Training fortzusetzen.

Krankengymnastische Behandlung bei venösen Gefäßerkrankungen

1. Phlebitis, 2. Thrombose (tiefe und oberflächliche), 3. Varikosität, 4. postthrombotisches Syndrom (Ulcus cruris und chronisches Lymphödem).

Bei den Krankheitsgruppen 1 und 2 beginnt die Massage- und Bewegungsbehandlung erst, wenn die akuten Entzündungserscheinungen abgeklungen sind. Eine Regelung der Grundfunktionen, vor allem des Stuhlgangs, ist erforderlich (Kolonbehandlung).

Die *Nachbehandlung der Thrombose* erfolgt mit gewickelten Beinen nach folgendem Schema (erst am gesunden, dann am kranken Bein):

a) isometrische Spannungsübungen,
b) kleine Bewegungen mit großer Spannung,
c) kleine Bewegung mit wenig Spannung,
d) große Bewegung mit starker Spannung,
e) große Bewegung mit geringer Spannung,
f) große Bewegung ohne Spannung (passiv).

Umlagerungen sind in den ersten Tagen wegen der Gefahr einer Thrombusablösung nicht durchzuführen. Angeschlossen wird die Behandlung wie bei Varikosität.

Varikosität

Das Ziel ist die Beseitigung der Beschwerden bei Krampfadern durch Anregung des venösen Rückstroms.

Aufbau einer Behandlung, z. B. bei Krampfaderleiden am Unterschenkel:

Massage des Oberschenkels, Unterschenkels, Fußes, Unterschenkels und wieder Oberschenkels.

Die Krampfaderstellen werden bei der Massage ausgelassen, das Bein wird nicht angestellt.

Ausgangsstellungen bei der Massage: Rückenlage mit Erhöhung des ganzen Beins und Bauchlage.

Bewegungsübungen

Passive und aktive Bewegungsübungen der großen Gelenke, mit Ruhepausen nach 2 bis 3 Übungen.
In Rückenlage: Beugung im Hüftgelenk und Kniegelenk,
Beugung im Hüftgelenk bei Streckung im Kniegelenk,
Aufrichtung des Oberkörpers mit Nachfedern bei durchgedrückten Knien,
Lockerungsübungen, s. Schüttelungen und Rollungen der unteren Extremitäten. Spannungsübungen.

Ist der Befund am Bein gebessert, d. h. sind die Ödeme resorbiert, ist auch die arterielle Durchblutung gebessert, so werden kräftige aktive Fuß- und Unterschenkelbewegungen im Sitz (halb belastet) durchgeführt. Daran anschließend erfolgt die Gymnastik im Stand und ein Geh- und Lauftraining mit eingeschalteter Spannungsarbeit der Beine.

Die Therapie besteht letztlich aus dem gesamten Repertoire für die Bindegewebskräftigung und -straffung, aus der Durchbewegung des ganzen Körpers, von der Gymnastik bis zu sportlichen Betätigungen unter Hinzunahme von Luft-, Wasser- und Sonnenbädern; weiterhin die Verordnungen aus der Hydrotherapie (Wechselwaschungen, Bürstungen, Beinwickel für die Nacht usw.), Teil- und Ganzmassagen, Einfettungen, Bindegewebsmassagen und Kolonbehandlungen.

Ulcus cruris

Flächige oder kraterförmige, gelegentlich unterminierte, schmierig belegte, schmerzhafte Unterschenkelgeschwüre – bei rezidivierenden Ulzerationen finden sich lokale Verquellungen, derbe Verbackungen mit den tieferen Geweben und dem Periost sowie Aufwulstungen am Geschwürsrand mit Atrophie der Umgebung – werden zunächst hydrotherapeutisch versorgt. Entzündungshemmende Fußbäder mit Kleie oder Kaliumpermanganatzusatz sowie hypertone Kochsalzauflagen führen zu einer Säuberung des Geschwürgrundes mit Abstoßung der Nekrosen und Abschwellung der Umgebung. Andampfungen (1- bis 2mal täglich), mehrmals Berieselungen, Zinnkrautbäder und -auflagen fördern die Granulation und die Überhäutung des Geschwürs. Zur Schmerzlinderung empfiehlt es sich, alle 2 Std. einen Prießnitz-Wickel anzulegen.

Die Randwulstverdickungen, das frische Narbengewebe und seine Umgebung müssen mit Fingerzirkelungen und Fettungen gelockert werden, vor allem muß man die Achillessehne freiarbeiten. Dazu gehört auch eine Massage des Oberschenkels. Die am Abflußgebiet eines Geschwürs mannigfach anzutreffenden Verhärtungen und Knötchen müssen sehr sorgfältig und intensiv massiert werden, weil nur so der ungehinderte zentripetale Säftestrom und damit eine wirksame Drainage des „versumpften" Gewebes im Bereich des Ulkus wieder hergestellt werden können. Für die Vermeidung von Rezidiven ist dies von außerordentlicher Wichtigkeit.

Die Bewegungstherapie beginnt mit passiven Bewegungen in den Sprunggelenken und den übrigen Gelenken der Füße; sie verhindert Kontrakturen und lockert die Faszien. Den isometrischen Spannungsübungen des Beins folgen aktive Fußbewegungen unter passiver Begleitung der Hand des Behandlers. Einige Tage später übt man Fußbewegungen gegen nicht zu starken Widerstand. Hierauf schließt sich die Behandlung wie bei Varikosität an.

Der Übergang von der Bettruhe zur vollen Belastung geschieht wiederum mit gewickelten Beinen.

Spezielle Methoden in der Krankengymnastik (Übersicht)

Klappsche Kriechmethode

Die aufrechte Körperhaltung des Menschen ist mit einer erhöhten statischen Belastung der Wirbelsäule verbunden. *R. Klapp* bezeichnete dies als den „orthogenetischen Mangel der aufrechten Haltung". Kommt es zu schädigenden Einwirkungen des Muskel- und Bandapparates bzw. besteht ein Mißverhältnis zwischen Tragfähigkeit und Belastung, treten die sogenannten „schwachen Punkte" deutlich in Erscheinung und können sich als Verkrümmungen der Wirbelsäule manifestieren.

Frühzeitiges Erkennen von Haltungsanomalien und ein prophylaktisches Vorgehen sind wichtiger als die eigentlichen Behandlungsmethoden.

Hierzu gehört, daß die bewegungsphysiologische Entwicklung des Kindes nicht gestört wird (Betonung der Bauchlage und des Vierfüßlerstandes — Vermeidung des Sitzens und des Tragens auf dem Arm), daß das Kind zweckmäßig ernährt wird und daß vorbeugende und ausgleichende Bewegungen im Freien durchgeführt werden.

Das Prinzip der Klappschen Kriechmethode besteht darin, die Wirbelsäule in einer entlasteten Stellung (Horizontalstellung des Rumpfes: Vierfüßlerstand) in allen Richtungen zu bewegen und dabei die Möglichkeiten der Mobilisation, Streckung, Kräftigung und Korrektur einzusetzen.

Das Ziel ist die Schaffung eines „Muskelkorsetts" *(Klapp)*.

Um erfolgreich zu sein, muß die Behandlung über einen längeren Zeitraum durchgeführt werden. Die Intensität der Übung hält sich an die allgemeinen Gesichtspunkte der Krankengymnastik. Die Übungspausen nutzt man, dem Patienten Hinweise über die Wirkung und den Zweck der Übung zu geben.

Das Hauptgebiet dieser Behandlungsmethode stellen die asymmetrischen Wirbelsäulenverbiegungen — die Skoliosen — und die symmetrischen Wirbelsäulenverbiegungen — Rundrücken, Hohlkreuz, Flachrücken — dar.

Anwendung findet diese Methode als Prophylaxe von Wirbelsäulenschäden.

Eine weitere Indikation für das Klappsche Kriechen ergibt sich bei der Nachbehandlung z. B. einer Wirbelsäulenfraktur, der Wirbelsäulentuberkulose, der Bechterew-Erkrankung und des Bandscheibenschadens. Ausgenommen sind entzündliche Erkrankungen und Tumoren der Wirbelsäule.

Für Übungen zur Rumpfkräftigung entwickelte KLAPP den nach ihm benannten Barren.

Die Kabat-Methode

Die „Komplexbewegungen" wurden am Kabat-Kaiser-Institut 1946 bis 1951 methodisch untersucht.

Definition: „Bei den Techniken der Komplexbewegungen zur propriorezeptiven neuromuskulären Förderung handelt es sich um Methoden, bestimmte Reize zu setzen zur Auslösung ganz bestimmter Reaktionen." Sie bedeuten Begünstigung oder Beschleunigung der Reaktion des neuromuskulären Apparates durch Reizung der „Propriorezeptoren" (Propriorezeptiv: „Empfang von Reizen innerhalb des Körpergewebes" – neuromuskulär: „Nerven und Muskeln betreffend").

Man erkennt, daß Bewegungen nicht in ihren einzelnen Komponenten vom Großhirn veranstaltet, sondern als Bewegungsmuster intendiert werden. Die Intention formt jede einzelne praktische Bewegung in einem Rückkopplungssystem. Die mnemischen Muster möglicher und brauchbarer Bewegungen sind in den Systemen der Knochen und Gelenke, der Muskelursprünge, -ansätze und -verläufe, der Reflexbögen und der willkürlichen Innervation enthalten und dort phylogenetisch eingespurt. Bei Ausfall oder Schwächung einzelner Muskeln kommt es zur Ersatzkombinationen. Durch Übung solcher Ersatzkombinationen werden die geschwächten Muskeln gestärkt, die ausgefallenen unter Umständen wieder aktiviert. Die Wirkung erstreckt sich auf phylogenetisch noch vorhandene, aber verdeckte Muster. Bestimmte Übungskombinationen sind zweckmäßig, wenn intendierte Bewegungen zum Erfolg gebracht werden sollen.

Die Kabat-Methode übt am noch kräftigen, am noch vollziehbaren Abschnitt des Bewegungssystems. Der Vorgang des Überfließens (overflow in der Bedeutung von Verstärkung) wird aufgesucht und ausgenutzt. Man fand bestätigt, daß die wirksamsten Bewegungsmuster diagonal-spiralförmig verlaufen. Was zustandekommt, sind Bewegungen, die den Körper nach allen Seiten nicht nur diagonal, sondern auch spiralig maximal dehnen oder zusammenziehen, also zu der maximalen Flexion und Extension noch die gleichzeitige Abduktion und Außenrotation hinzufügen, dies alles auch gegen Widerstand. Jedes diagonal-spirale Muster besteht aus drei Bewegungskomponenten, bezogen auf wenigstens zwei oder mehrere Gelenke und Drehpunkte, die an der Bewegung beteiligt sind. Die drei Komponenten sind: Flexion oder Extension, Bewegung zu oder fort von der Mittellinie (Adduktion oder Abduktion) und Rotation. Die Außenrotation ist kombiniert mit Supination, die Innenrotation mit Pronation. Wenn man diese Bewegungsmuster übungsmäßig zergliedern will, müssen neben der richtigen Technik Kenntnisse der Anatomie, Neurophysiologie und Kinetik vorhanden sein. Dieses Prinzip befreit aus dem Schema der Übung von Flexion-Extension, Abduktion-Adduktion und Rotation. Es nähert sich jenen Bewegungsmustern, die genetisch eingespurt, anthropologisch gesehen, in den primären Tätigkeiten des Menschen im Ansatz und z. B. in seinen sportlichen, künstlerischen und Ausdrucksbewegungen gestaltet sind. Unsere Forderung, die Krankengymnastik aus der Normalgymnastik zu entwickeln, sehen wir hier unterstrichen. Die Technik umfaßt Begriffe, Kommandos und die Zergliederung der Bewegungsmuster. Viele Variationen sind möglich. Die Übungsfolge und Intensität ergeben sich aus der körperlichen und geistigen Gesamtverfassung des Patienten.

Bobath-Methode

Die infantile Zerebralparese ist Folge einer frühen Schädigung oder Fehlentwicklung des Gehirns. Die Läsion ist stationär und verursacht eine Störung der Motorik (überwiegen der Flexortonus-Enthemmung), die es dem Kind schwer oder unmöglich macht, normale Haltungsmuster zu entwickeln und koordinierte Bewegungen auszuführen. Mit dieser motorischen Störung verbunden sind gewisse sensorische und perzeptorische Störungen, häufig auch Epilepsie und Schwachsinn.

Der Schaden trifft also ein Gehirn, das sich im Stadium der Reifung befindet. Dadurch wird die normale Entwicklung des Kindes in ihrer Gesamtheit gestört, verzögert oder zum Stillstand gebracht. Das Kind kann sich nicht normal bewegen, oft seinen eigenen Körper nicht berühren, z. B. die Hand nicht zum Mund führen und mit seinen Füßen spielen; denn solche koordinierte Bewegungen setzen einen normalen „Haltungsreflexmechanismus" voraus. „Dieser besteht aus dem Zwischen- und Zusammenspiel verschiedener Haltungs- und Bewegungsreaktionen, besonders der Stell- und Gleichgewichtsreaktionen."

Aus der gestörten motorischen Funktion, die das Kind in seiner körperlich-geistigen Entwicklung hemmen, resultiert wiederum eine gestörte Mutter-Kind-Beziehung (Nichtsehen der Realität, übertriebene Zuwendung, lieblose Abkehr und Vernachlässigung).

Das Behandlungsprinzip der Bobath-Methode ist:

1. Hemmung pathologischer Reflexe,

2. Aufbau eines normalen Haltungstonus und Bahnung der fundamentalen Bewegungsabläufe.

Die Behandlung setzt so früh wie möglich ein. Wichtig ist es, die Bezugsperson des Kindes in die Behandlung einzubeziehen.

„Das Prinzip der Behandlung beruht auf der Erfahrung, daß es möglich ist, den anomalen Haltungstonus und seine Verteilung weitgehend zu beeinflussen. Es ist möglich, den Hypertonus zu reduzieren, den schwankenden Haltungstonus des athetotischen und ataktischen Kindes zu stabilisieren, d. h. wenn notwendig zu reduzieren, aber auch zu verstärken und zu stabilisieren" (*Bobath*). Dies läßt sich durch Hemmung der anomalen Haltungs- und Bewegungsmuster und durch eine gleizeitige Bahnung normaler Bewegungsabläufe erreichen. Die Haltungs- und Bewegungskoordination des Körpers wird von sogenannten „Schlüsselpunkten" (Schultergürtel, Wirbelsäule, Becken) kontrolliert und reguliert.

Die Behandlung basiert daher auf den beiden Faktoren Hemmung und Bahnung. Die Hemmung allein, wie sie ursprünglich mit Hilfe der sog. „reflexhemmenden Ausgangsstellungen" angestrebt wurde, zeigt nur begrenzte Erfolge, sie führt lediglich zu einer vorübergehenden Änderung des Muskeltonus.

Der durch die Reflexhemmung geschaffene normalere Muskeltonus wird erhalten, indem man bestimmte Bewegungen bahnt (Bahnung), die normale aktive Bewegungsabläufe intendieren und durch häufige Wiederholung fixieren. Hierzu werden spezielle Techniken genutzt, auf welche das Kind mit geplanten normalen Bewegungsabläufen zunächst automatisch und später willkürlich reagiert. Man kann in dieser Weise, der normalen Entwicklung folgend, willkürliche und automatische Bewegungsabläufe aufbauen; sie lassen sich in derselben Weise miteinander verbinden, in der ein normales Kind sein Bewegungspotential im Laufe der Zeit entfaltet.

Schwangerschaftsgymnastik

Sie wird am zweckmäßigsten als Gruppenturnen durchgeführt und etwa vom 5. Schwangerschaftsmonat ab empfohlen.

Allgemeine Grundsätze:

Es können weitgehend alle gymnastischen Übungen angewandt werden, um die Schwangeren durchzubewegen. Es entfallen allerdings Dehnübungen und Sprünge; jegliches Hetzen muß vermieden werden.

Spezielle Zielsetzungen:

Entstauung durch Kreislaufförderung und Stoffwechselanregung in Verbindung mit Atemvertiefung. Lockerung und Entspannung für das Abdomen und den Beckenboden.

Kräftigung für Bauch und Beckenboden zur Verbesserung der elastischen Gewebseigenschaften.

Beweglichmachen der Wirbelsäule und der Hüftgelenke. Es wird bei allen Übungen auf die Haltung der Lendenwirbelsäule geachtet; Fehlhaltungen (häufig Hohlkreuz) müssen sorgfältig korrigiert werden.

Als Ausgangsstellungen bewähren sich Rückenlage, Strecksitz, Vierfüßlerstand und Schneidersitz, Fersensitz, Kniestand. Ferner sind Hockergymnastik und auch Gangübungen angezeigt.

Schwimmen fördert den venösen Rückstrom und den Lymphstrom, es steigert die allgemeine Leistungsbreite.

Massagen: Flächige Massagen und Bindegewebsmassagen, vor allem an den Beinen, aber auch im Rückenbereich, dienen zur Behebung von Stauungen und Verspannungen.

Entspannende Übungen nach dem Read-Prinzip: kurzes Durchspannen einzelner Körperteile, besonders der Extremitäten. Danach die Spannung lösen. Den Zustand erfühlen lassen und immer wieder üben.

Entspannungslagen: Seiten- oder Rückenlage, auch rittlings auf einem Stuhl mit gespreizten Beinen, Arme und Kopf auf der Lehne abstützen. Alle Read-Übungen werden durch Atemübungen ergänzt.

Man erarbeitet mit der Schwangeren die Entspannung sowie die Atmung für die Eröffnungsperiode und die Preßtechnik für die Austreibungsphase. Es ist nicht nur wichtig, daß die Frauen zu entspannen lernen, sondern es werden ihnen auch kurze, verständliche Vorträge über den Geburtsvorgang gehalten.

Wochenbettgymnastik

Die Wochenbettgymnastik beginnt frühestens 24 Std. nach der Entbindung, spätestens aber nach 48 Std., da in den ersten 12 bis 48 Std. die Rückbildungsvorgänge am intensivsten sind. Seit der konsequenten Durchführung einer Wochenbettgymnastik ist die Zahl der Thrombosen wesentlich zurückgegangen.

Das Wochenbett kann nach dem Verlauf der physiologischen Ab- und Aufbauvorgänge in 3 Abschnitte eingeteilt werden.

1. Frühes Wochenbett: ca. 1—2 Wochen, etwa entsprechend der Aufenthaltsdauer in der Klinik.

2. Mittleres Wochenbett: etwa von der 3. bis zur 8. Woche, d. h. bis zum Wiedereintritt der Menstruation und während der Hauptstillzeit. In dieser Zeit erfolgen die wesentlichen Rückbildungsvorgänge in den Genitalorganen und am Kreislauf.

3. Spätwochenbett: Von der 9. Woche ab bis zur völligen Rückbildung aller mit der Schwangerschaft zusammenhängenden Körperveränderungen.

Zu 1.: Die krankengymnastischen Übungen und die Massagen fördern Kreislauf, Stoffwechsel und die Tonisierung der Muskulatur. Venöse Stauungen sollen beseitigt werden, um Thrombosen und Embolien zu verhüten. Die Spannungsarbeit der Bauch- und Beckenbodenmuskulatur dient ihrer regelrechten Spannung und ist die Voraussetzung einer guten Statik nach dem Wochenbett; ebenfalls werden die Rückbildungsvorgänge in der Gebärmutter unterstützt (verstärkter Lochialfluß). Günstig wirkt die Gymnastik weiterhin auf die Darmtätigkeit und auf die Blasenfunktion. Darstellung einer Übungsfolge.

Sie erstreckt sich, stufenweise gesteigert und moduliert, über 6 bis 8 Tage.

a) Stoffwechselgymnastik,
b) Atemtherapie (vor allem Bauchatmung),
c) Bein- und Lendenmassage,
d) isometrische Spannungsübungen, Spannungsübungen für die Gesäß-, Bauch- und Beckenbodenmuskulatur, Grundspannungsübungen,
e) Kräftigungsübungen für die schrägen Bauchmuskeln,
f) Kräftigungsübungen für die geraden Bauchmuskeln,
g) Übungen in Stand und Gang.

Zu 2.: Weiterführung der im Krankenhaus erlernten Grundübungen.

Zu 3.: Durchführung dieser Übungen über einen längeren Zeitraum, evtl. Anschluß an ein Gruppenturnen.

Literatur

Bobath, K.: Eine moderne Behandlung der zerebralen Bewegungsstörungen und ihre Bedeutung für die körperliche und geistige Entwicklung des Kindes. Mediz.-wissenschaftliche Abteilung der Nordmarkwerke Hbg. 22 1970

Camrath, J.: Die Kolonbehandlung. Inaug. Diss. Humboldt-Universität Berlin 1964

Dicke, E.: Meine Bindegewebsmassage. Hippokrates-Verlag, Stuttgart 1956

Ehrenberg, H., u. a.: Physiologische Grundlagen, Ziele und Methoden der Atemtherapie. Sonderdruck des Zentralverbandes für Krankengymnastik e. V. 1970

Fey, Ch., H. Lampert: Hydrotherapie. 2. Aufl. Haug, Heidelberg 1969

Fritzsche, I., W. Fritzsche: Die wissenschaftlichen Grundlagen des Saunabades. Sauna Archiv VIII, 45–68. Fachverlag Sauna, Halle (Westf.) 1970

Gillmann, H.: Physikalische Therapie. 3. Aufl. Thieme, Stuttgart 1972

Günther, H., W. Kohlrausch, H. Teirich-Leube: Krankengymnastik in der Frauenheilkunde. Fischer, Stuttgart 1968

Klapp, B.: Das Klapp'sche Kriechverfahren 8. Aufl. Thieme, Stuttgart 1974

Knot, M., D. E. Voss: Komplexbewegungen. 2. Aufl. Fischer, Stuttgart 1970

Krauss, H.: Hydrotherapie. VEB-Verlag Volk und Gesundheit, Berlin 1969

Lindemann, K., H. Teirich-Leube, W. Heipertz: Lehrbuch der Krankengymnastik Bd. IV., 2. Aufl. Thieme, Stuttgart 1967

Pezold, F. A.: Die Stuhlgangstörung. Humboldt-Universität, Berlin 1948

Teirich-Leube, H.: Grundriß der Bindegewebsmassage. 5. Aufl. Fischer, Stuttgart 1970

Vogler, P., H. Krauss: Periostbehandlung. 3. Aufl. Thieme, Leipzig 1963

Elektrotherapie

Von G. HENKE

Unter dem Begriff der Elektrotherapie werden alle diejenigen Behandlungsverfahren zusammengefaßt, bei denen die Elektrizität unmittelbar therapeutisch angewendet wird. Im weiteren Sinne kann man auch diejenigen Methoden dazurechnen, bei welchen die Elektrizität vorher in eine andere Energieform, z. B. Schall oder Bewegung, umgewandelt wurde.

Um den Rahmen dieser Übersicht enger zu halten, sollen hier nur 5 Teilgebiete dargestellt werden:

Therapie mit niederfrequenten Strömen
Diagnostik mit niederfrequenten Strömen
Elektromyographie
Hochfrequenzwärmetherapie und die
elektrische Mechanotherapie (Ultraschall, Vibrationsmassage, Saugmassage).

Elektrotherapie mit niederfrequenten Strömen

Sie umfaßt einen Frequenzbereich bis zu mehreren kHz. Es gehören dazu die Stromformen

Galvanisation: konstanter Gleichstrom, Vierzellenbad, hydroelektrisches Vollbad (Stangerbad), Iontophorese.

Einfache Impulsströme: faradischer Strom, Schwellstrom, Exponentialstrom, Impulsfolgen.

Kombinierte Impulsströme: diadynamische Ströme, galvanofaradische Ströme, gekreuzte Ströme (Interferenzströme).

Kombinationstherapie Reizstrom mit Ultraschall.

Galvanisation und Iontophorese

Unter Galvanisation versteht man die Anwendung eines kontinuierlich fließenden elektrischen Gleichstroms für therapeutische Zwecke. Richtung des Stromflusses und Stromstärke sind konstant (Abb. 203).

Der Transport des Stroms erfolgt, wie in allen Elektrolyten, durch Ionen. Dabei wandern alle positiv geladenen Ionen (Kationen) in Richtung zur Kathode und alle negativen Ionen (Anionen) auf die Anode zu. Die hierbei eintretende Spaltung der Moleküle wird als

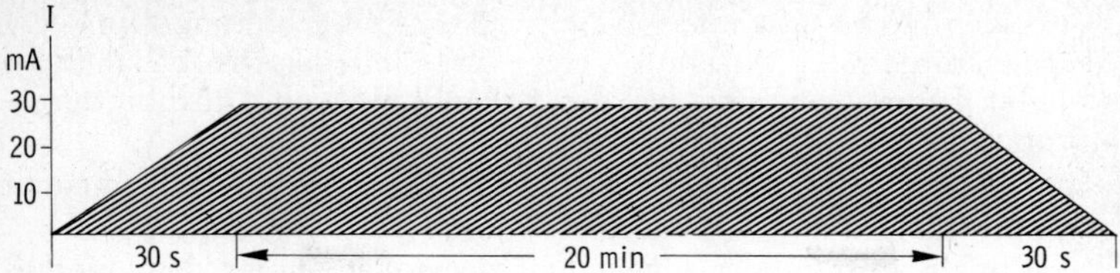

Abb. 203 Konstanter galvanischer Strom. Langsames Einschleichen über mehrere Sek.; langsames Ausschleichen über mehrere Sek.

elektrolytische Dissoziation bezeichnet. Die durch den galvanischen Strom ausgelösten Änderungen des Ionenmilieus stellen für den Körper einen unspezifischen Reiz dar.

Die Wirkung der Galvanisation ist daher, abgesehen von reflektorischen Wirkungen, auf das von ihr durchströmte Körperareal beschränkt. Hierbei wird das gesamte Gebiet, das sich zwischen den Elektroden befindet, entsprechend der elektrischen Leitfähigkeit erfaßt.

Physiologische Wirkungen

Die Wirkungen zeigen sich deutlich in einer hellroten Verfärbung der unter den Elektroden befindlichen Hautstellen als Ausdruck der aktiven Hyperämie. Wenn auch die Hyperämie nach einigen Stunden wieder abklingt, so bleibt doch eine vermehrte Reaktionsfähigkeit der Gefäße noch tagelang bestehen, denn durch thermische und mechanische Reize läßt sich der hyperämische Hautbezirk in gleicher Form noch nach Tagen wieder herbeiführen. Als Folge der vermehrten Durchblutung tritt eine starke Intensivierung der Stoffwechselvorgänge ein: Ernährung, Funktion und Regeneration der Gewebe werden gebessert, z. B. bei atrophischer oder denervierter Muskulatur. Darüber hinaus entfaltet der galvanische Strom auch eine entzündungshemmende und resorptionsfördernde Wirkung sowie eine Schmerzstillung.

Wichtig ist die Polung des galvanischen Stroms: Man wird daher bei der Behandlung spastischer Lähmungen und bei der Längsgalvanisation des Rückenmarks (Kinderlähmung) die Anode proximal und die Kathode distal (absteigende Galvanisation), zur Therapie schlaffer Lähmungen (Durchblutungsförderung, Steigerung der Erregbarkeit) die Anode distal und die Kathode proximal anbringen (aufsteigende Galvanisation).

Indikationen

Der schmerzstillenden und entzündungshemmenden Komponente des Gleichstroms bedient man sich zur Therapie von Neuralgien und

Neuritiden, Arthrosen und Myalgien. Seine durchblutungs- und ernährungsfördernde Wirkung zeigt sich bei der Vorbehandlung schlaffer Lähmungen und bei der Behandlung von Durchblutungsstörungen.

Unter Iontophorese versteht man die Einführung von Medikamenten in den Körper durch die Haut auf elektrolytischem Wege.

Das Prinzip liegt in der Eigenschaft der Ionen, unter dem Einfluß einer elektromotorischen Kraft jeweils zu dem Pol entgegengesetzter Ladung zu wandern. Es ist deshalb mit Hilfe des Gleichstroms möglich, Medikamente durch die Haut in den Körper einzuführen. Da die Ionen stets zu dem Pol mit entgegengesetzten elektrischen Vorzeichen wandern, müssen die positiven Ionen am positiven Pol und die negativen Ionen am negativen Pol eingebracht werden.

Mit der Iontophorese ist es möglich, unmittelbar unter der wirksamen Elektrode in erster Linie die Haut und die an sie angrenzenden Körperabschnitte mit einer höheren örtlichen Konzentration des Medikaments zu beeinflussen. Hierbei wird die Wirkung des Medikaments noch durch diejenige des elektrischen Stroms ergänzt oder verstärkt (Abb. 204).

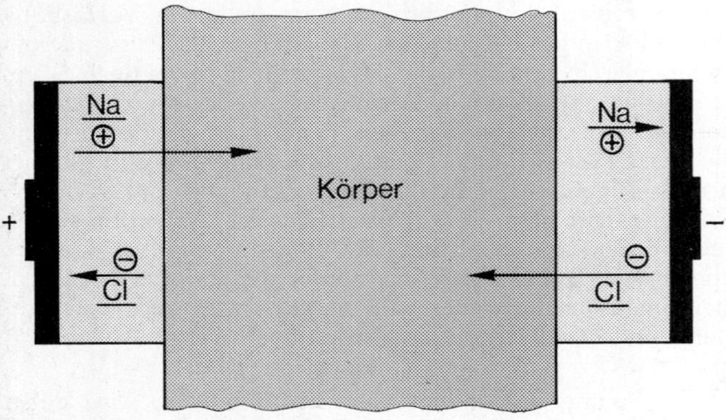

Abb. 204 Schematische Darstellung der Iontophorese von Kochsalz (NaCl)

Durchführung der Behandlung

Jedes Gerät, das für die Galvanisation geeignet ist, verfügt neben dem Netzschalter zum Ein- und Ausschalten über einen Intensitätsregler zur Einstellung der Stromstärke, ein Instrument zur Anzeige der Stromstärke in Milliampère und einen Polwender, mit dem die Stromrichtung gewechselt werden kann. Meist bedient man sich auch größerer Reizstromgeräte, mit denen zusätzlich variable Reizstromimpulse oder spezielle Stromformen angewendet werden können.

Alle Reizstromgeräte müssen zum Schutz des Patienten erdfrei sein. Von Vorteil sind auch Geräte mit einer Constant-current-Schaltung, da mit ihr die eingestellte Stromstärke und Stromform reproduzierbar auch über längere Behandlungszeiten konstant gehalten wird.

Der Strom wird dem Körper über Elektroden zugeführt. Diese werden nicht unmittelbar auf die Haut aufgelegt, sondern es wird eine dickere Lage Frotteestoff oder Viskoseschwamm dazwischengeschoben. Diese Elektrodenunterlage muß gut durchfeuchtet sein. Es werden so elektrolytisch bedingte Hautschädigungen vermieden.

Die Elektroden werden mit Gummibändern befestigt und an das Patientenkabel des Gerätes angeschlossen.

Im allgemeinen werden die Elektroden zur Galvanisation und Iontophorese relativ groß gewählt (200 cm^2), dies entspricht etwa dem Format 12 cm x 17 cm. Auf diese Weise wird die Behandlung auch bei Anwendung höherer Stromstärken (über 10 mA) noch als angenehm empfunden.

Die Galvanisation erfolgt im allgemeinen als Längsgalvanisation. Wichtig ist dabei, daß für eine bequeme und entspannte Lagerung des zu behandelnden Körperteiles gesorgt wird (Abb. 205).

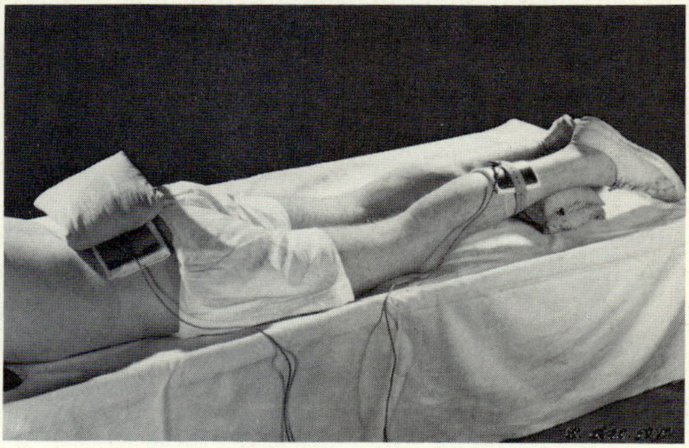

Abb. 205 Galvanisation

Man kann die Elektroden auch in mit Wasser gefüllte Wannen anbringen, in die dann jeweils eine Extremität des Patienten eingetaucht wird (Mehrzellenbad). Die als Elektrode wirkende Berührungsfläche ist dann sehr groß und gestattet einen unübertroffenen gleichmäßigen Kontakt zwischen Haut und Elektrode.

Neben der Längsgalvanisation ist auch eine sog. Quergalvanisation möglich. Die Dosierung des Stroms richtet sich in erster Linie nach dem subjektiven Empfinden des Patienten. Die Therapie soll stets als angenehm empfunden werden. Die Stromstärke soll im allgemeinen nicht mehr als 0,3 bis 0,5 mA/cm² Elektrodenfläche betragen. Die Behandlungsdauer beträgt 10 bis 20 Min., evtl. auch mehr. Das Ein- und Ausschalten des Stroms muß stets langsam („ein- und ausschleichend“) erfolgen.

Bei dem sogenannten Stangerbad handelt es sich um ein hydroelektrisches Vollbad. Die hierzu verwendeten Wannen sind meist mit zahlreichen, über die gesamte Innenfläche der Wanne verteilten Elektroden ausgestattet. Die Elektroden können nun der jeweiligen Erkrankung entsprechend so gegeneinander geschaltet werden, daß eine bevorzugte Durchströmung bestimmter Körperabschnitte erfolgt.

Die Behandlungstechnik der Iontophorese entspricht im wesentlichen derjenigen bei der stabilen Galvanisation. Die Unterlage der aktiven Elektrode – diejenige, von welcher aus die wirksamen Ionen des Medikaments in den Körper eingeführt werden sollen – wird mit der Lösung des Medikaments getränkt. Bei der Verwendung von Salben wird lediglich die unter der „aktiven“ Elektrode liegende Hautfläche damit bestrichen, die Elektrodenunterlagen werden wie üblich gut durchfeuchtet und angelegt.

Die inaktive Elektrode wird meist an der gegenüberliegenden Seite des zu behandelnden Körperabschnitts angebracht.

Impulsströme

Faradisation

Unter Faradisation versteht man die Anwendung eines niederfrequenten Reizstroms von etwa 50 Hz zu therapeutischen Zwecken.

Der ursprüngliche faradische Strom, der von einem Induktorium erzeugt wurde, stellt einen unregelmäßigen Wechselstrom stark unterschiedlicher Frequenz und Form dar (Abb. 206).

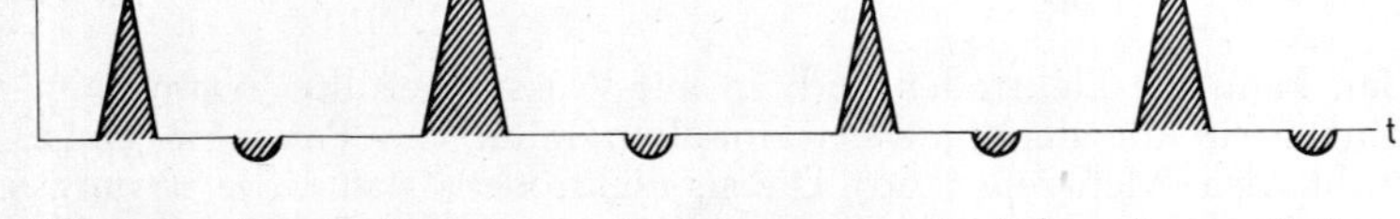

Abb. 206 Faradischer Strom in seiner ursprünglichen Form. Spitzenstromstärke, Impuls- und Pausendauer unregelmäßig und nicht meßbar

Demgegenüber ist der heute vorzugsweise verwendete „faradische Strom" eine in Form und Stromstärke exakt meßbare Gleichstromimpulsfolge.

Seine Impulsdauer wurde auf 1 ms, seine Stromform auf ein Dreieck und seine Pausendauer auf 20 ms festgelegt (neofaradischer Strom [Abb. 207]).

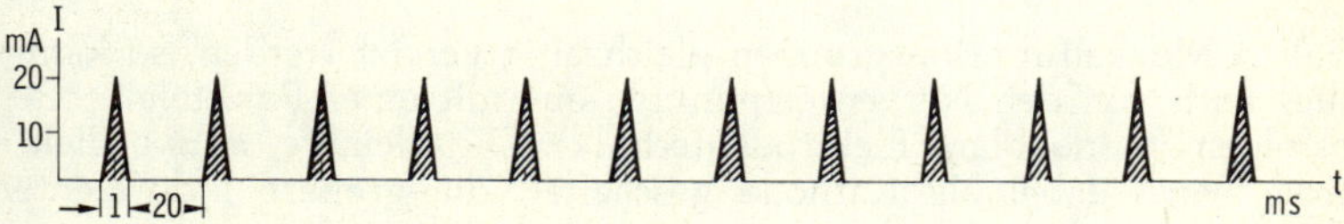

Abb. 207 Dreieckimpulsfolge, dem faradischen Strom entsprechend, jedoch exakt definiert und genau meßbar (neofaradischer Strom)

Physiologische Wirkungen

Die Anwendung des (neo-)faradischen Stroms bewirkt bei genügender Stromstärke an der gesunden quergestreiften Muskulatur die Auslösung eines unvollständigen Tetanus.

Für diagnostische Zwecke wird der Stromkreis deshalb nur kurzzeitig geschlossen, für therapeutische Anwendungen wird der faradische Schwellstrom („Amplitudenmodulation") appliziert. Da die durch Schwellstrom erzeugte Muskelkontraktion eine Ähnlichkeit mit dem natürlichen Bewegungsablauf aufweist, hat man diese Form der Reizstromtherapie auch als Elektrogymnastik bezeichnet.

Indikationen

Der faradische Strom wird in geschwellter Form zur Reizung hierfür geeigneter, d. h. faradisierbarer quergestreifter Muskulatur angewendet.

Das hauptsächliche Anwendungsgebiet des faradischen Schwellstroms liegt daher in der Behandlung von Inaktivitätsatrophien nach längerer Ruhigstellung, ferner bei sog. Gewohnheitslähmungen und evtl. bei leichten schlaffen Lähmungen.

Durchführung der Behandlung

Für die Behandlung wird stets der sog. Schwellstrom eingesetzt. Hierzu werden die ungefähr gleich großen Elektroden über Ursprung und Ansatz des betreffenden Muskels angelegt (bipolare Elektrodentechnik [Abb. 208]).

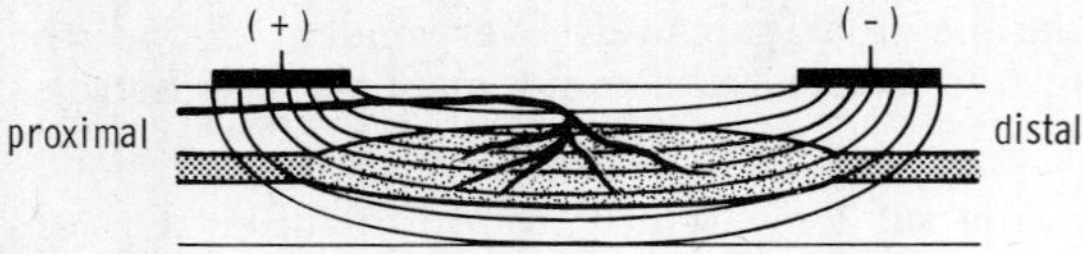

Abb. 208 Verlauf der Stromlinien bei bipolarer Reizung. Der ganze Muskel wird gleichmäßig durchströmt

Sollen Muskelfunktionsgruppen gleichzeitig gereizt werden, so kann dies auch von den Nervenreizpunkten aus mit einer Punktelektrode erfolgen (monopolare Elektrodentechnik). Die kleinere, aktive Elektrode wird dabei als Kathode geschaltet, die größere indifferente Elektrode wird als Anode proximal angelegt (Abb. 209).

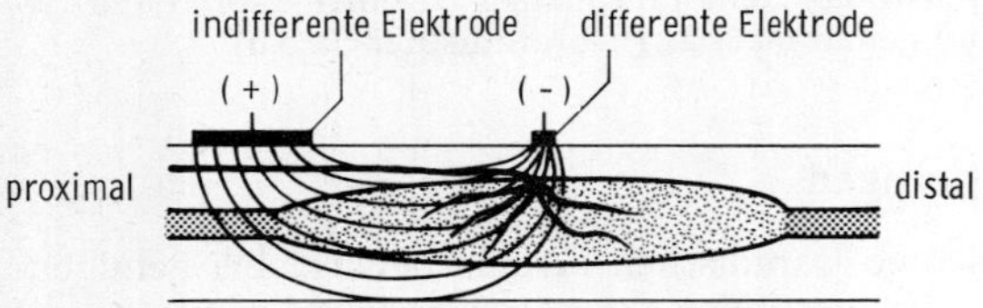

Abb. 209 Verlauf der Stromlinien bei monopolarer Reizung vom motorischen Punkt aus. Nur die eine Hälfte des Muskels wird durchströmt

Bei der Behandlung müssen kräftige Muskelkontraktionen erzielt werden.

Die optimale Schwellfrequenz liegt etwa zwischen 16 und 20/Min. Die Behandlungszeit beträgt etwa 5 Min. Öftere Wiederholung – auch während des Tages – bessert das Ergebnis.

Ultrareizstrom

Es handelt sich hier um Impulsfolgen von Rechteckform mit einer Impulsdauer von 2 ms und einer Pausendauer von 5 ms.

Als Indikationen haben sich durchgesetzt:

Osteochondrosen und damit zusammenhängende Beschwerden wie Kopf- und Nackenschmerz, lumbagiforme Beschwerden usw.
Leichtere Traumen im Bereich der Wirbelsäule.
Morbus Bechterew.
Distorsionen, Schmerzen nach Luxationen und Subluxationen.
Arthrosen mit und ohne Schwellungen.
Schulter-Arm-Syndrom.
Myalgien, Myogelosen, Neuralgien.
Periphere Durchblutungsstörungen.
Isometrisches Muskeltraining bei Sportlern.

Durchführung der Behandlung

Zur Anwendung benötigt man Plattenelektroden von etwa 6 cm x 8 cm und 8 cm x 12 cm Seitenlänge, die man wie im Kapitel Galvanisation beschrieben anlegt. Die Elektroden werden entweder lokal

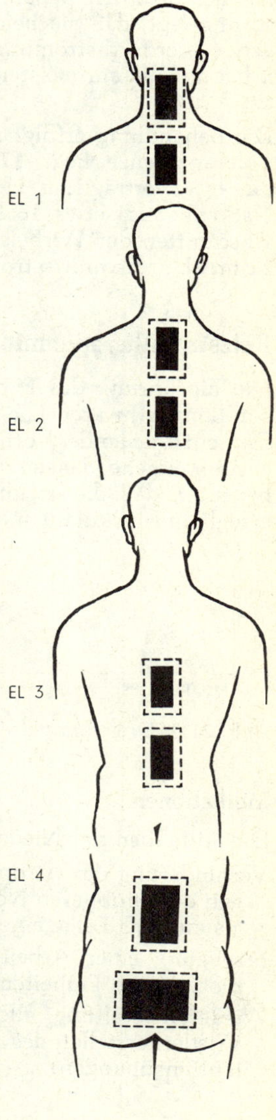

Abb. 210 Elektrodenanlagen an der Wirbelsäule

EL 1: Kathode oben z. B. bei postkommotionellen Beschwerden
Kathode unten z. B. bei Schulter-Arm-Syndrom

EL 2: Bei Brustkorbprellungen, Rippeninfraktionen usw.

EL 3: Kreuzbereich

EL 4: Kathode oben z. B. bei Lumbago

an der schmerzhaften Stelle oder im dazugehörigen Segmentbereich über der Wirbelsäule angelegt. Die Elektroden oder ihre Unterlagen dürfen sich auf keinen Fall berühren. Die negative Elektrode legt man möglichst auf die schmerzhafte Stelle oder in der Nähe der schmerzhaften Region an (Abb. 210).

Bei der örtlichen Behandlung eines Gelenks werden die Elektroden so angelegt, daß sie beiderseits des Gelenks einander gegenüberliegen (Querdurchströmung). Auch hier legt man die Kathode möglichst auf die am meisten schmerzende Seite oder ihr möglichst nahe an.

Die Behandlung erfolgt mit einer Stromstärke, die stets dicht an der Toleranzgrenze liegt. Die Stromstärke wird möglichst schnell auf die etwa erträgliche Höhe gebracht. Die Patienten vertragen im Nackenbereich etwa 16 bis 18 mA, an den weiter kaudal liegenden Abschnitten der Wirbelsäule 18 bis 20 mA, im Sakralbereich bis zu 22 mA Durchschnittsstromstärke ($I_{eff.}$).

Reizstromtherapie mit Exponentialströmen

Die Einführung des Exponentialstroms stellt besonders für die Behandlung schwerer Lähmungen einen wesentlichen Fortschritt dar. Der entscheidende Vorteil dieser Methode liegt in der Möglichkeit einer weitgehend selektiven Reizung denervierter Muskulatur. Das bedeutet, daß die in unmittelbarer Nachbarschaft gelegene, normal erregbare Muskulatur nicht mitgereizt wird (Abb. 211).

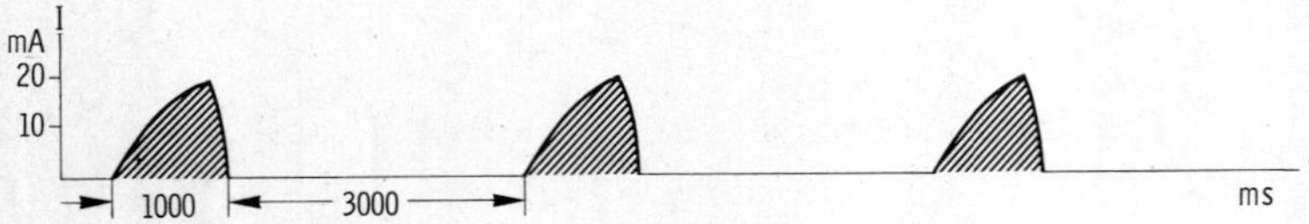

Abb. 211 Dreieckimpulse (Exponentialstrom)

Indikationen

Die Aufgaben der Niederfrequenztherapie von Lähmungen sind:

Verhinderung der Atrophie – sowohl in allen Fällen von Verletzungen der peripheren Nerven, z. B. als Komplikation nach Frakturen, als auch als Folge einer Kinderlähmung usw.

Erzeugung einer Arbeitshypertrophie – in den noch vorhandenen motorischen Einheiten des Muskels.

Wiedereinschaltung aller noch vorhandenen Muskelteile – durch Wiederherstellen des „Gefühls der aktiven Muskelbewegung“ (Intentionsübungen).

Ausschaltung von Ersatzbewegungen, die sich während der Erkrankung gebildet und „eingefahren" haben – mit Hilfe variabler Exponentialstromimpulse.

Der entscheidende Vorteil liegt in der selektiven Reizung der gelähmten Muskulatur, unter Ausschaltung der normalen Muskulatur (Abb. 212).

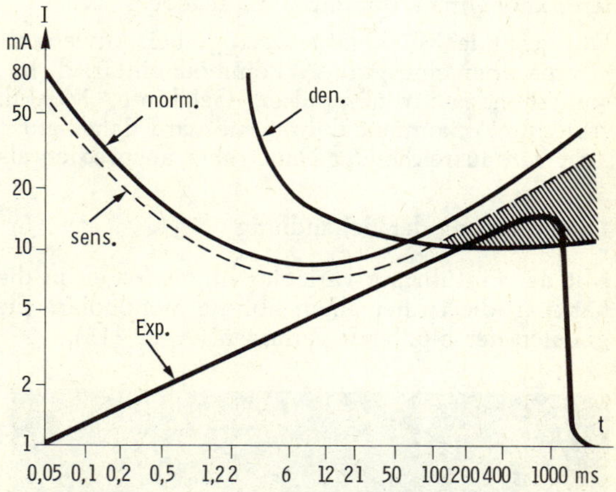

Abb. 212 Prinzip der selektiven Reizung denervierter Muskulatur

norm.: = Kurve normal innervierter Muskulatur
den.: = Kurve denervierter Muskulatur
sens.: = Kurve eines sensiblen Nervs
Exp.: = langer Exponentialstromimpuls

Im schraffierten Bereich ist eine selektive Reizung der geschädigten Muskulatur ohne Irritation der sensiblen Rezeptoren möglich

Die selektive Reizung wird durch folgende Gegebenheiten ermöglicht: Die elektrische Reizung eines Gewebes ist abhängig von der elektrischen Erregbarkeit, der Refraktärzeit und der Akkommodationsfähigkeit. Dabei ist die elektrische Erregbarkeit für jedes Gewebe verschieden. Sie wird durch eine bestimmte Intensität und Dauer eines zur Erregung erforderlichen Impulses charakterisiert.

Refraktärzeit ist die Zeit, in welcher ein Gewebe, das durch einen Reiz erregt wurde, auf einen neuen Reiz nicht anspricht.

Als Akkommodationsfähigkeit bezeichnet man die Eigenschaft eines Gewebes, sich Reizen anzupassen, die sich durch einen langsamen Anstieg der Reizintensität einschleichen.

Elektrische Erregbarkeit, Refraktärzeit und Akkommodation verhalten sich nun bei den differenten Geweben verschieden und können zur spezifischen Reizung gelähmter Muskulatur verwendet werden. Da bei Muskeln mit partieller oder kompletter Entartungsreaktion die elektrische Erregbarkeit geringer, die Refraktärzeit verlängert und die Akkommodation schlechter als bei der gesunden Muskulatur ist, lösen nur elektrische Impulse von einer bestimmten Dauer, Stärke und mit langsamem Anstieg eine selektive Reizung aus. Eine selektive Reizung gelähmter Muskulatur ist deshalb nur mit variablen Exponentialstromimpulsen gegeben.

Die gesunde Muskulatur verfügt bei Anwendung des Exponentialstroms über eine gute Akkommodabilität, d. h. Anpassung an einschleichende Stromimpulse. Gelähmte Muskulatur besitzt eine schlechte Akkommodabilität, sie wird daher auf niedere Stromintensität von ausreichender Dauer eher ansprechen als die gesunde.

Durchführung der Behandlung

Mit der Einführung variabler Impulsfolgen in die Reizstromtherapie hat man die früher allein übliche monopolare Elektrodentechnik zugunsten der bipolaren verlassen (Abb. 213).

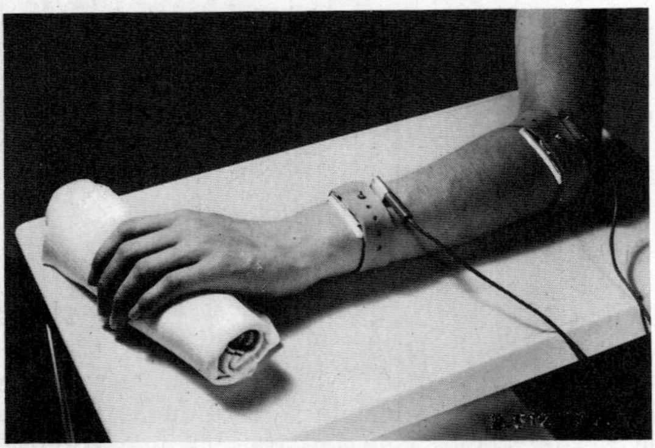

Abb. 213 Reizstromtherapie, bipolare Elektrodentechnik

Die Wahl der jeweils geeignetsten Stromform ist auch in bezug auf die Möglichkeit einer selektiven Reizung der monopolaren Elektrodentechnik weit überlegen. Der Therapeut ist dadurch nicht mehr gezwungen, die Elektrode in einem Handgriff während der Behandlungszeit selbst zu halten. Dies ist heute lediglich noch bei sehr differenzierten Behandlungen, z. B. im Bereich der Hand oder zur Reizung der Gesichtsmuskulatur, erforderlich.

Ein weiterer Vorteil der bipolaren Elektrodentechnik liegt darin, daß die Behandlung infolge der weit geringeren Stromdichte unter den beiden Elektroden nur selten als unangenehm empfunden wird. Deshalb können auch empfindliche Patienten ohne Schwierigkeiten mit höheren Stromstärken behandelt werden.

Endlich ist die Verwendung der bipolaren Elektrodentechnik wirksamer, da der gesamte Muskel vom Strom erfaßt wird.

Die Lagerung des Patienten bzw. des zu behandelnden Muskels spielt eine wichtige Rolle. Die Behandlung soll stets in einer bequemen und völlig entspannten Lage stattfinden. Die Gelenke sollen so gelagert sein, daß sie sich in einer Mittelstellung befinden, von der aus die Beuge- und auch Streckmuskulatur geübt werden können.

Elektrogymnastische Widerstandsübungen bringen weitere Vorteile, denn dabei läßt man vom Patienten den Widerstand selber bestimmen. Dies gilt in erster Linie für alle diejenigen Fälle, in welchen der Patient von sich aus wieder den Muskel innervieren soll (Abb. 214).

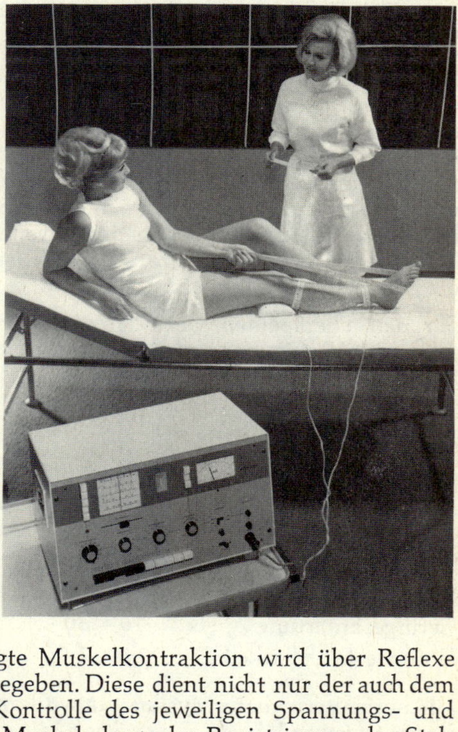

Abb. 214 Elektrogymnastik gegen Widerstand

Durch die elektrisch erzeugte Muskelkontraktion wird über Reflexe eine Meldung nach zentral gegeben. Diese dient nicht nur der auch dem Bewußtsein zugänglichen Kontrolle des jeweiligen Spannungs- und Dehnungszustandes dieses Muskels bzw. der Registrierung der Stellung der gesamten Extremität. Sie ist zugleich auch die Grundlage für die Erschlaffung der jeweiligen Antagonisten. Der durch die laufend wiederholten elektrisch erzeugten Kontraktionen immer von neuem gesetzte Reiz erweist sich auch rückwirkend als günstig für die Bahnung der gestörten zentrifugalen Signalübermittlung. Leistet der Patient zusätzlich noch selber Widerstand, so wird der unterbrochene Steuerungsmechanismus für die periphere Reizung noch auf einem weiteren Weg gebahnt.

Eine besondere Variante der Methoden zur Unterstützung der Innervationsbahnung stellen die Intentionsübungen *(Förster)* dar. Hierbei geht man in der Weise vor, daß der Patient seinen an sich vergeblichen Versuch, eine Muskelkontraktion durchzuführen, durch einen gleichzeitig gesetzten Reiz ersetzt bzw. unterstützt. Auf diese Weise werden dem Patienten die verlorengegangenen, psychomotorischen Innervationsbilder und -bahnen wieder „eingeschliffen".

Die Elektroden werden im Verlauf des zu behandelnden Muskels befestigt. Die Elektrodengröße soll der Muskelform etwas angepaßt sein. Die Elektrodenunterlagen werden angefeuchtet und zwischen Haut und Elektroden gelegt.

Die Elektrogymnastik sollte möglichst täglich durchgeführt werden. Durch eine 2mal täglich vorgenommene Behandlung lassen sich die therapeutischen Ergebnisse noch verbessern. Oft genügen bereits sehr kurze Behandlungszeiten, z. B. 20 bis 30 Muskelkontraktionen. Jede Überanstrengung des Muskels sollte vermieden werden. Mitunter ist es auch zweckmäßig, mit der Behandlung vorübergehend einmal auszusetzen, besonders dann, wenn sie bereits über eine lange Zeitdauer durchgeführt wurde. Oft stellt sich gerade in der Reizpause ein entscheidender Fortschritt ein.

Für den Therapeuten, dem keine elektrodiagnostischen Meßergebnisse zur Verfügung stehen, seien nachstehende Anhaltspunkte für Impulsdauer und Pausendauer genannt [4]:

Zustand der Muskulatur	Impulsdauer in ms	Pausendauer in ms
Schwerste Entartung	400–600 (in seltenen Fällen sogar bis 1000)	2000–5000
Schwere Entartung	150–400	1000–3000
Mittlere Entartung	50–150	500–1000
Geringe Entartung	10– 50	50– 150
Normale Erregbarkeit	0,5– 1,0	20

Für normal erregbare Muskulatur wird am zweckmäßigsten Schwellstrom angewandt.

Reizstromtherapie mit diadynamischen Strömen

Bei den diadynamischen Strömen handelt es sich um frequenzmodulierte, niederfrequente Impulsströme, die auch als „Modulationen" bezeichnet werden. Ihnen wird in besonders hohem Maße ein schmerzlindernder und hyperämisierender Effekt nachgesagt. Diese Wirkung wird vorwiegend auf Verwendung von zwei Frequenzen zurückgeführt, die entweder jede für sich allein oder moduliert zur Anwendung kommen. Dazu wird häufig ein Gleichstrom von 2 bis 3 mA simultan appliziert.

Indikationen

Die speziellen Indikationen für die Anwendung der verschiedenen Stromqualitäten wurden im wesentlichen empirisch erarbeitet. Der Stromform DF wird eine analgesierende und durchblutungsfördernde Wirkung zugeschrieben (Verdeckung, Dämpfung des N. sympaticus). Ihr Hauptanwendungsgebiet sind die funktionellen peripheren Durchblutungsstörungen und Schmerzstillung.

Die Stromform MF wird von *Bernard* [2] für eine tonisierende Reizbehandlung des Bindegewebes empfohlen.

Die Stromform CP eignet sich besonders zur Behandlung von Zuständen nach stumpfen Traumen, trophischen Störungen und Schmerzzuständen nicht-spastischer Art.

Die Stromform LP bewirkt eine anhaltende analgetische Wirkung. Sie wird bei Arthralgien, Myalgien und Neuralgien angewandt.

RS entspricht etwa der Reizung mit faradischen Stromstößen (Abb. 215).

Durchführung der Behandlung

Die Wahl der Elektroden ist von der Größe des Areals abhängig, welches vom Strom durchflossen werden soll. Unter kleinen Elektroden wird der Stromfluß stärker konzentriert als bei der Anwendung großer Elektroden. Ist der Strom durch einen ausgedehnten Abschnitt zu leiten, so nimmt man Plattenelektroden passender Größe, wie sie auch bei den anderen Formen der Niederfrequenztherapie gebräuchlich sind (Abb. 216).

Häufiger kommen jedoch bei der Therapie mit diadynamischen Strömen besondere Elektrodenschalen zur Anwendung, die sowohl die Elektrode als auch das passende Schwammstoffpolster enthalten. Die Elektrodenschalen werden am Anwendungsort mit dem Elektrodenbügel fixiert (Abb. 217).

Stromform (Stromqualität)

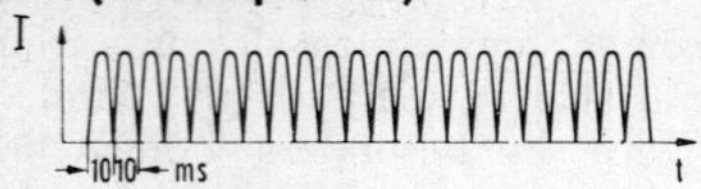

DF = »diphasé fixe«
50-Hz-Wechselstrom, vollweg-gleichgerichtet

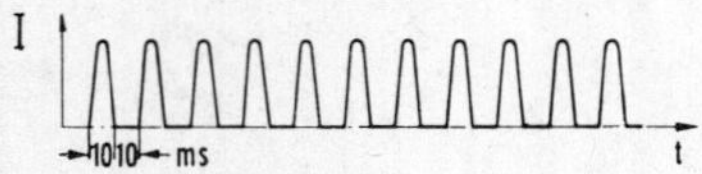

MF = »monophasé fixe«
50-Hz-Wechselstrom, einweg-gleichgerichtet

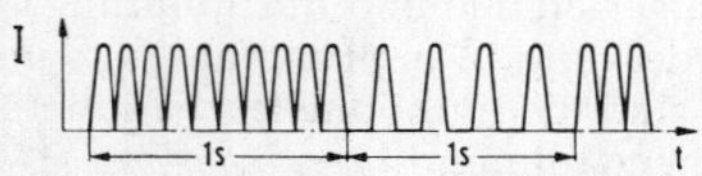

CP = »modulé en courtes périodes«
Stromformen MF und DF ohne Zwischenpause abwechselnd eingeschaltet

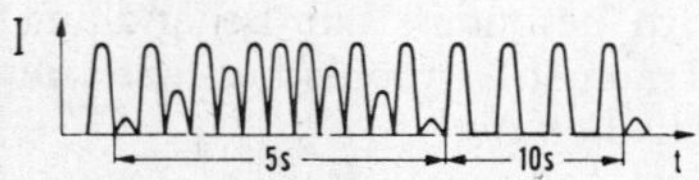

LP = »modulé en longues périodes«
Stromform MF, gemischt mit einer zweiten Stromform MF, die um eine Phase verschoben ist und geschwellt wird

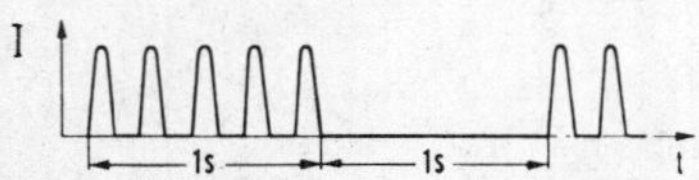

RS = »rythme syncopé«
Stromform MF, mit eingesch. Pausen

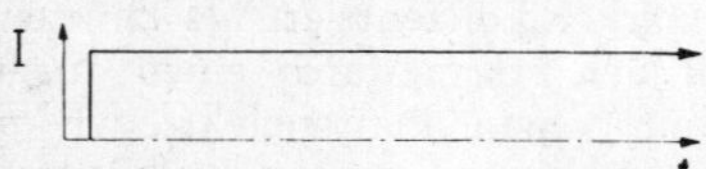

Gleichstrom

Abb. 215 Stromformen der diadynamischen Ströme

Der Elektrodenbügel ist deshalb vorteilhaft, weil er verstellbar ist und der Therapeut für die Befestigung beider Elektroden nur eine Hand benötigt, die andere Hand daher für die Einstellung der Stromstärke usw. am Gerät frei hat.

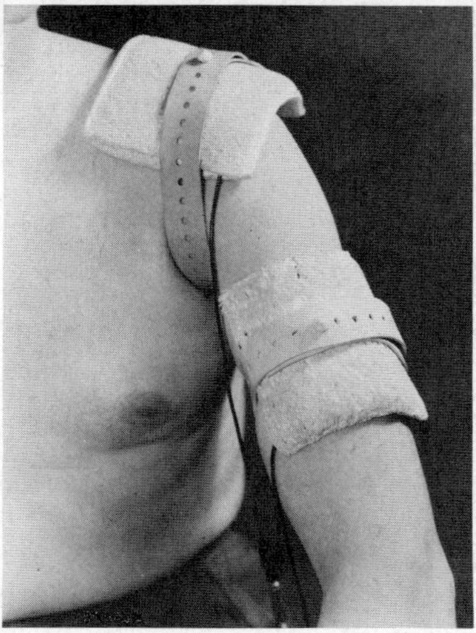

Abb. 216 Anwendung diadynamischer Ströme mit Plattenelektroden

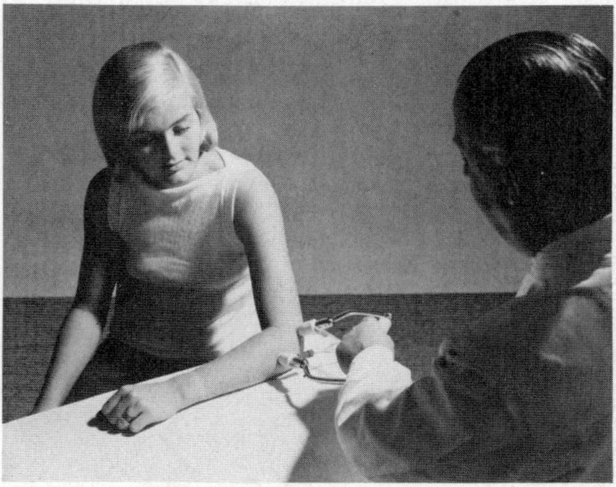

Abb. 217 Anwendung diadynamischer Ströme mit Elektrodenbügel

Beim Anlegen der Elektroden ist darauf zu achten, daß die Schwammstoffpolster bzw. Elektrodenunterlagen stets gut mit Wasser (einfaches, evtl. angewärmtes Leitungswasser!) durchtränkt sind, um im Bereich der ganzen Elektrodenfläche die elektrische Leitung zu gewährleisten. Werden Plattenelektroden verwendet, so ist darauf zu achten, daß die Zwischenlagen die Elektroden allseitig um mindestens 1 cm überragen, damit sich Metall und Haut an keiner Stelle unmittelbar berühren, weil sonst die Gefahr von Hautschädigungen besteht.

Während der Behandlung sollen die Elektroden unter gleichmäßig leichtem Druck der Haut voll anliegen und plötzliche Unterbrechungen des Kontaktes zwischen Elektroden und Haut unbedingt vermieden werden.

Die Wahl der Stromform richtet sich nach der Indikation. Der Wirkungsmechanismus der diadynamischen Ströme ist noch nicht in allen Einzelheiten aufgeklärt. Es ist jedoch bekannt, daß es unter der Anwendung diadynamischer Ströme je nach Stromform zu einer primären Reizwirkung und einem sekundären Dämpfungseffekt auf die Sensibilität sowie zu einer günstigen Beeinflussung des Vegetativums und der Trophik kommt. Auf den zwischen den einzelnen Stromformen bestehenden Unterschieden hinsichtlich der biologischen und therapeutischen Wirkung beruht die Tatsache, daß sich für die Behandlung der verschiedenen Krankheitsbilder jeweils bestimmte Stromformen als besonders geeignet erwiesen haben.

Vereinfachte Elektrodenanlage

Mit Hilfe einer Zusatzeinrichtung zum Reizstromgerät ergibt sich eine wesentlich vereinfachte Elektrodentechnik. Ähnlich wie bei einer Wasserstrahlpumpe bildet sich durch einen Druckluftstrom in der Elektrodenschale ein Unterdruck (Injektorprinzip beim *Appliserv*). Dieser Luftstrom wird durch ein Pumpenaggregat erzeugt und über den Elektrodenschlauch in die Elektrodenschale geleitet. Auf diese Weise haftet die Elektrode fest auf der Haut, ohne daß Wasser oder Staubteilchen in das Pumpenaggregat gesaugt werden (Abb. 218).

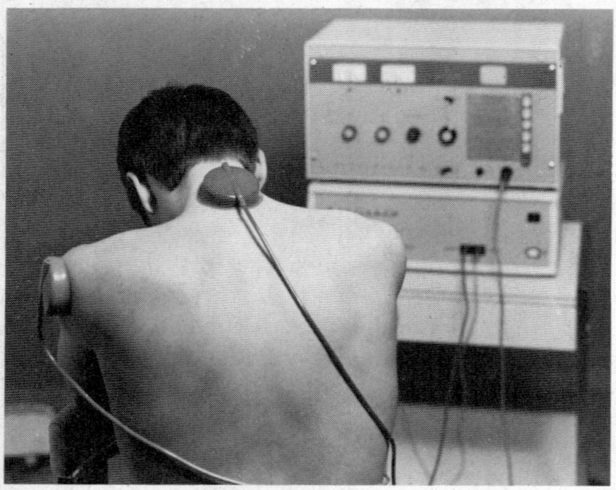

Abb. 218 Anwendung des Appliserv

Kombinationstherapie diadynamischer Ströme mit Ultraschall

Die Kombination von Reizströmen mit Ultraschall ist zuerst 1949 von *Gierlich* [3] angegeben worden. Sie wurde zuerst in den USA allgemein bekannt. In Deutschland hat sie sich in den letzten Jahren eingeführt.

Durch die Kombination der analgetischen Wirkung diadynamischer Ströme mit den mechanischen und thermischen Wirkungen des Ultraschalls werden noch bessere therapeutische Erfolge als bei getrennter Anwendung von Reizstrom und Ultraschall erzielt.

Zusätzlich besteht die Möglichkeit, bestimmte Schmerzpunkte, sog. „trigger-points", herauszufinden, die schmerzhafte entzündliche Vorgänge im Bindegewebe unterhalten. Viele Fälle, die bisher als lokale Erkrankungen des Muskel-, Band- und Skelettsystems diagnostiziert wurden, zeigen sich nun als myofasziales Syndrom mit Schmerzausstrahlung (Abb. 219).

Die Anwendung der Kombinationstherapie hat für die ärztliche Praxis große Vorteile: Zunächst gelingt es, die diagnostisch wichtigen Schmerzpunkte zu finden, um dann bei gezielter Therapie dieser Punkte und des schmerzhaften Gewebes eine schnelle Schmerzstillung mit einer heilenden Durchblutungsförderung zu erreichen.

Abb. 219 Lokalisation einiger Triggerpunkte

Kopf und Hals

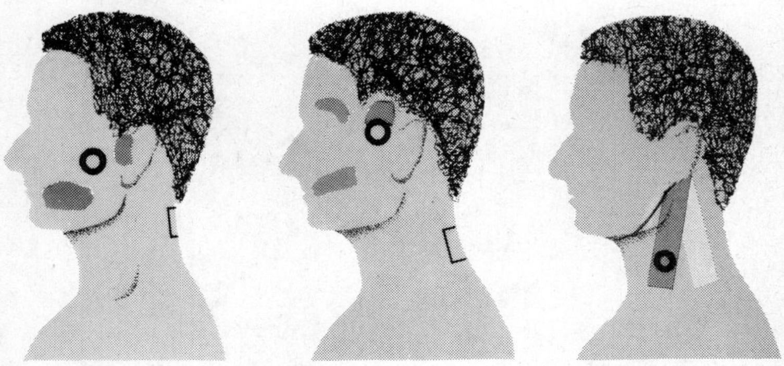

M.masseter
Innervation: N.trigeminus III
Neutrale Elektrode:
im Nacken
Gesichtsneuralgie
Myalgie

M.temporalis
Innervation: N.trigeminus III
Neutrale Elektrode:
im Nacken
Migräne
Myalgie

M.sternocleidomastoideus
Innervation: N.accessorius
Neutrale Elektrode:
im Nacken
Schiefhals
myalgieforme Beschwerden der Halsmuskulatur
zervikale Myalgie

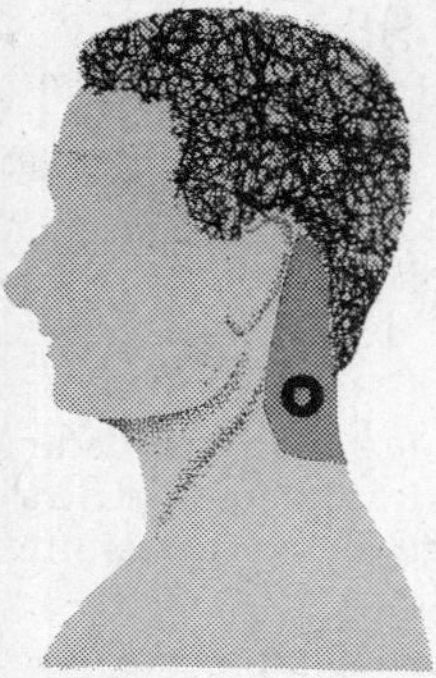

M.splenius capitis
Innervation: C1-8
Neutrale Elektrode:
im Nacken
vertebrale und degenerative Erkrankungen der HWS
Zervikalsyndrom

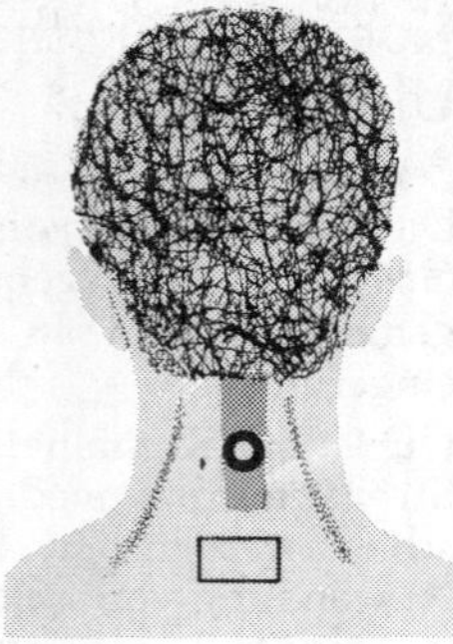

M.iliocostalis cervicis
Innervation: Th_1 ff. Rami dorsales der Spinalnerven
Neutrale Elektrode:
obere BWS
vertebrale und degenerative Erkrankungen der HWS
Zervikalsyndrom

Thorax und Rumpf

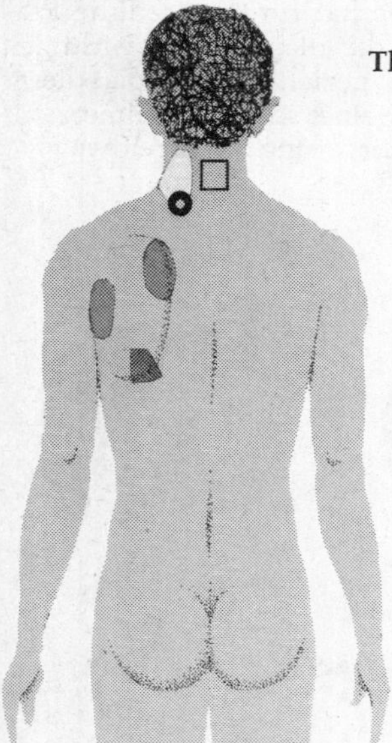

M.levator scapulae
Innervation: Plexus brachialis (C_5) – N.dorsalis scapulae
Neutrale Elektrode: im Nacken
Myalgie im Schulterbereich
Brustwirbelsäulensyndrom
Plexusneuralgie

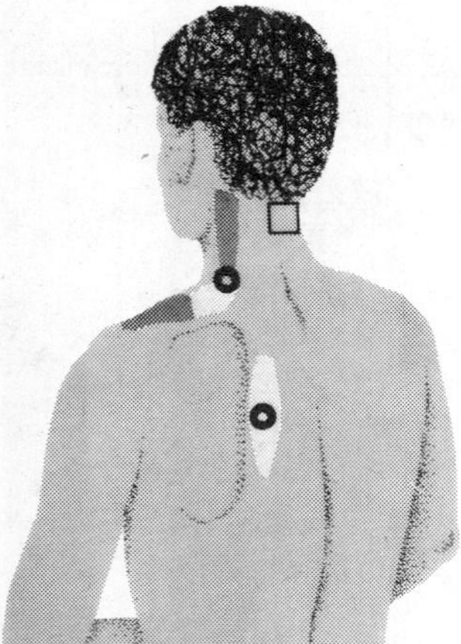

M.trapezius
Innervation: N.accessorius
Neutrale Elektrode: im Nacken
Schulter-Arm-Syndrom
Arthritische Beschwerden im Schultergürtel
Myalgie im Schultergürtel

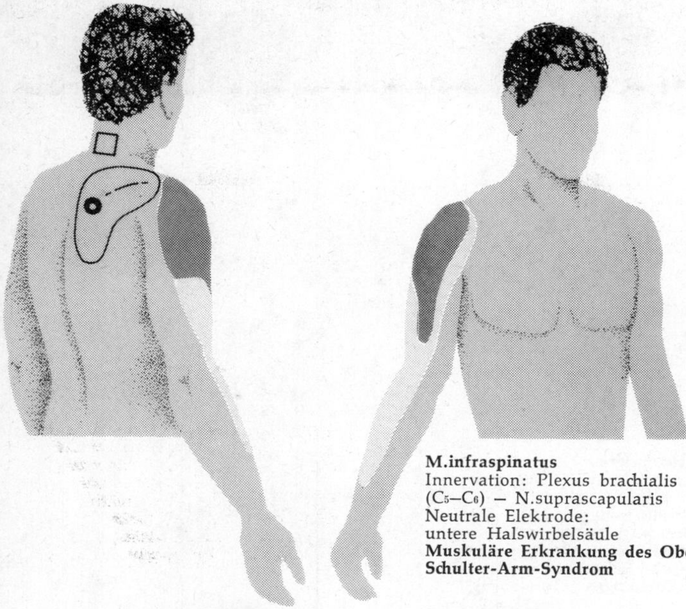

M.infraspinatus
Innervation: Plexus brachialis (C_5–C_6) – N.suprascapularis
Neutrale Elektrode:
untere Halswirbelsäule
Muskuläre Erkrankung des Oberarms
Schulter-Arm-Syndrom

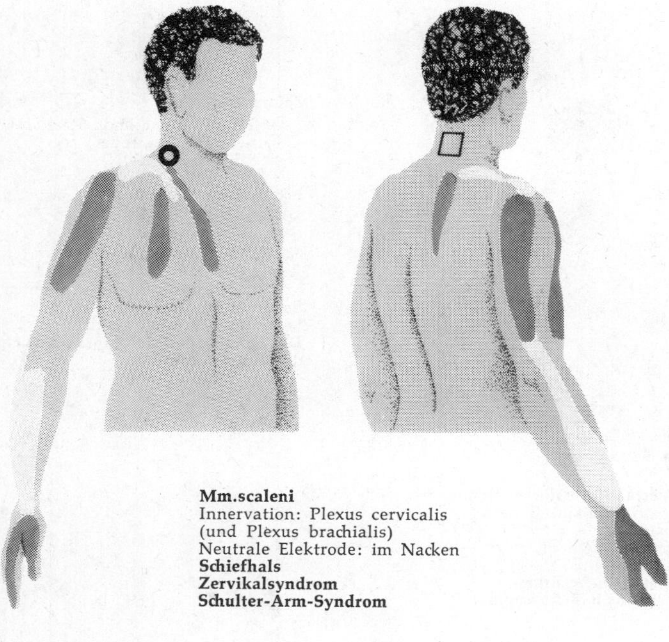

Mm.scaleni
Innervation: Plexus cervicalis (und Plexus brachialis)
Neutrale Elektrode: im Nacken
Schiefhals
Zervikalsyndrom
Schulter-Arm-Syndrom

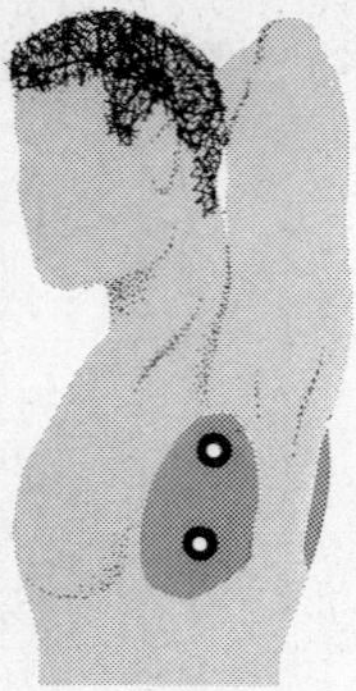

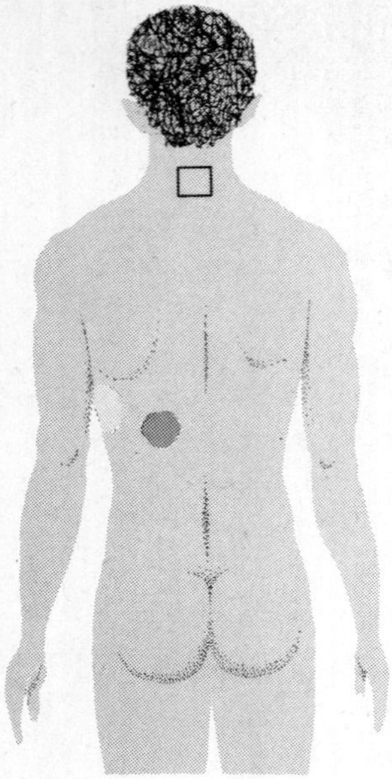

M.serratus anterior
Innervation: N.thoracicus longus aus dem Plexus brachialis
Neutrale Elektrode:
obere Brustwirbelsäule
Brustwirbelsäulensyndrom
Muskel- und Sehnenzerrung infolge Drehungen (Torsionen)

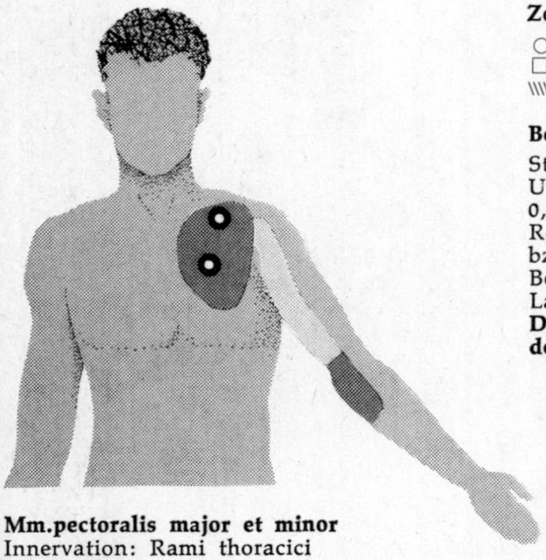

Mm.pectoralis major et minor
Innervation: Rami thoracici ventrales
Neutrale Elektrode:
obere Brustwirbelsäule
Schulter-Arm-Syndrom
Periarthritis humeroscapularis

Zeichenerklärung:
○ = Trigger point (mot. Reizpunkt)
□ = neutrale Elektrode
\\\\ = Schmerzgebiete

Behandlungsangaben
Stromqualität: DF
Ultraschallintensität:
0,5 W/cm² Gleichschall
Reizstromintensität: 1 bis 4 mA bzw. nach Empfinden des Patienten
Behandlungsdauer: 5 bis 10 Min.
Lage der neutralen Elektrode: □
Die Lokalisation der Muskeln entspricht den Schmerzzonen

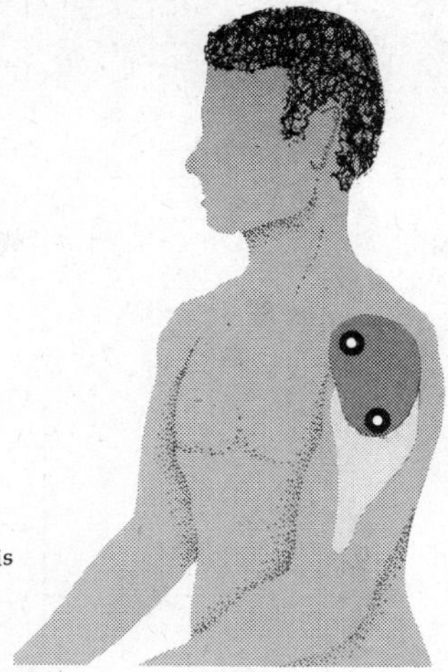

M.deltoideus
Innervation: Plexus brachialis (C_{5-7}) – N.axillaris
Neutrale Elektrode: untere Halswirbelsäule
Schulter-Arm-Syndrom

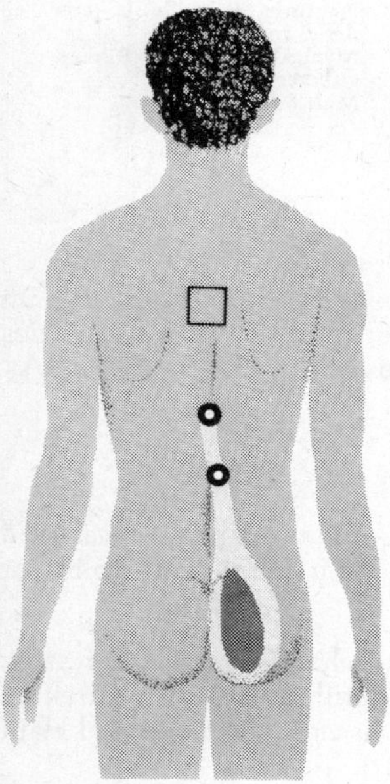

M.iliocostalis
Innervation: Th_1-L_1
Neutrale Elektrode: Paravertebral in Schulterblatthöhe
Lumbalsyndrom
Myalgie der langen Rückenstrecker

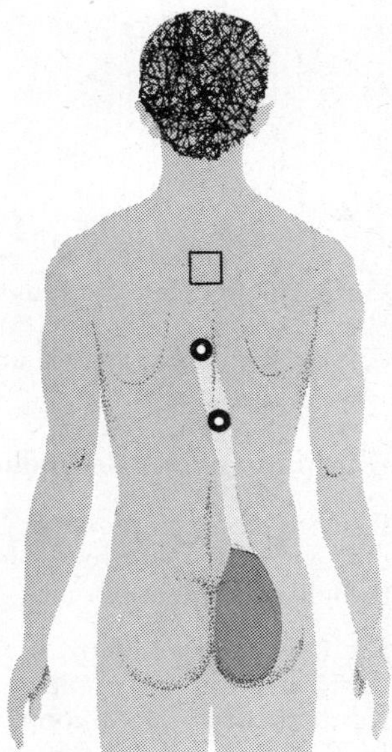

M.longissimus
Innervation: C_1-L_5
Neutrale Elektrode: Paravertebral in Schulterblatthöhe
Bandscheibenerkrankung
Lumbalsyndrom

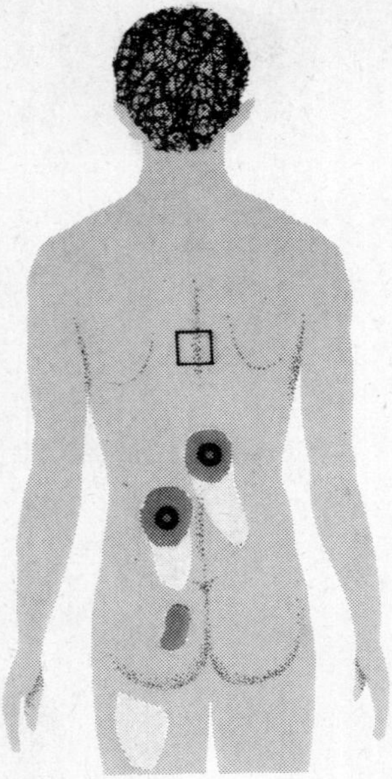

M.multifidus
Innervation: C_3-S_1
Neutrale Elektrode: Unterer Teil der Schulterblätter
Myalgie der langen Rückenstrecker
Multifidussyndrom

Während bei den diadynamischen Strömen die Schmerzstillung im Vordergrund steht, bewirkt der Ultraschall eine Mikromassage des Gewebes mit Spasmolyse und Wärmebildung.

Durchführung der Behandlung

Es wird eine indifferente Elektrode als Anode geschaltet, während die differente Elektrode als Kathode mit dem Ultraschallapplikator (Schallkopf) identisch ist.

Die indifferente Elektrode wird distal vom Behandlungsfeld befestigt, der Schallkopf wird über das Gewebe geführt. Für den direkten Kontakt sorgt ein Ankopplungsmedium zwischen Elektrode und Haut (z. B. Kontaktmittel Aquasonic [Abb. 220]).

Die beiden Behandlungsformen – diadynamische Therapie und Ultraschalltherapie – können auch getrennt angewendet werden. Hier gelten dann die für die einzelnen Methoden angegebenen Behandlungsrichtlinien.

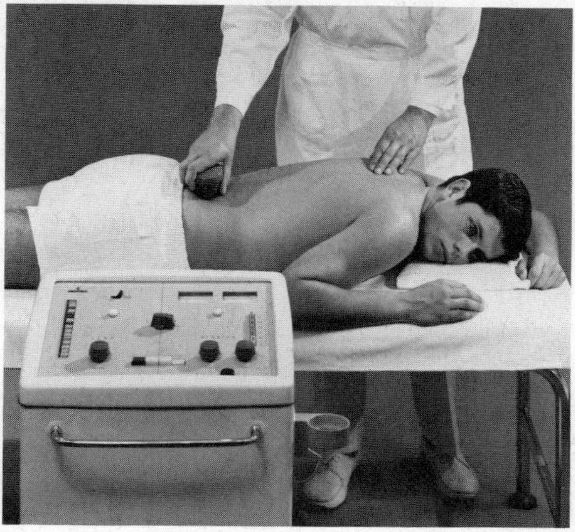

Abb. 220 Anwendung der Kombinationstherapie diadynamischer Ströme mit Ultraschall

Interferenzstromtherapie

Bei dieser interessanten reizstromtherapeutischen Methode wird der Hautwiderstand des Patienten durch Erhöhen der Impulsfrequenz besser überwunden, wobei im Körper selbst ein niederfrequenter Strom wirkt. Hervorgerufen wird dieser Effekt durch das Überkreuzen zweier frequenzverschiedener mittelfrequenter Stromkreise, die an der Kreuzungsstelle durch Superposition Interferenzen bilden. Diese Interferenzen besitzen Eigenschaften von Wechselströmen niederer Frequenz im Bereich bis 100 Hz.

Im Prinzip handelt es sich also um Wirkungen, wie sie auch die diadynamischen Ströme besitzen, nur daß hier zwei Stromkreise mit je 2, also 4 Elektroden notwendig sind. Auch besteht ein gewisser Nachteil durch eine ungenaue Lokalisierung der Stromwirkung, denn die wirksame Interferenz wird vorzugsweise am Ort guter Gewebeleitfähigkeit auftreten.

Der besondere Vorteil des Interferenzstroms liegt aber in seiner geringeren sensiblen Belästigung des Patienten, denn an der Hautoberfläche werden die verträglicheren mittelfrequenten Ströme zugeführt, während in den tieferen Gewebeschichten ein niederfrequenter Strom wirkt (Abb. 221).

Die gekreuzten Ströme wirken wie eine Reizstrommassage und erzielen besonders günstige Resultate bei chronisch-entzündlichen und degenerativen Veränderungen an den Gelenken. Günstig ist auch

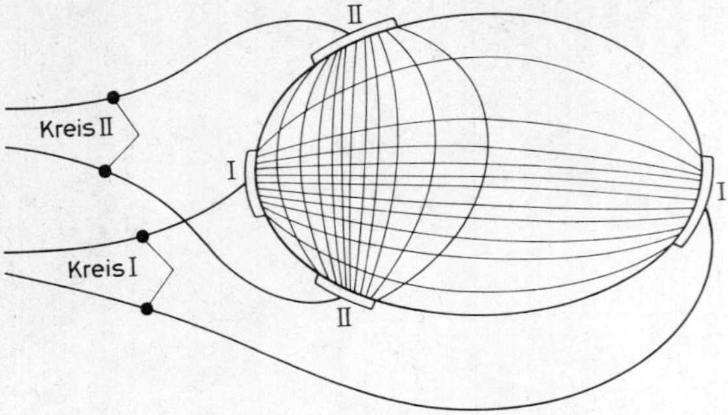

Abb. 221 Prinzip der Superposition beider Stromkreise von verschiedener Frequenz oder Phase

die Wirkung bei frischen Verletzungsfolgen, z. B. Ergüssen, traumatischen Ödemen und bei Durchblutungsstörungen.

Durchführung der Behandlung

Man unterscheidet grundsätzlich zwei verschiedene Anwendungstechniken: die stabile und die kinetische Interferenz. Bei der stabilen Interferenz bleiben die Elektroden während des Stromflusses unverändert an der gleichen Auflagestelle liegen. Man benutzt im allgemeinen zwei Paar Plattenelektroden. Beim Anschließen muß man darauf achten, daß die beiden Stromkreise sich überkreuzen. Darüber hinaus gibt es sog. „Flachkissenelektroden", die sich für die Behandlung eng umschriebener Stellen besser eignen.

Die kinetische Interferenz („Handschuh-Methode") ermöglicht einen Ortswechsel mit den Elektroden während der Anwendung, so daß man auf ein erkranktes Gebiet im Verlauf einer Behandlung von verschiedenen Seiten her einwirken kann. Man benutzt dazu handschuhähnliche Elektroden, die mit wechselndem Auflagedruck appliziert werden. Dabei bearbeitet man den Körper mit massageähnlichen Handbewegungen. Die Reizwirkung wird durch festes Andrücken der Elektroden erhöht und bei sanftem Druck und verringerter Auflagefläche abgeschwächt.

Elektrodiagnostik mit niederfrequenten Strömen

Die Elektrodiagnostik gehört zu den primär neurologischen Untersuchungsmethoden und umfaßt eine Funktionsprüfung des peripheren Nerven- bzw. Muskelsystems.

Prüfung der faradischen und galvanischen Erregbarkeit

In allen Fällen, in denen in kurzer Zeit ein Überblick über die Erregbarkeitsverhältnisse verschiedener Muskeln oder Nerven gewonnen werden soll, ist die Messung der faradischen und galvanischen Erregbarkeit zunächst ausreichend. *Neuroton*-Geräte liefern hierfür einen definierten „faradischen" Strom (Impulsdauer 1 ms, Pausendauer 20 ms, Exponentialstrom).

Verwendet wird eine große indifferente Elektrode (Anode), am besten auf der Brust des Patienten befestigt, und als differente Reizelektrode eine Kugelelektrode in einem Handgriff mit Fingerschalter.

Die Reaktion des Muskels kann bei der Prüfung in qualitativer und auch quantitativer Hinsicht verändert sein.

Quantitative Erregbarkeitsveränderungen äußern sich darin, daß eine höhere oder niedere Stromstärke als normalerweise für die Erzielung einer Muskelzuckung benötigt wird.

Ist die direkte oder indirekte faradische Erregbarkeit des Muskels erloschen, so wird die galvanische Erregbarkeitsprüfung am Muskel durchgeführt. Eine träge, wurmförmige Zuckung des gereizten Muskels beweist eine komplette Entartungsreaktion als Ausdruck einer schweren Schädigung.

Bei einer partiellen Entartungsreaktion ist dagegen die direkte faradische Erregbarkeit (am Muskel) noch einigermaßen erhalten und die indirekte galvanische und faradische Erregbarkeit (am Nervenreizpunkt) mehr oder minder stark erniedrigt.

<table>
<tr><th>Art der Reizung</th><th>Partielle Entartungsreaktion</th><th>Komplette Entartungsreaktion</th></tr>
<tr><td>faradisch indirekt</td><td rowspan="4">herabgesetzt</td><td rowspan="3">erloschen</td></tr>
<tr><td>faradisch direkt</td></tr>
<tr><td>galvanisch indirekt</td></tr>
<tr><td>galvanisch direkt</td><td>wurmförmige Zuckung</td></tr>
</table>

Qualitative Änderungen der Erregbarkeit: Während der gesunde Muskel mit einer „blitzartigen" Zuckung reagiert, kann ein pathologisch veränderter Muskel ein in verschiedener Hinsicht abweichendes Verhalten zeigen. Hierzu gehört beispielsweise die träge „wurmförmige" Zuckung bei galvanisch direkter Reizung eines Muskels mit kompletter Entartungsreaktion.

Aufnahme von Reizstärke-Reizzeit-Kurven, Bestimmung von Rheobase, Chronaxie und Akkommodabilität

Als Test für die reizstromdiagnostische Untersuchung dient stets eine Muskelkontraktion. Die dazu erforderliche Stromstärke ist die Rheobase. Da hier die Stromflußzeit (Impulsdauer) nicht immer definiert ist, kommt dieser Untersuchung nur ein begrenzter Wert zu.

Zur Messung der Chronaxie wird die erforderliche Mindestflußzeit des Stromes (Mindestimpulsdauer) bei doppelter Rheobasenstromstärke gemessen. Diese Untersuchung bringt schon einen gewissen Fortschritt, da Intensität und Impulsdauer definiert werden können. Genauer dagegen sind Messungen, bei denen verschiedene Intensitäten und Impulsdauern bestimmt werden (Reizstärke-Reizzeit-Kurven = i/t-Kurven).

Die i/t-Kurven vermögen weit wertvollere Aufschlüsse über die vorliegenden Erregbarkeitsverhältnisse zu geben als die alleinige Bestimmung der Chronaxie. Sie werden im Bereich einer Zeitdauer von 0,05 bis 1000 ms aufgenommen.

Mit fortschreitender Degeneration rückt die Kurve nach rechts und nach oben, d. h. die Erregbarkeit nimmt ab. Regenerative Zwischenzustände sind ebenfalls durch die Kurven gekennzeichnet.

Oft werden i/t-Kurven mit Rechteckimpulsen und Exponentialstromimpulsen aufgenommen und in den gleichen Diagnostikbogen eingezeichnet.

Aus diesen Kurven kann man dann nicht allein den Kurvenverlauf (normal, partielle Degeneration oder totale Degeneration des Muskels) erkennen, sondern auch die Akkommodabilität und die Chronaxie (Abb. 222–225).

Die Akkommodabilität ist die Eigenschaft eines Nerv-Muskel-Systems, auf langsam ansteigende Stromimpulse (Exponentialstrom) weniger stark zu reagieren als auf schnell ansteigende Stromimpulse (Rechteckstrom). Das bedeutet, daß man bei Anwendung langer Exponentialstromimpulse eine höhere Stromstärke benötigt als bei Anwendung von Rechteckstromimpulsen.

Bei fortschreitender Degeneration des Muskels dagegen verliert der Muskel diese Eigenschaft.

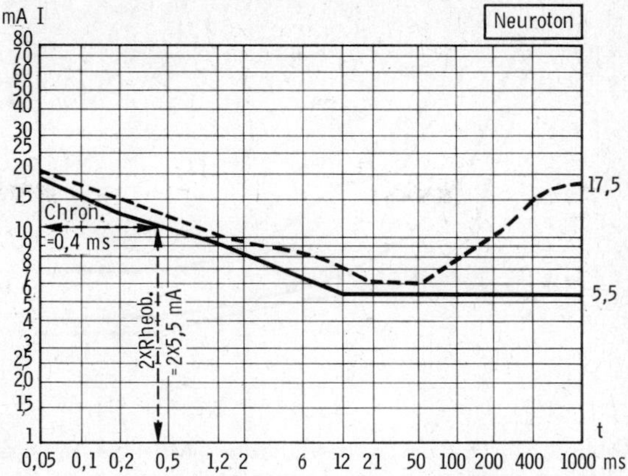

Abb. 222 i/t-Kurven eines normalen Nerv-Muskel-Systems

$$\frac{\text{Galvanotetanusschwelle}}{\text{Rheobase}} = \frac{17,5}{5,5}$$

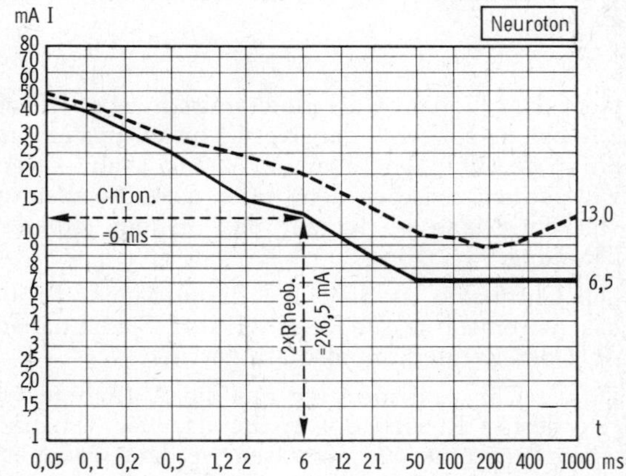

Abb. 223 Schema der i/t-Kurven partieller Entartung

$$\frac{\text{Galvanotetanusschwelle}}{\text{Rheobase}} = \frac{13}{6,5}$$

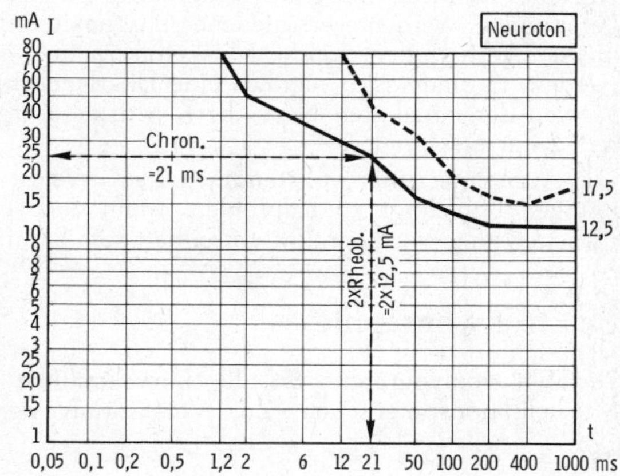

Abb. 224 i/t-Kurve bei total entartetem Muskel

$$\frac{\text{Galvanotetanusschwelle}}{\text{Rheobase}} = \frac{17,5}{12,5}$$

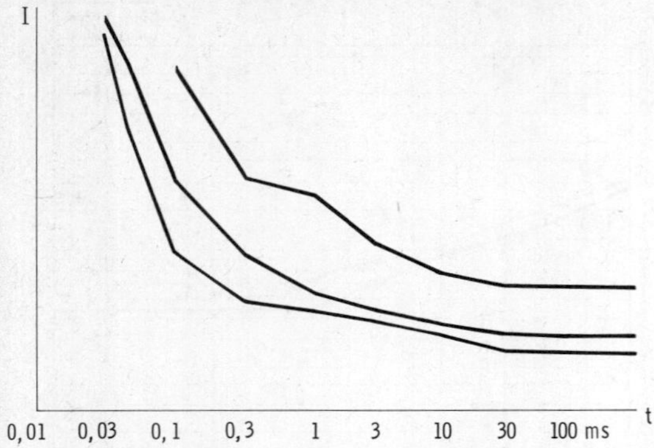

Abb. 225 i/t-Kurven des gleichen Muskels in Abständen von einigen Wochen erhoben. Beispiel einer fortschreitenden Regeneration bei Poliomyelitis

Liegt der Quotient Galvanotetanusschwelle: Rheobase im Bereich von 2,7 bis 6, so zeigt das Nerv-Muskel-System normales Verhalten. Sinkt der Quotient aber auf 2 bis 1 ab – verschwindet also der Unterschied zwischen den beiden Reizschwellen in mehr oder minder starkem Maße –, so gilt das als ein sicheres Zeichen für eine Lähmung.

Die Chronaxie ist diejenige Impulsdauer, die bei doppelter Rheobasenstromstärke zur Reizung führt. Sie ist daher ein einziger Kennwert der Rechteckimpulscharakteristik.

Da die Chronaxiemessung nur die Aufnahme von zwei Meßwerten erfordert – Rheobase x 2; Impulsdauer – kann sie auch allein mit einem *Neuroton 626* gemessen werden. Jedoch ist die Chronaxie als einzelner Meßwert mit einer Fehlerquelle behaftet: Bei inhomogenen Lähmungen werden verschiedene Chronaxien und Rheobasen gemessen, je nachdem, welche Muskelfasern im Muskel zuerst gereizt werden. Es findet sich nämlich eine Überlagerung der einzelnen i/t-Kurven der beteiligten Nerv- bzw. Muskelfasergruppen verschiedenen Entartungsgrades.

Die Aufnahme einer vollständigen i/t-Kurve ist bei partiellen Lähmungen unbedingt zu empfehlen, wenn auch eine einzelne Chronaxiemessung zur Übersicht vorteilhaft sein kann.

Elektromyographie

Die Elektromyographie ist die kurvenmäßige Aufzeichnung von Muskelaktionspotentialen. Zur Verstärkung der Aktionspotentiale benutzt man besondere hochempfindliche elektrische Verstärker, zur Darstellung und Aufzeichnung entweder Kathodenstrahloszillographen oder Registriergeräte mit hoher Resonanzfrequenz.

Anstatt die Vorgänge auf dem Leuchtschirm zu beobachten oder sie aufzuschreiben, kann man den ursprünglich elektrischen Vorgang auch akustisch übertragen und erhält im Lautsprecher für bestimmte Erkrankungen spezifische Geräusche.

Die Registrierung des Elektromyogramms ist bei Muskelerkrankungen und bestimmten pathologischen Bewegungsstörungen von großem Wert. Auch konnten zahlreiche neurophysiologische Gesetzmäßigkeiten der motorischen Innervation und der Reflexerregung geklärt werden. Weitere Einblicke in das Verhalten von Nerv und Muskel gewinnt man durch elektrische Reizung und Beobachtung der Überleitungszeit und Form der Reizantwort.

Bei fehlender Willkür- und Haltungsinnervation zeigt das Elektromyogramm eine dauernde Aktivität bei der Spastik, beim Rigor, beim Tremor und anderen Hyperkinesen, bei Schmerzzuständen, z. B. Rheuma, und bei Läsionen der spinalen motorischen Neurone.

Spezifische Elektromyogramme finden sich auch bei Ischämie, bei Reizerscheinungen des peripheren Nerven und bei Tetanie.

In Verbindung mit der elektrischen Reizung zur Nervenleitungsmessung wird das Elektromyogramm für die Diagnose und für die neurochirurgische Indikation zur Operation peripherer Nervenverletzungen verwendet.

Zur Bestimmung der motorischen Nervenleitgeschwindigkeit reizt man den zu untersuchenden peripheren Nerven an zwei oder mehreren Stellen und leitet aus einem zugehörigen Muskel die elektrische Reizantwort ab („evoziertes Potential"). Zur Geschwindigkeitsberechnung wird nicht die Zeitspanne zwischen Reiz und Eintritt der Muskelantwort genommen, sondern man reizt den peripheren Nerven an zwei verschiedenen Reizpunkten und bestimmt die Leitgeschwindigkeit zwischen den beiden Reizorten, indem man den in Metern angegebenen Abstand zwischen den beiden Punkten durch die Latenzzeitdifferenz dividiert:

$$V = \frac{\text{Reizpunkt prox.} - \text{Reizpunkt dist.}}{\text{t prox.} - \text{t dist.}} = \text{m/s}$$

Zur Reizung werden Elektroden bipolar aufgelegt und es werden Rechteckimpulse von 0,2 bis 1 ms Dauer appliziert. Die Ableitung des evozierten Potentials wird mit Platten-Elektroden durchgeführt (Abb. 226).

Die Normalwerte der Leitgeschwindigkeit liegen beim N. medianus und N. ulnaris etwa zwischen 50 und 60 m/s.

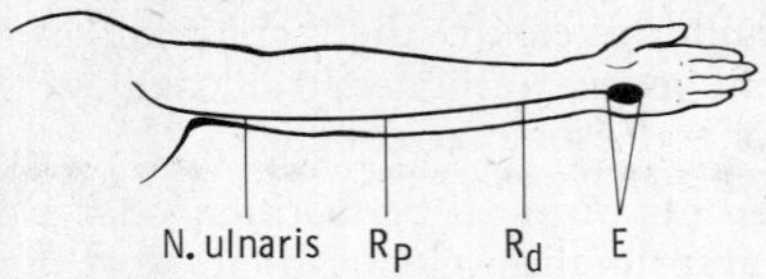

Abb. 226 Messung der Nervenleitgeschwindigkeit des N. ulnaris

Sehr gute Ergebnisse bringt die Auswertung von Elektromyogrammen bei der Unterscheidung myopathischer und spinaler Muskelatrophien. Der myotonische Muskel hat sehr charakteristische und spezifische Reaktionen, die sich elektromyographisch gut darstellen.

Durchführung der Untersuchung

Für die Ableitung der Muskelaktionspotentiale gibt es zwei Arten der Elektrodenanlage:

Hautableitungen und Nadelableitungen aus der Muskulatur.

a) Die Hautableitungen werden durch kleine Metallplättchen oder pilzförmige Elektroden durchgeführt, die in der Längsrichtung des Muskels kurz unterhalb des Muskelbauchs und am Beginn des Sehnenansatzes befestigt sind.

Bei Hautableitungen kann man keine einzelnen Muskeln oder Muskelbündel, sondern nur Muskelgruppen erfassen.

b) Nadelableitungen haben den Vorteil, daß man lokalisierte Elektromyogramme der motorischen Einheiten erhält. Bei Verwendung konzentrischer Nadelelektroden wird an der Spitze zweier in die Nadel eingearbeiteter Drähte abgeleitet, nachdem die Nadel in die Muskulatur eingestochen wurde. Man benützt den Nadelschaft als Erde und verbindet die beiden Drahtspitzen mit dem Eingang eines Verstärkers.

Es gibt Elektromyographen zur Registrierung und Anzeige von einer bis vier und mehr Ableitungen. Oft genügt aber auch die Darstellung mit einem Kathodenstrahloszillographen mit Lautsprecher.

Auch Elektroenzephalographen mit sehr hoher Aufzeichnungsqualität, z. B. *Mingograph*-EEG, sind für eine orientierende Elektromyographie geeignet.

Im ganzen gesehen ist ein hoher apparativer Aufwand für elektromyographische Untersuchungen erforderlich. Man wird beim Vergleich zwischen Elektromyographie und den allgemein bekannten elektrodiagnostischen Untersuchungen zu dem Ergebnis kommen, daß für die Routineuntersuchung z. B. die Untersuchung mit dem *Neuroton* wegen ihres relativ geringen Aufwandes vorzuziehen ist, während in schwierigen Fällen und für spezielle Indikationen die Elektromyographie unentbehrlich bleibt.

Hochfrequenzwärmetherapie

Unter Hochfrequenzwärmetherapie versteht man die Anwendung von Wechselströmen mit etwa 1 Million bis 3000 Millionen Schwingungen/s. Im medizinischen Bereich gehören dazu die Kurzwellentherapie, die Ultrahochfrequenztherapie und die Mikrowellentherapie. Bei all diesen Methoden handelt es sich um elektromagnetische Schwingungen, die sich durch ihre unterschiedliche Frequenz unterscheiden und die infolge dielektrischer Verluste im Gewebe Wärme erzeugen. Die biophysikalische Wärmeverteilung im Körper ist dabei abhängig von der Frequenz der jeweils angewendeten Methode.

Die Wärme selbst wirkt als biophysikalischer Reiz, der eine reaktive Hyperämie des erwärmten Gewebes auslöst. Die vermehrte Durchblutung führt zu einer besseren Ernährung des Gewebes infolge gesteigerter Zufuhr von Sauerstoff und von Nähr- und Abwehrstoffen und auch zu einem beschleunigten Abtransport der durch den Stoffwechsel entstandenen Abfallprodukte.

Zusätzlich erfolgt eine Herabsetzung des Säuregrades (pH-Wertes) im Gewebe, worin auch die Ursache für die durch Hyperämie bewirkte Schmerzlinderung zu sehen ist.

Elektromagnetische Schwingungen breiten sich in der Luft mit Lichtgeschwindigkeit (300 Millionen m/s) aus. Das Produkt aus Wellenlänge und Schwingungszahl (Frequenz) muß demnach konstant sein und Wellenlänge und Frequenz müssen sich im umgekehrten Verhältnis zueinander befinden.

$$\text{Wellenlänge} = \frac{\text{Lichtgeschwindigkeit}}{\text{Frequenz}}$$

Es ist an sich völlig gleichgültig, ob man zur Kennzeichnung einer bestimmten elektromagnetischen Schwingung die betreffende Wellenlänge oder die Frequenz angibt.

Die Anwendung von hochfrequenten elektromagnetischen Schwingungen zur Wärmetherapie bietet den Vorteil großer Eindringtiefe gegenüber den einfachen Wärmeanwendungen, z. B. Packungen, Bädern oder Wärmestrahlern. Mit Hochfrequenzenergie gelingt es daher, auch tiefer gelegenen Geweben — Muskulatur, Knochen, innere Organe — Wärme unmittelbar zuzuführen.

Kurzwellentherapie

Kurzwellentherapie im Kondensatorfeld

Bei dieser hochfrequenzwärmetherapeutischen Methode wird der zu behandelnde Körperteil als Dielektrikum zwischen die Platten eines

Kondensators gebracht, die entweder als Luftabstandelektroden oder als Weichgummielektroden ausgebildet sind. Diesen Kondensatorplatten führt ein Generator Hochfrequenzstrom mit einer Frequenz von 27,12 MHz = 11 m Wellenlänge zu. Der hochfrequente Strom durchsetzt – als „Verschiebungsstrom" – das zu behandelnde Gewebe und wird dabei in Wärme umgewandelt.

Bei Anwendung des Kurzwellenkondensatorfeldes durchflutet die Hochfrequenzenergie den ganzen Körperteil, der sich zwischen zwei Plattenelektroden befindet. In diesem Bereich bildet sich Wärme. Infolge der elektrischen Gewebeeigenschaften und der Feldverteilung ist die Erwärmung im Unterhautfettgewebe am stärksten. Es erwärmt sich aber auch das von der Muskulatur umgebene Knochengewebe.

Die Durchflutung im Kondensatorfeld gestattet also eine gewisse „Kernerwärmung".

Kurzwellentherapie im Spulenfeld

Läßt man den Strom des Hochfrequenzgenerators durch eine Spule fließen, die sich in einem Isoliergehäuse befindet *(Monode, Minode, Diplode)* und dem Patienten aufliegt oder die aus einem „Induktionskabel" gewickelt dem Patienten aufgelegt wird, so entsteht um diese Spule herum ein hochfrequentes magnetisches Wechselfeld. Im Körper bilden sich Wirbelströme, die in Wärme umgesetzt werden.

Bei Einwirkung des Kurzwellenspulenfeldes nehmen Energiedichte und Wärmeumsatz nach der Tiefe hin ab. Es werden bevorzugt flüssigkeitsreiche, d. h. elektrisch gut leitende Gewebe erwärmt, z. B. Muskulatur, während im Unterhautfettgewebe und im Knochen der Temperaturanstieg gering bleibt.

Wird ein Induktionskabel um eine Extremität als Spirale herumgeschlungen, so ergibt sich eine gleichmäßige Längsdurchströmung, die in ihrer Wärmeverteilung einem Zusammenwirken von Kondensator- und Spulenfeld entspricht.

Durchführung der Behandlung (Abb. 227–229)

Ultrahochfrequenztherapie

Bei dieser Methode werden elektromagnetische Wellen von 69 cm Wellenlänge in Luft (≈ 433,92 MHz) abgestrahlt. Der Hochfrequenzgenerator ist ein sog. selbsterregter Topfkreisgenerator.

Von besonderem Interesse ist der Hohlleiterstrahler *Pyrodor*. Dieser Applikator ist so ausgeführt, daß sich im Patientenkörper bestimmte hochfrequente Magnetfelder ausbilden.

Applikationstechnik
Man erreicht:

Gleichmäßige Wärmeverteilung

in Rumpf und Kopf bei Querdurchflutung mit weit distanzierten Luftabstandelektroden

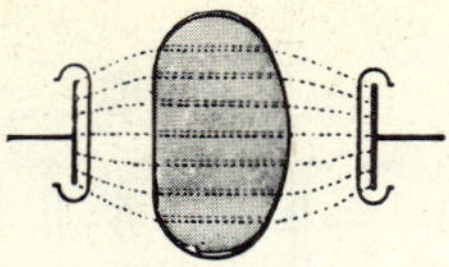

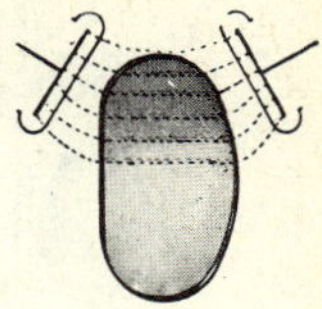

in Extremitäten bei Längsdurchflutung mit Luftabstand oder Weichgummi-Elektroden oder mit eng gewickeltem Induktionskabel

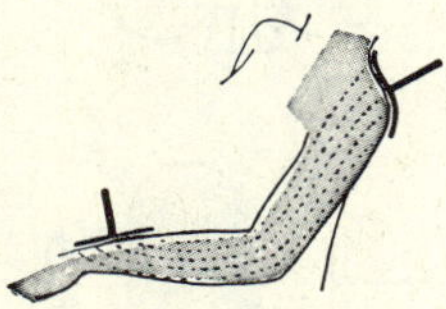

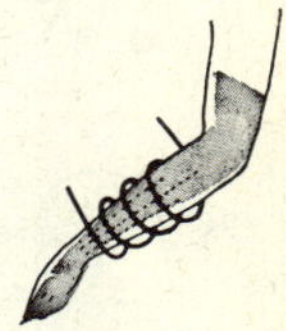

Ungleiche Wärmeverteilung

in der Durchflutungsrichtung bei ungleich distanzierten Elektroden gleicher oder auch verschiedener Größe

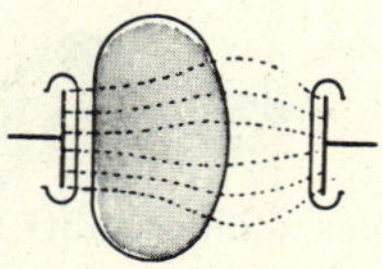

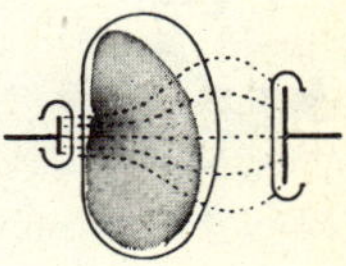

quer zur Durchflutungsrichtung bei starkem Schrägstellen der Elektroden

bei tangentialer Durchflutung mit einseitig angelegten Elektroden

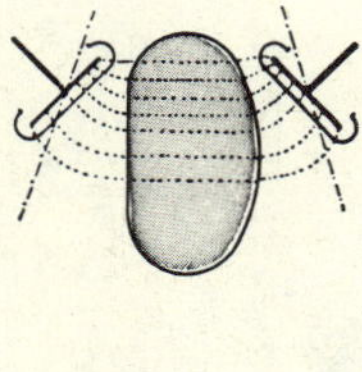

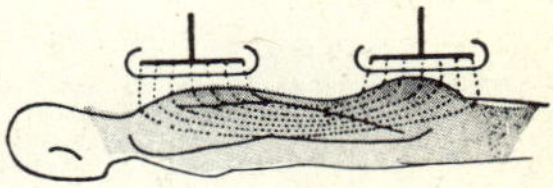

Selektive Erwärmung der Muskulatur

in größerem Gebiet lokalisiert mit flacher Induktionskabel-Schleife

in mittelgroßem Gebiet lokalisiert mit der MONODE und DIPLODE

in kleinerem Gebiet lokalisiert mit der MINODE

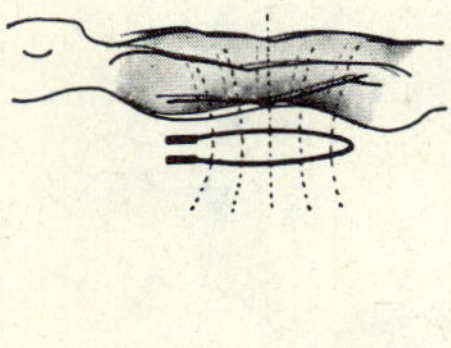

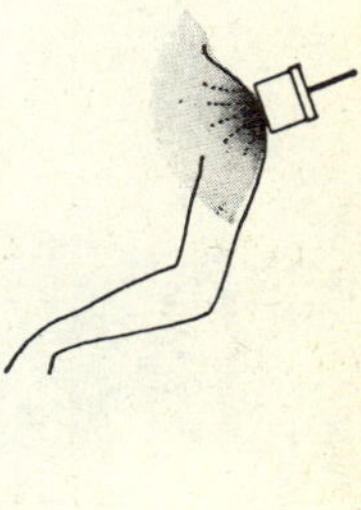

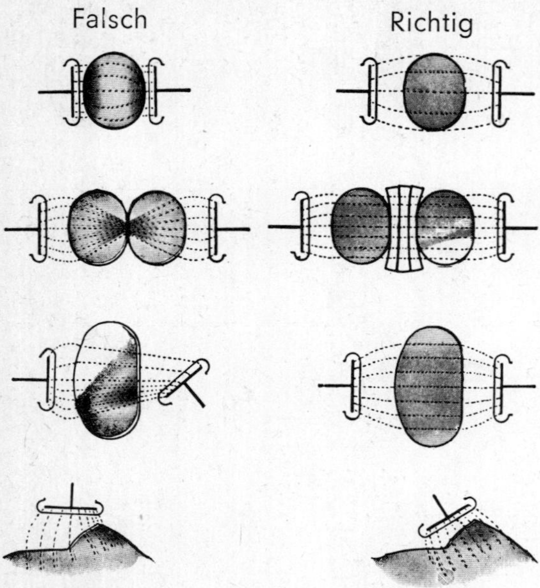

Man vermeidet:

Relativ zu hohe Oberflächenerwärmung
infolge zu kleinen Elektroden-Haut-Abstandes durch Vergrößerung des Abstandes

Örtliche Überhitzung
infolge Feldeinschnürung durch Distanzierungs-Zwischenlagen

Örtliche Überhitzung
infolge Kantenwirkung durch Parallelstellen der Elektrodenfläche zur Hautoberfläche

Abb. 227 Applikationstechnik des Kondensator- und des Spulenfeldes

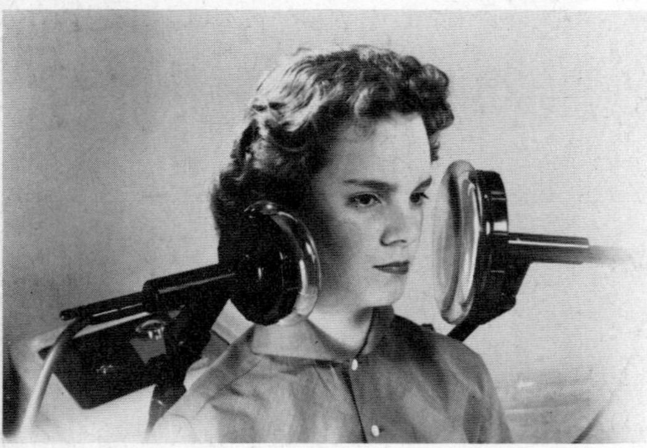

Abb. 228 Anwendung des Kondensatorfeldes am Patienten

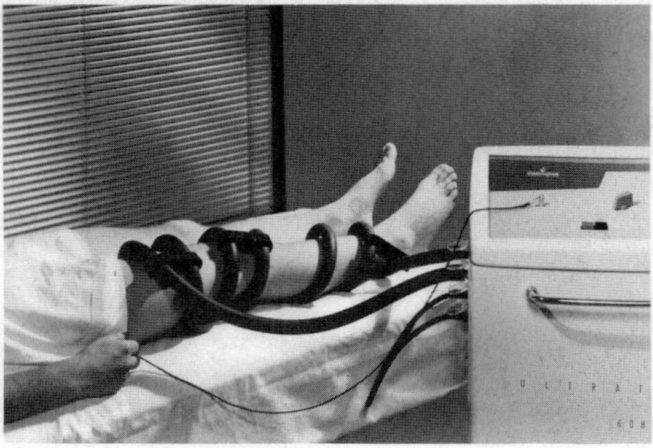

Abb. 229 Anwendung des Spulenfeldes (Induktionskabel) am Patienten

Es ergibt sich eine besonders günstige Wärmeverteilung: Durch Anregung magnetischer Hohlleiterwellen vom H_{11}-Wellentyp zeigt der magnetische Feldvektor in die Ausbreitungsrichtung vom Strahler zum Patienten hin und steht senkrecht auf der Oberfläche des Körpers. Dies hat eine erhebliche thermische Entlastung des Fettgewebes zur Folge, denn die transversal zur Strahlungsrichtung verlaufenden induzierten elektrischen Wirbelströme bilden sich vorzugsweise im Bereich guter Leitfähigkeit (z. B. Muskelgewebe) aus.

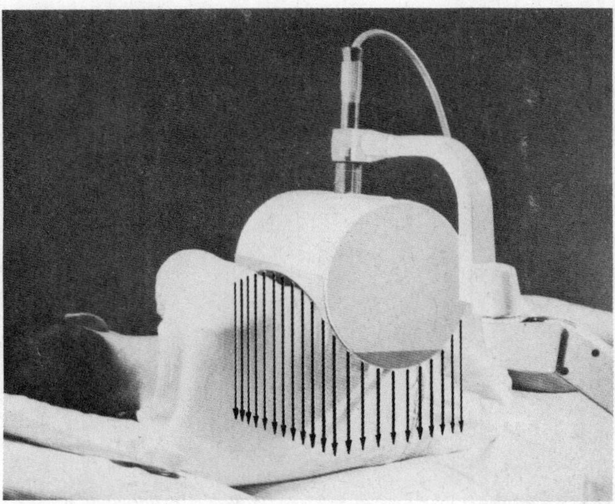

Abb. 230 Anwendung des Pyrodor mit Darstellung der magnetischen Strahlungsrichtung

Die größte Erwärmung liegt in der Nähe der Strahlerecken des *Pyrodor*, da hier starke hochfrequente Magnetfelder vorherrschen.

Eine derart therapeutisch günstige Temperaturverteilung ist jedoch nur mit dem Hohlleiterstrahler *Pyrodor* zu erzielen. Der Strahler sollte daher nicht mit sog. Muldenstrahlern verwechselt werden, denn die Form des Applikators allein ist für eine überlegene Wirkungsweise keinesfalls entscheidend.

Auch ultrahochfrequente elektromagnetische Wellen werden „eingestrahlt". Wird der Hohlleiterstrahler *Pyrodor* verwendet, so entsteht eine intensive Durchwärmung des Gewebes im hochfrequenten Feld.

Dabei findet sich auch eine thermische Entlastung des Unterhautfettgewebes, wobei aber eine Dosierung nach dem Wärmeempfinden des Patienten ohne weiteres möglich ist (Abb. 230–233).

Mikrowellentherapie

„Mikrowellen" haben eine Wellenlänge von 12,5 cm ($\approx$ 2450 $\pm$ 50 MHz). Sie werden von einem Strahler, der eine kleine Sendeantenne enthält, ähnlich wie von einem Scheinwerfer ausgestrahlt. Der Strahler wird auf den zu behandelnden Körperteil gerichtet. Die Strahlung dringt in den Körper ein und wird dort unter Wärmeentwicklung absorbiert (Abb. 234).

Die Eindringtiefe der Strahlung ist größer als die von Infrarot- bzw.

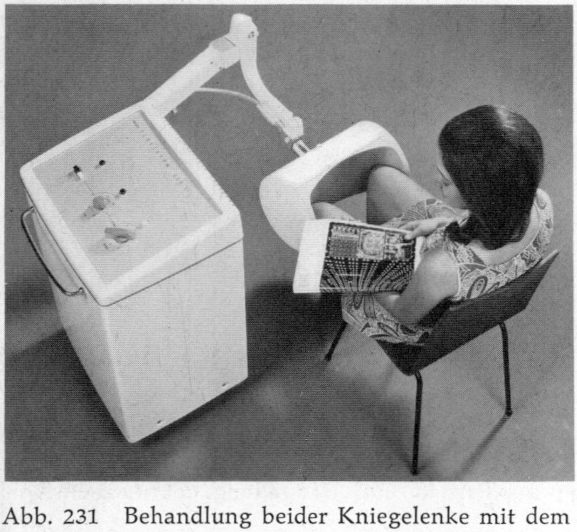

Abb. 231 Behandlung beider Kniegelenke mit dem Pyrodor

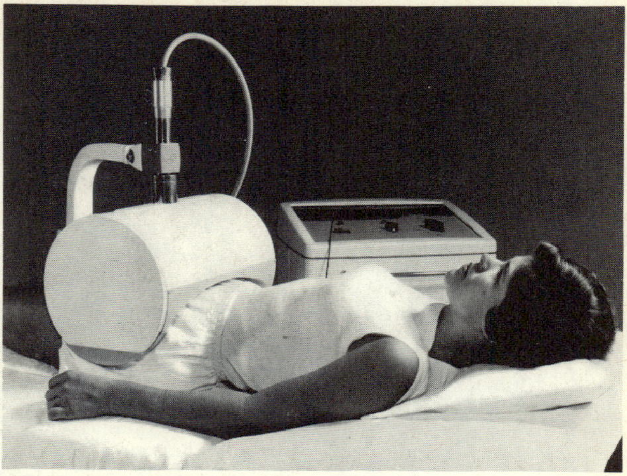

Abb. 232 Behandlung des Abdomens mit dem Pyrodor

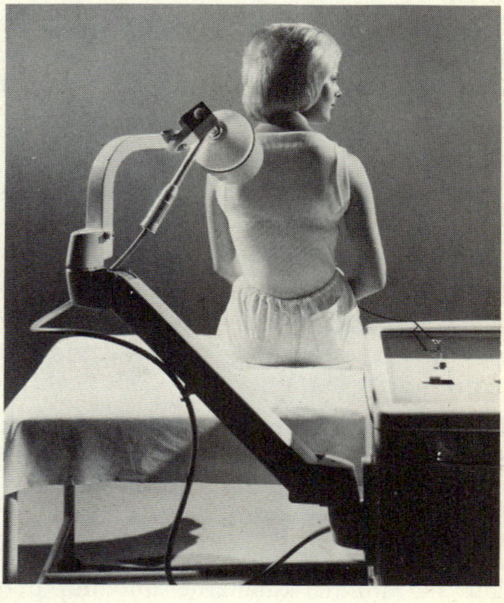

Abb. 233 Behandlung mit Rundfeldstrahler

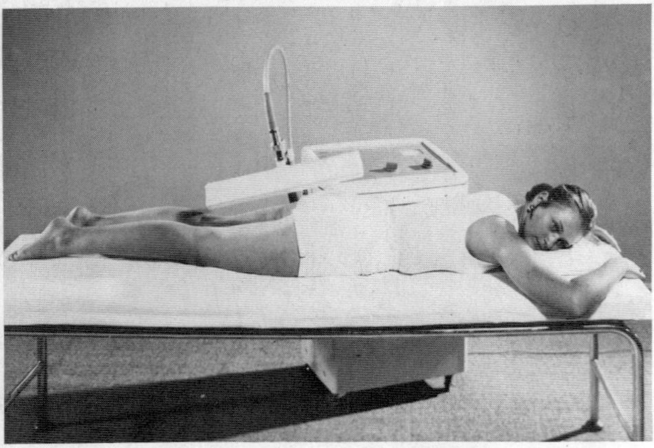

Abb. 234 Anwendung der Mikrowellentherapie

Wärmestrahlen, aber geringer als die bei Anwendung des Kurzwellenkondensatorfeldes und der Ultrahochfrequenztherapie mit dem *Pyrodor*.

Die für diese Methode maßgeblichen elektrischen Eigenschaften der Gewebe führen zu einem bevorzugten Wärmeumsatz in gut leitenden Gewebepartien, also z. B. in Muskulatur.

Die erreichte Wärmeverteilung entspricht somit im wesentlichen derjenigen des Kurzwellenspulenfeldes oder der Anwendung des Rundfeldstrahlers für die Ultrahochfrequenztherapie.

Gesichtspunkte zur Anwendung der Hochfrequenzwärmetherapie

Die Hochfrequenzwärmetherapie bietet mit Kurzwellen im Kondensator- und Spulenfeld einen breiten Anwendungsbereich; ihn wirklich zu nützen, erfordert jedoch eine gewisse Fertigkeit in der Anwendungstechnik (Abb. 235, s. a und b).

Mikrowellentherapiegeräte sind einfach anzuwenden. Leider findet sich nur ein begrenzter Anwendungsbereich, da die Eindringtiefe der Energie – infolge überwiegender Wärmebildung in oberflächig liegender Muskulatur – für tiefliegende Gewebe nicht ausreicht (Abb. 235, s. c).

Die Ultrahochfrequenztherapie mit dem Hohlleiterstrahler Pyrodor vereinigt die Vorteile der klassischen Kurzwellentherapie (= Tiefenerwärmung) mit den Vorteilen der Mikrowellentherapie (= einfache Handhabung). Sie ist die überlegene hochfrequenzwärmetherapeutische Methode (Abb. 235, s. e).

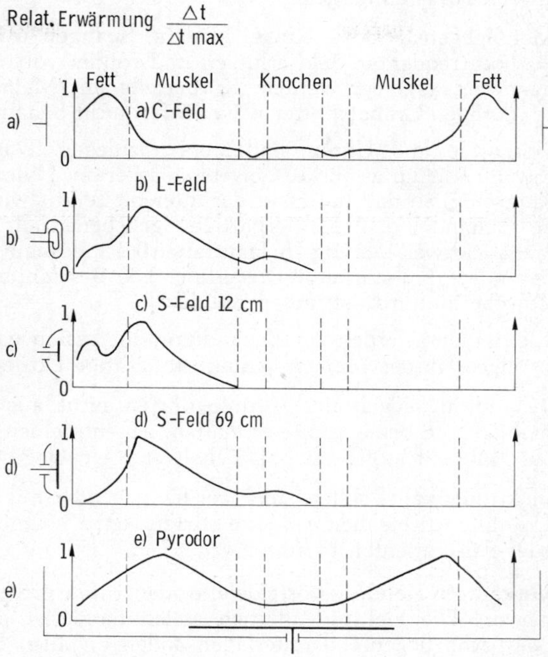

Abb. 235 Vergleich charakteristischer Temperaturverläufe verschiedener Hochfrequenzwärmeverfahren nach kurzer Einstrahlungszeit (schematisch)

Sicherheitsmaßnahmen bei Anwendung der Hochfrequenzwärmetherapie

An Störungen der Wärmeempfindung denken! Zur Prüfung der Temperatursensibilität genügt das wechselnde Auflegen zweier mit heißem oder kaltem Wasser gefüllter Reagenzgläser.

Behandlungen sollten nie bei Patienten mit implantiertem Herzschrittmacher angewendet werden; die eingestrahlte Hochfrequenz kann den Herzschrittmacher beschädigen und beim Patienten Komplikationen hervorrufen.

Behandlungen im Bereich des weiblichen Abdomens während der Gravidität können zu teratogenen Schäden führen. Ursache sind Durchblutungs- und Diffusionsänderungen im Bereich der Plazenta, die mit einer Verringerung des Sauerstoff- und Nährstoffangebots an den Fötus einhergehen.

Metallgegenstände – Ringe, Nadeln, Spangen usw. – können sich im hochfrequenten Feld erhitzen und sollten vorsorglich vor der Behandlung abgelegt werden. Körperteile mit Metalleinschlüssen wie Marknägel, Granatsplitter usw. dürfen nicht behandelt werden.

Hörgeräte und Uhren sind stets abzulegen. Das gleiche gilt für feuchte Kleidungsstücke. Gewebe aus Perlon, Nylon u. a. sind wenig saugfähig, so daß die Haut darunter oft feucht wird. Entkleiden der zu behandelnden Körperpartien, gegebenenfalls Abtrocknen der Haut (Schweißbildung in Hautfalten!) ist deshalb anzuraten – insbesondere bei stärkerer Dosierung. Die Bestrahlung durch trockene Gewebe hindurch ist unbedenklich.

Kleinkinder werden zur Behandlung am besten ganz entkleidet; ihr geringes Körpervolumen bedingt vorsichtige Dosierung.

Behandlungsliegen und -stühle dürfen nicht aus Metall sein oder halbleitende Bezugsstoffe enthalten. Zu empfehlen ist eine Liegestatt aus Holz mit Stoffbezug, als Behelf auch ein Liegestuhl.

Elektrodenkabel sollen stets frei hängen oder mit einer isolierenden Umhüllung versehen sein; sie dürfen weder einander noch das Gerät oder den Patienten berühren.

Verkantete Kondensatorfeldelektroden rufen örtliche Überhitzungen hervor! Die Elektrodenflächen sollen möglichst parallel zur Hautoberfläche liegen. Filzunterlagen sollen an allen Seiten etwas über die Weichgummielektrode hervorstehen.

Dosierung und Behandlungsdauer

Die Hochfrequenzwärmetherapie erfordert eine individuelle und dem Krankheitsbild angepaßte Dosierung und Behandlungsdauer. Eine noch gut erträgliche Erwärmung sollte nie überschritten, eine gerade noch spürbare selten unterschritten werden.

Bei Entzündungen gilt allgemein, daß die Dosis (Intensität x Behandlungsdauer) umso kleiner sein soll, je akuter die Erkrankung und umso größer, je chronischer sie ist. Es empfiehlt sich, mit kleiner Intensität zu beginnen und später nach Verträglichkeit zu steigern. Bei Exazerbation zunächst Pause einschalten, danach mit reduzierter Intensität weiterbehandeln. Chronische Prozesse erfordern zunächst eine stärkere Wärmeeinwirkung.

Für die Angabe der Dosis wird die Einteilung von Schliephake verwendet, nach der man vier Stufen unterscheidet:

Dosis I gerade nicht spürbare Wärme
Dosis II gerade spürbare Wärme
Dosis III angenehme Wärme
Dosis IV starke Wärme.

Bei der Kurzwellentherapie beträgt die Dauer einer Behandlung meist 10 bis 20 Min. Die dem Patienten dabei wirklich zugeführte Dosis hängt von der korrekten Abstimmung des Kurzwellentherapiegerätes ab. Diese unterliegt Schwankungen infolge der nie ganz vermeidbaren unwillkürlichen Bewegungen des Patienten und Änderung der elektrischen Leitfähigkeit im Gewebe. Sie muß daher immer wieder nachgeprüft und korrigiert werden, sofern das Gerät nicht mit einer Abstimmautomatik ausgerüstet ist.

Bei Anwendung der Ultrahochfrequenztherapie und der Mikrowellentherapie ist eine besondere Abstimmung nicht erforderlich. Auch kommt man bei der Ultrahochfrequenztherapie mit einer wesentlich geringeren Behandlungsdauer aus.

Ultraschalltherapie

Die Ultraschalltherapie mit ihrer spezifischen Wärmeverteilung ergänzt die bekannten hochfrequenztherapeutischen Verfahren.

Der Wirkungsmechanismus bei der Ultraschalltherapie besteht aus der Verbindung einer Mikromassage der Zellen mit der daraus resultierenden thermischen Wirkungskomponente. Die wesentlichen Ultraschallwirkungen beruhen daher auf mechanischen und thermischen Effekten, die besonders an den Grenzflächen der Gewebe — Fett/Muskulatur, Muskulatur/Knochen — auftreten. Bei Ultraschallenergiezufuhr in sehr kurzen Impulsgruppen sollen die mechanischen Wirkungen gegenüber der Wärmebildung in den Vordergrund treten (Impulsschall).

Besonders gut auf Ultraschall reagieren einige Formen der Neuritis, der Arthritis, der Epikondylitis und die Bursitis. Gute Erfolge finden sich ferner beim Morbus Bechterew, der Sklerodermie und bei Narbenkontrakturen. Schließlich verdient die deutliche Verbesserung der Heilungstendenz bei Wunden hervorgehoben zu werden, z. B. bei Ulcus cruris.

Durchführung der Behandlung

Die Technik der Ultraschalltherapiegeräte hat heute überall einen einheitlichen Stand erreicht. Die Anwendung ist mit den modernen, leichten und handlichen Schallköpfen sehr einfach. Von Vorteil ist die richtige Dosierung mit einem Tabulator, der die abgegebene Ultraschallintensität an geeichten Dosismarken anzeigt: Zu jeder Indikation ist eine Dosismarke vorgesehen, auf die lediglich ein Strichzeiger einzustellen ist, damit das Gerät die richtige Intensität liefert. Allgemein gilt hier wie bei der Hochfrequenzwärmetherapie die Regel: Je akuter der Prozeß, umso geringer, je chronischer, umso größer die anzuwendende Intensität (Abb. 236).

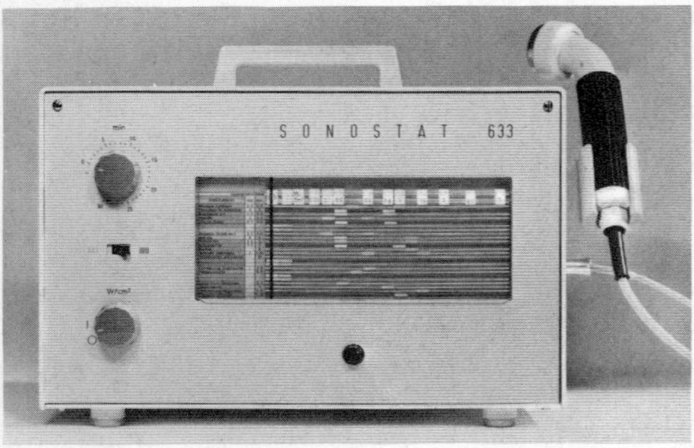

Abb. 236 Ultraschalltherapiegerät Sonostat 633 mit Tabulator

Bei der Ultraschallbehandlung ist die Verwendung eines Kontaktmittels unerläßlich, da bereits geringste Lufthäutchen zwischen Schallkopf und Körperoberfläche als Reflexionsschicht wirken und damit die Übertragung der Schallwellen auf den Patienten völlig verhindern.

Mit unmittelbar berührendem Schallkopf kann behandelt werden, wenn die zu behandelnde Körperpartie hinreichend eben, unverletzt und nicht druckempfindlich ist. Die Schallenergie muß mit bewegtem Schallkopf gleichmäßig im Gewebe verteilt werden.

Die Beschallung im Wasserbad empfiehlt sich an stark unebenen Körperteilen (Gelenken), an druckempfindlichen (Pyodermien) oder verletzten Körperteilen (Ulzera). Weitere Applikationsverfahren sind die Beschallung im Wassersprudel, die Beschallung mit Hilfe eines Wassertubus und die paravertebrale Anwendung (Abb. 237—239).

Die Anzahl der notwendigen Behandlungen — täglich oder jeden zweiten Tag — richtet sich nach dem jeweiligen Behandlungserfolg. Bei nur langsam zunehmender Besserung wird die Therapie bis zu einem befriedigenden Ergebnis fortgesetzt. Bei einer anhaltenden Verschlechterung ist die Überprüfung der Diagnose ratsam.

Die obere Grenze der zulässigen Intensität wird im allgemeinen bei Behandlungen am Skelettsystem durch das Auftreten des Periostschmerzes angezeigt, sofern beim Patienten keine Sensibilitäts-

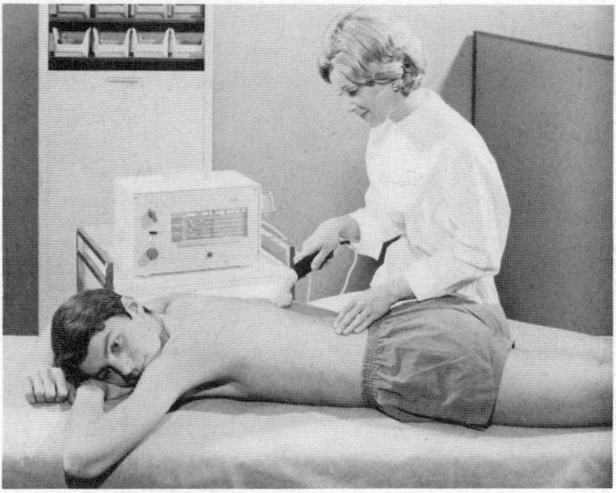

Abb. 237 Ultraschalltherapie mit berührendem Schallkopf

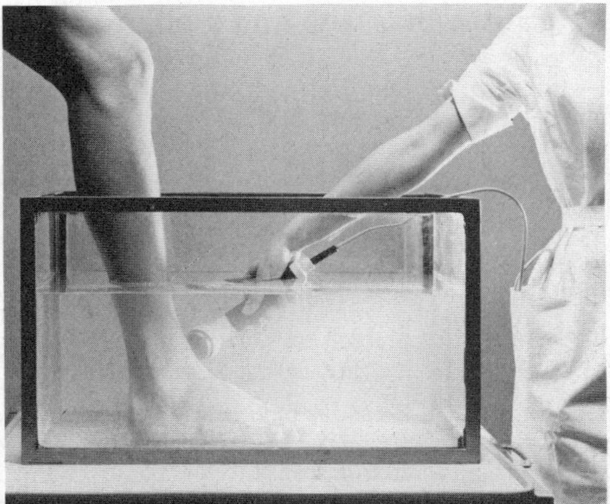

Abb. 238 Ultraschalltherapie im Wasserbad

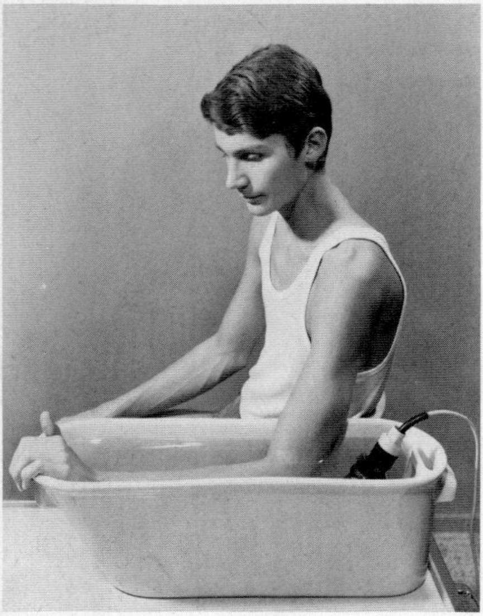

Abb. 239 Ultraschalltherapie im Wassersprudel

störung vorliegt. Als therapeutisch zweckmäßig kann eine Behandlung mit der Intensität angesehen werden, die beim normal empfindlichen Patienten ein eben spürbares Wärmegefühl erzeugt.

Vibrationsmassage und gleitende Saugmassage

Unter Vibrationen versteht man feine, verhältnismäßig schnelle, meist an umschriebener Stelle hin- und herschwingende Bewegungen. Die mit entsprechenden Geräten vorgenommene Vibrationsmassage ist ihrem Wesen nach eine Art Erschütterungsmassage. Die Vibrationen werden mit einem Elektromotor erzeugt, der eine biegsame Welle in schnelle Umdrehungen versetzt. Durch ein am Ende der Welle angebrachtes Massageteil entsteht bei jeder Umdrehung ein Stoß, der auf den Körper übertragen wird.

Das Indikationsgebiet entspricht dem der manuellen Massage, die Einwirkung ist jedoch nicht so individuell variierbar.

Die Saugwellentherapie bzw. Saugmassage bedient sich eines Unterdrucks. Das hierzu benötigte Gerät besteht im wesentlichen aus einer durch einen Elektromotor angetriebenen Vakuumpumpe zur Erzeugung eines Unterdrucks, der dann über einen Schlauch und verschiedene Saugglocken auf die zu behandelnde Körperpartie übertragen wird.

Die Wirkung der Saugmassage besteht in einer Förderung der Blut- und Lymphströmung, einer Intensivierung des Stoffwechsels sowie in einer Hyperämie der Haut und Muskeln. Aus diesem Wirkungsmechanismus ergeben sich die Anwendungsgebiete, z. B. Myalgien, Muskelrheumatismus, Durchblutungsstörungen u. a.

Als Kontraindikationen gelten alle akuten und subakuten Entzündungen, Thrombose, hämorrhagische Diathese und Hauterkrankungen.

Literatur

Beier, W., E. Dörner: Der Ultraschall in Biologie und Medizin. VEB Thieme, Leipzig 1954

Bernard, P. D.: La thérapie diadynamique, Edition Naiim, 1950

Gierlich, K.: Die Kombination der Ultraschallbehandlung mit anderen Mitteln der Physiko-Therapie. Ultraschall in der Medizin. Hirzel, Zürich 1949, S. 349–352

Gillert, O.: Niederfrequente Reizströme in der therapeutischen Praxis. Pflaum, München 1970

Grober, J., F. E. Stieve: Handbuch der Physikalischen Therapie, Bd. I u. IV. Fischer, Stuttgart 1966

Jung, R.: Neurophysiologische Untersuchungsmethoden. Handbuch der Inneren Medizin, Bd. V. Springer, Berlin 1953, S. 1206 ff.

Katz, B.: Nerv, Muskel und Synapse. Einführung in die Elektrophysiologie. Thieme, Stuttgart 1971

Lindemann, K., H. Teirich-Leube, W. Heipertz: Lehrbuch der Krankengymnastik, Bd. III. Thieme, Stuttgart 1963

Pohlmann, R.: Die Ultraschall-Therapie. Huber, Bern 1951

Steinbrecher, W.: Elektromyographie in Klinik und Praxis. Thieme, Stuttgart 1965

Henke, G.: Physikalische Medizin, Elektrokardiographie, Elektroencephalographie, Ultraschalldiagnostik – Methoden und Geräte. SIEMENS AG, Erlangen (Hier auch Literatur, die in Sonderdrukken erhältlich ist).

Henke, G.: 75 Jahre Elektromedizin. Entwicklung, Fortschritt, Ausblick. Festschrift zur 75. Tagung der deutschen Gesellschaft für Innere Medizin, Wiesbaden, 1969. Schattauer, Stuttgart 1969

Thom, H.: Einführung in die Kurzwellen- und Mikrowellentherapie. Urban & Schwarzenberg, München 1963

Sachverzeichnis

Die *kursiv* gesetzten Seitenzahlen weisen auf Abbildungen hin.
Tab. = Tabelle

I

K

L

M